全国护士（师）资格考试预测卷系列

2025

护师技术资格考试预测卷

预测卷（二）

王 冉 主编

中国健康传媒集团

中国医药科技出版社

编委会

基础知识

一、以下每一道考题下面都有 A、B、C、D、E 五个备选答案。请从中选择一个最佳答案，并在答题卡上将相应题号的相应字母所属的方框涂黑。

1. 关于护士的行为规范，叙述错误的是
A. 尊重关心爱护患者
B. 为患者提供优质服务
C. 密切观察病情变化
D. 没有对医嘱的审查责任
E. 工作严谨、慎独，对执业行为负责

2. 女性青春期开始的重要标志是
A. 音调变高
B. 乳房丰满
C. 月经初潮
D. 阴毛出现
E. 骨盆变宽

3. 无形失水是指
A. 粪中水
B. 尿
C. 在常态下呼吸与皮肤排水之和
D. 皮肤蒸发的水
E. 呼吸排出的水

4. 一氧化碳（CO）中毒的主要机制是
A. CO 对脑细胞造成不可逆损伤
B. CO 引起血液凝固性发生改变
C. CO 破坏血红蛋白结构
D. CO 与血红蛋白结合形成不能携带氧气的 COHb
E. CO 破坏红细胞膜

5. 目前我国育龄女性采取的主要避孕措施是
A. 皮下埋置缓释系统避孕药
B. 速效避孕药
C. 短效口服避孕药
D. 宫内节育器
E. 安全期避孕

6. 高血压、动脉粥样硬化的老年患者，无须限制的饮食是
A. 高钙食物
B. 高钠食物
C. 高糖食物
D. 高脂肪食物
E. 高胆固醇食物

7. 预后最差的肺癌类型是
A. 鳞状细胞癌
B. 大细胞癌
C. 小细胞癌
D. 黏液癌
E. 腺癌

8. 不属于继发性闭经的是
A. 子宫性闭经
B. 输卵管性闭经
C. 卵巢性闭经
D. 垂体性闭经
E. 下丘脑性闭经

9. 小儿呼吸心跳骤停的主要直接原因是
A. 急性失血
B. 电解质紊乱
C. 心肌炎
D. 严重外伤
E. 窒息

10. 休克时反映器官血流灌注最重要的指标是
A. 肢体温度
B. 尿量
C. 脉率
D. 血压
E. 神志

11. 浅Ⅱ度烧伤的深处可达
A. 皮下脂肪层
B. 皮肤全层
C. 真皮深层
D. 真皮浅层
E. 表皮

12. 心脏冲动的起源部位是
A. 心房
B. 心室
C. 浦氏纤维
D. 窦房结
E. 房室结

13. 慢性子宫颈炎症临床最常见的病理类型是
A. 宫颈糜烂
B. 宫颈肥大
C. 宫颈息肉
D. 宫颈腺体囊肿
E. 宫颈细胞非典型增生

14. 不属于 ICU 基本治疗设备的是
A. 心电图机
B. 纤维支气管镜
C. 有创测血压装置

D. 输液泵

E. 呼吸机

15. 尿道球部损伤的常见原因是

A. 腹部挤压

B. 高处跌下

C. 下腹部撞击

D. 会阴部骑跨伤

E. 骨盆骨折

16. 急性胰腺炎最突出的症状是

A. 水电解质紊乱

B. 发热

C. 腹泻

D. 呕吐

E. 腹痛

17. 颅内压增高患者死亡的主要原因是

A. 循环衰竭

B. 呼吸衰竭

C. 脑疝

D. 猝倒

E. 窒息

18. 人体细胞外主要的阳离子是

A. NH^{4+}

B. Mg^{2+}

C. Ca^+

D. K^+

E. Na^+

19. 为避免大脑遭受不可逆损害，心肺复苏开始的时间最好不要超过

A. 20 分钟

B. 15 分钟

C. 12 分钟

D. 8~10 分钟

E. 4~6 分钟

20. 新生儿保健重点是发生在生后

A. 5 周

B. 4 周

C. 3 周

D. 2 周

E. 1 周

21. 急性心肌梗死主要由于

A. 肾动脉狭窄

B. 上腔静脉受压

C. 冠状动脉梗死

D. 主动脉瓣狭窄

E. 肺动脉栓塞

22. 最重要的门、腔静脉交通支是

A. 脐旁静脉与腹壁下静脉交通支

B. 脐旁静脉与腹壁上静脉交通支

C. 胃底、食管下段交通支

D. 直肠下段、肛管交通支

E. 腹膜后交通支

23. 大叶性肺炎常见的致病菌是

A. 克雷白杆菌

B. 绿脓杆菌

C. 大肠埃希菌

D. 肺炎球菌

E. 金黄色葡萄球菌

24. 新生儿寒冷损伤综合征的病因不包括

A. 感染窒息

B. 保暖不当

C. 母乳性黄疸

D. 新生儿败血症

E. 早产低体重

25. 泌尿系统梗阻的最严重后果是

A. 肾衰竭

B. 肾小球滤过率降低

C. 肾功能损害

D. 肾积水

E. 肾结石

26. 下列不属于肾结核的主要病理改变的是

A. 钙化灶形成

B. 纤维化形成

C. 干酪样坏死

D. 溃疡形成

E. 结核结节

27. 糖尿病对孕妇的影响不正确的是

A. 羊水过多发生率高

B. 手术产率相对高

C. 妊娠期高血压疾病发生率相对高

D. 流产率相对高

E. 受孕率相对高

28. 与原发性癫痫的发生有关的因素是

A. 遗传因素

B. 颅脑外伤

C. 脑血管病

D. 脑肿瘤

E. 脑膜炎

29. 婴儿发生生理性贫血的时期是

A. 生后 10~12 个月

B. 生后 8~9 个月

C. 生后 6~7 个月

D. 生后 4~5 个月

E. 生后 2~3 个月

30. 苍白密螺旋体感染所致的疾病是

A. 生殖器疱疹

B. 尖锐湿疣

C. 宫颈癌

D. 梅毒

E. 淋病

31. 婴儿生后持续青紫，最可能患有

A. 动脉导管未闭

B. 法洛四联症

C. 肺动脉狭窄

D. 室间隔缺损

E. 房间隔缺损

32. 人体最重要的神经内分泌器官是

A. 胰腺

B. 甲状腺

C. 肾上腺

D. 腺垂体

E. 下丘脑

33. 妊娠高血压综合征最基本的病理变化是

A. 肾小管重吸收功能降低

B. 弥散性血管内凝血

C. 全身小动脉痉挛

D. 水钠潴留

E. 胎盘绒毛退行性变化

34. 高血压脑病指的是

A. 外来血栓堵塞脑动脉

B. 脑肿瘤

C. 脑血管内压高而破裂

D. 血黏稠致脑血栓形成

E. 脑小动脉严重痉挛致脑水肿

35. 急性肾功能衰竭少尿期最危险的并发症是

A. 尿毒症

B. 水中毒

C. 代谢性酸中毒

D. 高钾血症

E. 出血倾向

36. 反复感染可引起风湿性心脏瓣膜病的病原菌是

A. 绿脓杆菌

B. 流感嗜血杆菌

C. 肺炎链球菌

D. 金黄色葡萄球菌

E. A 组乙型溶血性链球菌

37. 肝硬化病人诱发肝性脑病的因素是

A. 3 天排便 1 次

B. 低蛋白食物

C. 饮浓茶

D. 上消化道出血

E. 吃甜食

38. 继发性腹膜炎最常见的致病菌是

A. 绿脓杆菌

B. 大肠埃希菌

C. 链球菌

D. 变形杆菌

E. 葡萄球菌

39. 房颤心电图的典型表现是

A. QRS 波提前出现，T 波与 QRS 波方向相反，随之出现完全代偿间歇

B. 规律的锯齿状 f 波消失，QRS 波形态正常

C. QRS 波群与 T 波消失，呈现相对规律快速大幅波动

D. QRS 波群与 T 波消失，呈现完全不规律的波浪状曲线

E. 大小、形态及规律不一的 f 波替代窦性 P 波，QRS 波形态正常，R-R 间隔不等

40. 正常骨盆入口平面前后径平均值是

A. 13.5cm

B. 13cm

C. 12cm

D. 11cm

E. 10cm

41. 脑出血最常见的部位是

A. 小脑

B. 内囊

C. 大脑半球

D. 脑干

E. 脑桥

42. 护士发现新生儿口腔黏膜腭中线和齿龈切缘处有黄白色小斑点，正确的护理措施是

A. 用无菌针头挑破

B. 涂制霉菌素

C. 手术切除

D. 用力擦净

E. 不必处理

43. 胃癌最好发的部位是

A. 胃体部

B. 胃底部

C. 胃窦部

D. 贲门部

E. 胃小弯

44. 慢性肺心病发病的关键环节是

A. 右房肥大

B. 肺动脉高压

C. 右室肥大

D. 肺泡膨大

E. 气管阻塞

45. 猩红热的主要传播途径是

A. 空气飞沫

B. 产道恶露

C. 伤口分泌物

D. 食物污染

E. 水源污染

46. 慢性肾衰竭贫血的最主要原因是

A. 消化道出血

B. 营养不良

C. 叶酸缺乏

D. 促红细胞生成素缺乏

E. 铁缺乏

47. 不属于女性外生殖器的是

A. 前庭大腺

B. 小阴唇

C. 阴道

D. 阴蒂

E. 阴阜

48. 最常见的青紫型先天性心脏病是

A. 法洛四联症

B. 大血管错位

C. 肺动脉狭窄

D. 房间隔缺损

E. 室间隔缺损

49. 原发性肾病综合征的主要病因是

A. 感染因素

B. 理化因素

C. 免疫因素

D. 过敏因素

E. 遗传因素

50. 支气管哮喘反复发作的因素是

A. 气道变应性炎症

B. 精神紧张

C. 免疫缺陷

D. 感染

E. 缺氧

51. 急性肾功能衰竭少尿期最危险的并发症是

A. 尿毒症

B. 水中毒

C. 代谢性酸中毒

D. 高钾血症

E. 出血倾向

52. 晚期流产是指流产发生于

A. 妊娠 24 周至不足 32 周

B. 妊娠 12 周至不足 28 周

C. 妊娠 12 周至不足 27 周

D. 妊娠 12 周至不足 24 周

E. 妊娠 12 周至不足 14 周

53. 与 1 型糖尿病发病无关的病毒是

A. ECHO 病毒

B. 风疹病毒

C. 巨细胞病毒

D. 柯萨奇病毒

E. 流感病毒

54. 小儿肺结核最常见的类型是

A. 结核性脑膜炎

B. 结核性胸膜炎

C. 浸润型肺结核

D. 粟粒型肺结核

E. 原发性肺结核

55. 血小板来源于骨髓中的

A. 组织嗜碱细胞

B. 巨噬细胞

C. 巨核细胞

D. 单核细胞

E. 浆细胞

56. 不属于小儿生长发育规律的是

A. 生长发育的顺序性

B. 生长发育的个体差异

C. 各系统器官发育的平衡性

D. 生长发育的阶段性

E. 生长发育的连续性

57. 不属于人体散热主要方式的是

A. 呼吸

B. 传导

C. 对流

D. 辐射

E. 蒸发

58. 不属于尿路结石病因的是

A. 饮食成分和结构

B. 尿路损伤

C. 尿路梗阻

D. 尿液中钙、草酸或尿酸排出增加

E. 尿液 pH 值改变

59. 关于原发性肝癌的叙述，错误的是

A. 亚硝胺、有机氯农药为可疑致癌物质

B. 池塘中生长的蓝绿藻产生的微囊藻毒素可致肝癌

C. 黄曲霉素的代谢物黄典霉毒素 B_1 有较强的致癌作用

D. 原发性肝癌合并肝硬化多为小结节性肝硬化

E. 发病与丙型肝炎病毒感染有关

60. 妊娠合并糖尿病产妇所生的新生儿应

A. 常规加压吸氧

B. 控制饮入奶量

C. 观察有无高血糖

D. 尽早口服生理盐水

E. 按早产儿处理

61. 关于绒毛膜癌的病理改变，正确的是

A. 滋养细胞增生，间质水肿，间质内胎源性血管消失

B. 滋养细胞极度不规则增生，未见绒毛结构

C. 绒毛结构及滋养细胞增生和分化不良

D. 腺体增生，并有不典型细胞

E. 为蜕膜组织，未见绒毛结构

62. 肝脏的营养供应来源是

A. 下腔静脉

B. 门静脉

C. 肝静脉

D. 肝动脉和门静脉

E. 肝动脉

63. 前列腺良性增生可引起的尿失禁类型是

A. 完全性尿失禁

B. 急迫性尿失禁

C. 压力性尿失禁

D. 假性尿失禁

E. 真性尿失禁

64. 心肌细胞动作电位的主要传导途径，正确的是

A. 窦房结—心房肌—房室束及左右束支—房室交界—浦肯野纤维—心室肌

B. 窦房结—浦肯野纤维—房室束及左右束支—心房肌—房室交界—心室肌

C. 窦房结—房室束及左右束支—浦肯野纤维—心房肌—房室交界—心室肌

D. 窦房结—房室交界—房室束及左右束支—心房肌—浦肯野纤维—心室肌

E. 窦房结—心房肌—房室交界—房室束及左右束支—浦肯野纤维—心室肌

65. 患儿，女，10 岁。给宠物犬洗澡后即出现咳嗽、咳痰伴喘息发作，诊断为哮喘。引起该患者哮喘发作最可能的过敏原是

A. 细菌感染

B. 病毒感染

C. 毛屑

D. 尘螨

E. 花粉

66. 患者，女，26 岁。产后 4 周，母乳喂养。1 天前出现右乳胀痛，伴畏寒、发热。白细胞计数为 13×10^9/L。其感染的致病菌最可能是

A. 白色念珠菌

B. 无芽孢厌氧菌

C. 大肠埃希菌

D. 溶血性链球菌

E. 金黄色葡萄球菌

67. 患者，男，42 岁。饱餐后出现上腹持续性疼痛并向左胃、腰背部放射，伴恶心呕吐，诊断为急性胰腺炎。入院后收集的资料中与其疾病相关的是

A. 24 岁时做过阑尾手术

B. 有胆绞痛史

C. 不嗜烟酒

D. 平时喜食素食

E. 父亲因冠心病去世

68. 患者，女，30 岁。左手腕受伤不慎离断，断肢的保存方法是

A. 0℃以下低温冷冻保存

B. 干燥，包裹，4℃左右冷藏

C. 伤口外用抗生素

D. 10% 葡萄糖液浸泡

E. 生理盐水浸泡

69. 患者，男，40 岁。由高空摔下致颅底骨折，合并脑脊液耳漏。其脑脊液漏出是通过

A. 硬脑膜破裂口

B. 乳突气房

C. 蝶窦

D. 筛窦

E. 额窦

70. 患者，男，46 岁。车祸致右上腹损伤 2 小时，面色苍白，四肢湿冷，腹痛、腹膜刺激征明显，脉搏 120 次 / 分，血压 70/50mmHg。该患者出现腹膜刺激征的原因最可能是

A. 胆汁刺激

B. 尿液刺激

C. 胰液刺激

D. 胃酸刺激

E. 血液刺激

71. 患者，女，28 岁。孕 33 周。触诊胎头在腹部右侧，胎臀在腹部左侧。胎心在脐周听到。胎先露为

A. 臀先露

B. 足先露

C. 面先露

D. 肩先露

E. 枕先露

72. 患者，女，40 岁。与家人争执后服敌敌畏 100ml，出现呼吸困难，瞳孔缩小，视物模糊，肌肉颤动。其发病机理是

A. 谷丙转氨酶过多

B. 去甲肾上腺素过多

C. 胆碱酯酶失活

D. 肾上腺素过多

E. 乙酰胆碱失活

73. 6 岁小儿，实测体重 23kg，其体重较正常平均值

A. 增多 5kg

B.增多 3kg

C.偏少 3kg

D.增多 lkg

E.偏少 1kg

74. 5 个月小儿，已添加菜汁、米汤，母亲带其到儿保门诊健康咨询，此时应指导家长给该小儿的辅食是

A.软饭

B.馒头

C.肉末

D.饼干

E.蛋黄

75.新生儿，胎龄 35 周，出生体重 2000g，按新生儿分类应属于

A.极低出生体重

B.低出生体重儿

C.正常体重儿

D.足月小样儿

E.足月儿

76.患者，男，28 岁。上腹痛、发热、恶心 4 小时后，出现右下腹痛。查体：右下腹固定性压痛，无腹肌紧张及反跳痛。应考虑哪种病理类型的阑尾炎

A.阑尾周围脓肿

B.阑尾穿孔

C.坏疽性

D.化脓性

E.单纯性

77.患者，男，55 岁。火灾事故中，大面积烧伤后 1 天入院，约占全身 35% 的面积为大小水疱，血压偏低，患者的主要病理生理改变是

A.感染

B.肝功能衰竭

C.肾功能衰竭

D.心功能衰竭

E.休克

78.患儿，女，9 岁。多饮，多食，多尿，消瘦 2 个月。查空腹血糖 13mmol/L。尿糖(＋)，尿酮(＋)。该病的主要机制是

A.胰岛素受体抗体产生

B.胰岛素亲和力下降

C.胰岛素受体缺乏

D.胰岛素相对缺乏

E.胰岛素绝对缺乏

79.患者，男，70 岁。急性阑尾炎穿孔手术治疗后 5 天。持续腹胀，肛门无排气、排便。全腹有轻压痛及反跳痛。肠鸣音消失，腹部 X 线显示小肠、结肠胀气可能的诊断为

A.小肠低位梗阻

B.急性小肠高位梗阻

C.麻痹性肠梗阻

D.急性小肠不全性梗阻

E.黏液性肠梗阻

80.患者，女，48 岁。2 年来月经周期不规则。持续时间长，经量增加。咨询避孕措施，应指导其选用

A.短效口服避孕药

B.安全期避孕

C.宫内节育器

D.长效避孕针

E.阴茎套

81.患儿，8 岁。4 天前出现发热、咳嗽，体温最高达 39℃，咳嗽呈阵发性刺激性干咳。体检：肺部呼吸音增粗。胸部 X 线：大片密度增高影；血清冷凝集试验呈阳性。引起该患儿肺部病变的病原体最可能是

A.呼吸道合胞病毒

B.金黄色葡萄球菌

C.流感嗜血杆菌

D.肺炎支原体

E.肺炎链球菌

82.患者，男，67 岁。以慢支并发慢性阻塞性肺气肿入院。于一阵干咳后突感左上胸剧烈刺痛，出现明显呼吸困难。不能平卧。听诊左肺呼吸音明显减弱。应考虑为

A.肺栓塞

B.渗出性胸膜炎

C.急性肺炎

D.急性心肌梗死

E.自发性气胸

83.患者，男，57 岁。胃大部切除术后出现头晕、乏力。查 Hb80g/L，其贫血的原因是

A.铁需要量增加

B.铁吸收不良

C.铁利用障碍

D.铁损失过多

E.铁摄入不足

84.某产妇，胎儿娩出后，立即出现阴道活动性出血。量多，呈鲜红色，有血凝块。子宫平脐、宫体较硬。最可能的出血原因是

A.凝血功能障碍

B.软产道损伤

C.胎盘植入

D.胎盘粘连

E.宫缩乏力

85.患者，女，45 岁。风湿性心脏病二尖瓣狭窄 2 年。1 周前出现食欲下降，恶心，腹胀。查体：

颈静脉怒张，肝脏增大、压痛明显，下肢水肿。患者出现上述表现的原因最主要是

A. 右室后负荷加重

B. 左室后负荷加重

C. 右室前负荷加重

D. 左室前负荷加重

E. 原发性心肌损害

86. 基础护理的宗旨是

A. 为病人创造一个最直接的医患沟通平台

B. 为病人创造一个最舒适的环境

C. 为病人创造一个接受治疗的最佳身心状态

D. 为病人创造一个恢复最快的训练方法

E. 为病人创造一个花钱最少的方法

87. 有关临终关怀护理的内容，正确的是

A. 尽量满足病人生理、心理上的需求

B. 组织各种丰富的体育活动，以提高病人临终的生活质量

C. 尽可能地减少临终病人的治疗费用

D. 可以通过暗示等办法告诉病人病情严重和所剩时日不多的事实

E. 虽然病人的病情很重，但仍要以大剂量的针对性的积极治疗为主

二、以下提供若干组考题，每组考题共用 A、B、C、D、E 五个备选答案。请从中选择一个与问题关系最密切的答案，并在答题卡上将相应题号的相应字母所属的方框涂黑。某个备选答案可能被选择一次、多次或不被选择。

（88~89 题共用备选答案）

A. 支原体

B. 原虫

C. 真菌

D. 病毒

E. 细菌

88. 单纯疱疹性口炎的病原体是

89. 鹅口疮的病原体是

（90~92 题共用备选答案）

A. 循环障碍

B. 慢性肝炎

C. 胆道疾病

D. 遗传因素

E. 暴饮暴食

90. 与急性胰腺炎的发病有关的是

91. 与肝硬化的发病有关的是

92. 与原发性肝癌的发病有关的是

（93~94 题共用备选答案）

A. 出生 14 天

B. 出生 8~9 天

C. 出生 5~6 天

D. 出生 2~3 天

E. 出生 1~2 天

93. 新生儿生理性黄疸开始消退的时间是

94. 新生儿生理性黄疸出现的时间是

（95~96 题共用备选答案）

A. 肺脏

B. 脾脏

C. 肾脏

D. 心脏

E. 大脑

95. 一氧化碳中毒最先受损的部位是

96. 系统性红斑狼疮最先受损的部位是

（97~98 题共用备选答案）

A. 肌张力低下型

B. 混合型

C. 共济失调型

D. 手足徐动型

E. 痉挛型

97. 锥体系受累引起的脑瘫为

98. 小脑受累引起的脑瘫为

（99~100 题共用备选答案）

A. 肾上腺皮质激素

B. 抗利尿激素

C. 甲状腺激素

D. 雌激素

E. 雄激素

99. 原发免疫性血小板减少症发病的相关因素是

100. 系统性红斑狼疮发病的相关因素是

相关专业知识

一、以下每一道考题下面都有 A、B、C、D、E 五个备选答案。请从中选择一个最佳答案，并在答题卡上将相应题号的相应字母所属的方框涂黑。

1. 巴宾斯基征阳性的表现是
A. 病人俯卧位，下肢自然伸直，托起病人头部前屈时，病人两下肢发生不自主的屈曲
B. 足部蹈趾背伸，其余四趾呈扇形展开
C. 病人仰卧位，一侧髋关节屈成直角，小腿抬高，膝关节伸达 135° 以内出现抵抗或疼痛
D. 股四头肌收缩，小腿伸展
E. 腹壁肌立即收缩

2. 淋巴细胞增多见于
A. 化脓菌感染
B. 皮肤病
C. 病毒感染
D. 寄生虫病
E. 支气管哮喘

3. 查血见白细胞核左移应考虑的是
A. 感染严重
B. 缺氧严重
C. 转向白血病
D. 病已痊愈
E. 病情好转

4. 严重呕血病人应暂禁食
A. 8~24 小时
B. 1~2 小时
C. 6~8 小时
D. 4~6 小时
E. 2~4 小时

5. 心电图检查不能反映的是
A. 瓣膜病变
B. 心肌受损
C. 心肌坏死
D. 心肌供血不足
E. 心律失常

6. 一旦出现咯血窒息时应首先
A. 进行人工呼吸
B. 清除呼吸道内血块
C. 注射止血剂
D. 输血
E. 加压吸氧

7. 缓解心绞痛最有效的药物是
A. 阿司匹林肠溶片
B. 地西泮
C. 复方丹参滴丸
D. 硝苯地平
E. 硝酸甘油

8. 诊断心肌梗死时，血清酶检查的指标不包括
A. 肌酸磷酸激酶同工酶
B. 碱性磷酸酶
C. 乳酸脱氢酶
D. 谷草转氨酶
E. 肌酸磷酸激酶

9. 一高血压患者，56 岁，发生广泛前壁急性心肌梗死 3 小时入院。请问下列哪种情况禁忌溶栓治疗
A. 年龄大于 60 岁
B. 伴发急性左心衰竭
C. 3 年前做过胆囊切除术
D. 血压 180/115mmHg
E. 室性早搏二联律

10. 质子泵阻滞剂治疗消化性溃疡的作用机制是
A. 降低基础及刺激后胃酸分泌
B. 与溃疡面结合形成防酸屏障
C. 与盐酸作用形成盐和水
D. 抑制壁细胞分泌 H^+ 的 H^+-K^+-ATP 酶
E. 阻止组胺与其 H_2 受体相结合

11. 肝昏迷病人经治疗神志恢复后可逐渐给予蛋白质饮食，最适宜的选择是
A. 每日蛋白质在 40g 以上
B. 植物蛋白质
C. 碳水化合物
D. 蔬菜、水果
E. 动物蛋白质

12. 肾盂肾炎尿中白细胞数每高倍镜视野应大于
A. 7 个
B. 6 个
C. 5 个
D. 4 个
E. 3 个

13. 某女性病人因发热、腰痛、尿频、尿急、尿痛就医，确诊为急性肾盂肾炎，尿化验的特点是
A. 尿白细胞，5 个 /HP
B. 蛋白（++）
C. 蜡样管型
D. 大量红细胞
E. 颗粒管型（++）

14. 患者，女性，26 岁，近半年来全身乏力，低热、关节疼痛。免疫学检查：抗 Sm 抗体阳性，应考虑是

A. 先天性关节畸形

B. 慢性关节炎

C. 系统性红斑狼疮

D. 皮肌炎

E. 类风湿关节炎

15. 脑血栓形成溶栓治疗一般是指发病后的

A. 24 小时内

B. 12 小时内

C. 6 小时内

D. 3 小时内

E. 1 小时内

16. 洋地黄中毒时病人心率为 50 次 / 分，首选的治疗药物是

A. 肾上腺素

B. 阿托品

C. 氯化钾

D. 利多卡因

E. 苯妥英钠

17. 患者，女性，60 岁，自述突然心慌胸闷。查体：心率 120 次 / 分，脉率 110 次 / 分，且心律不齐，心音强弱不等。考虑为

A. 心房颤动

B. 心室颤动

C. 窦性心动过速

D. 室上性心动过速

E. 室性心动过速

18. 皮肤苍白的贫血患者就诊，护士检查时最能反映贫血的部位是

A. 睑结膜、指甲、口唇

B. 颈部皮肤及舌面

C. 耳郭皮肤

D. 手背皮肤及口腔黏膜

E. 面颊皮肤及上腭黏膜

19. 麻醉前准备**不包括**

A. 手术间备皮

B. 麻醉用具及药物的准备

C. 纠正病人生理功能紊乱

D. 了解病人各系统功能

E. 进行心理护理

20. 能对肾功能进行监测的是

A. 3P 试验

B. 凝血酶原时间

C. 中心静脉压

D. 黄疸指数

E. 血尿素氮

21. 幽门梗阻术前用温盐水洗胃的目的是

A. 缓解梗阻症状

B. 减轻胃壁水肿和炎症

C. 纠正营养不良

D. 纠正低氯低钾碱中毒

E. 纠正脱水

22. 下列各类手术，术后易引起尿潴留的是

A. 双下肢手术

B. 肛门会阴手术

C. 胃肠道手术

D. 胆道手术

E. 肾脏手术

23. 治疗中枢神经系统白血病常用的药物是

A. 苯丁酸氮芥

B. 环磷酰胺

C. 甲氨蝶呤

D. 长春新碱

E. 阿霉素

24. 结核菌素试验结果观察的时间是注射后

A. 48~72 小时

B. 24~36 小时

C. 6~12 小时

D. 1 小时

E. 20 分钟

25. 诊断呼吸衰竭最主要的依据是

A. 血气分析

B. 排除引起呼吸困难的有关疾病

C. 缺氧和二氧化碳潴留的体征

D. 呼吸困难的临床症状

E. 原发病史

26. 中心静脉压正常值是

A. 12~15cmH_2O

B. 6~12cmH_2O

C. 4~5cmH_2O

D. 3~4cmH_2O

E. 2~3cmH_2O

27. 肺炎链球菌肺炎首选的治疗药物是

A. 红霉素

B. 安痛定

C. 青霉素

D. 可待因

E. 头孢霉素

28. 应立即手术的颅脑损伤是

A. 颅底骨折伴脑脊液漏

B. 蛛网膜下隙出血

C. 硬脑膜外血肿

D. 脑挫裂伤

E. 脑震荡

29. 有关鹅口疮的治疗，错误的是
A. 局部涂制霉菌素液
B. 加大抗生素剂量
C. 局部涂龙胆紫
D. 积极治疗原发病
E. 2% 碳酸氢钠溶液清洗口腔

30. 急性心肌梗死最早发生变化的酶是
A. 碱性磷酸酶
B. 转氨酶
C. 淀粉酶
D. 肌酸磷酸激酶
E. 谷丙转氨酶

31. 输尿管结石的表现特点为
A. 肾后型肾功能不全
B. 肾区包块
C. 肾绞痛 + 镜下血尿
D. 少尿无尿
E. 肾盂积水

32. 符合 Ⅱ 型呼吸衰竭血气分析的结果是
A. $PaO_2 < 60mmHg$，动脉血氧饱和度 $> 75\%$
B. $PaO_2 > 60mmHg$，动脉血氧饱和度 $> 75\%$
C. $PaO_2 < 60mmHg$，$PaCO_2 > 50mmHg$
D. $PaO_2 > 60mmHg$，$PaCO_2 > 50mmHg$
E. $PaO_2 > 60mmHg$，$PaCO_2 < 50mmHg$

33. 急性感染性多发性神经根神经炎患者脑脊液的典型改变是
A. 蛋白 - 细胞分离
B. 糖明显增多
C. 氯化物减少
D. 均匀血性
E. 压力增高

34. 新生儿寒冷损伤综合征复温的原则是
A. 4~8h 内体温恢复正常
B. 逐步复温
C. 先慢后快
D. 先快后慢
E. 迅速复温

35. 硫酸镁治疗妊娠高血压综合征剂量过大时，最先出现的毒性反应是
A. 尿量过少
B. 膝反射减弱或消失
C. 心率减慢
D. 呼吸减慢
E. 头晕、血压过低

36. 预防局麻药中毒的措施不包括
A. 在局麻药中加入适量的肾上腺素
B. 增强患者体质
C. 注射速度快
D. 限制麻药浓度
E. 限量使用麻药

37. 肝硬化腹水病人每日进水量限制在
A. 2000ml
B. 1500ml
C. 1000ml
D. 500ml
E. 300ml

38. 确诊肺结核最特异的方法是
A. 纤维支气管镜检查
B. 痰结核菌检查
C. 结核菌素试验
D. X 线检查
E. CT 检查

39. 肾盂肾炎尿中白细胞数每高倍视野应大于
A. 7 个
B. 6 个
C. 5 个
D. 4 个
E. 3 个

40. 急性梗阻性化脓性胆管炎的治疗原则是
A. 先控制炎症后手术
B. 应用大量抗生素
C. 边抢救休克，边手术
D. 抢救休克，忌手术
E. 先抗休克，后手术

41. 初产妇，孕 38 周。骨盆外测量正常，胎头双顶径 8.5cm，规律宫缩 4 小时，宫口开大 1cm。未破膜，头先露。此时较合适的处理是
A. 采取膀胱截石位
B. 灌肠刺激宫缩
C. 滴注催产素
D. 做肛门检查 3 小时一次
E. 抬高床尾

42. 新生儿娩出后 1 分钟内情况是：新生儿出生后，四肢青紫，吸痰器清理呼吸道时患儿有恶心表现，四肢稍弯曲，心率 90 次 / 分，呼吸浅、慢、不规则，新生儿 Apgar 评分是
A. 8 分
B. 6 分
C. 4 分
D. 2 分
E. 0 分

43. 各种流产的临床特点，正确的是
A. 稽留流产：胚胎或胎儿在宫内已死亡超过 10 周
B. 不全流产：宫口闭，阴道出血减少
C. 难免流产：阴道出血少，未破水

D. 先兆流产：宫口未开，阴道出血量少于月经量

E. 完全流产：腹痛，宫口松

44. 患者，女性，停经 45 天，突然发生剧烈腹痛，伴恶心、呕吐、阴道有少量流血、有排便感。体检：血压 70/50mmHg，下腹压痛（＋），宫颈举痛（＋），下腹部有移动性浊音，最可能诊断为

A. 不全流产

B. 异位妊娠

C. 急性阑尾炎

D. 难免流产

E. 先兆流产

45. 38 岁某孕妇，妊娠 11 周，休息时仍胸闷、气急。查体：脉搏 120 次 / 分，呼吸 22 次 / 分，心界向左侧扩大，心尖区有Ⅱ级收缩期杂音，性质粗糙，肺底有湿啰音，处理措施是

A. 限制钠盐摄入

B. 立即终止妊娠

C. 加强产前监护

D. 控制心衰继续妊娠

E. 控制心衰后终止妊娠

46. 关于催产素静脉滴注，正确的是

A. 用于经产妇引产更敏感

B. 教会孕妇自己调节滴速

C. 滴注的速度及剂量始终保持一致

D. 用于胎儿窘迫，需尽快结束分娩的产妇

E. 用于协调性子宫收缩乏力，以加强宫缩

47. 慢性宫颈炎的治疗方法，错误的是

A. 全身应用大剂量抗生素

B. 局部上药

C. 激光治疗

D. 冷冻治疗

E. 电熨治疗

48. 未婚女性，18 岁。主诉经期腹痛剧烈，于月经来潮时需服镇痛药并卧床休息。平时月经周期规律，基础体温呈双相。肛门检查：子宫前倾前屈、稍小、硬度正常，无压痛，两侧附件（－），分泌物白色透明。最可能的诊断是

A. 痛经

B. 子宫肌瘤

C. 输卵管炎

D. 子宫腺肌病

E. 子宫内膜炎

49. 患者，女性，45 岁，因接触性出血就诊，查体：重度宫颈糜烂，要排除宫颈癌，首选的检查是

A. 诊断性刮宫

B. 阴道镜检查

C. 子宫颈黏液检查

D. 子宫颈活检

E. 子宫颈刮片

50. 避孕及防止性传播疾病最好的措施是

A. 避孕套加避孕药膏

B. 安全期避孕法

C. 阴道隔膜加杀精药

D. IUD

E. 皮下埋植药物

51. 患儿，男，日龄 8 天，在家接生。2 天前哭闹易惊，吃奶困难，继而面肌及全身肌肉阵发性痉挛，应首先考虑为

A. 新生儿破伤风

B. 新生儿脑膜炎

C. 新生儿硬肿症

D. 新生儿颅内出血

E. 新生儿败血症

52. 营养不良引起的代谢异常不包括

A. 白细胞降低

B. 血钠、血钾偏低

C. 血清清蛋白降低

D. 血清胆固醇降低

E. 血糖偏低

53. ORS（口服补液盐）液的成分中电解质含量最多的是

A. 碳酸氢钠

B. 葡萄糖

C. 氯化钙

D. 氯化钾

E. 氯化钠

54. 患儿，女，3 个月，腹泻 2 日，呈黄绿色稀便，有奶瓣和泡沫，为纠正轻度脱水，应选择

A. 静脉补充 10% 葡萄糖溶液

B. 少量多次喂服 ORS 液

C. 静脉补充林格液

D. 少量多次给予糖水

E. 少量多次饮温开水

55. 支气管肺炎区别于支气管炎的关键是

A. 两肺细湿啰音

B. 白细胞增高

C. 呼吸音减弱

D. 发热、频咳

E. 咳嗽、气促

56. 护理法洛四联症患儿，要注意保证摄入量，防止脱水，其目的是

A. 防止肾衰竭

B. 防止心力衰竭

C. 防止脑栓塞

D. 防止休克

E. 防止便秘

57. 关于使用铁剂的描述，错误的是
A. 如出现黑便立即停药
B. 可与维生素 C 同服
C. 应从小剂量开始
D. 长期服用可致铁中毒
E. 补充铁剂疗程为 2~3 个月

58. 急性肾炎小儿可以恢复上学的标准是
A. 抗 "O" 滴定度正常
B. 尿艾迪计数正常
C. 尿常规正常
D. 血沉正常
E. 血压正常

59. 治疗小儿化脓性脑膜炎，病原菌明确后，使用敏感性抗生素的时间至少是
A. 5~6 周
B. 4~5 周
C. 2~3 周
D. 7~10 天
E. 3~7 天

60. 患儿，男，6 个月。左耳流脓 2 天后出现高热、抽搐 2 次。查体：左外耳道牵涉性疼痛，前囟紧张，脑膜刺激征阳性。最可能诊断为中耳炎合并
A. 高热惊厥
B. 脑脓肿
C. 化脓性脑膜炎
D. 病毒性脑炎
E. 败血症

61. 妊娠 34 周发生胎膜早破，胎心 140 次/分，应立即采取的措施是
A. 终止妊娠
B. 应用抗生素
C. 给予地塞米松
D. 经腹羊膜腔输液
E. 卧床休息抬高臀部

62. 患者，男，30 岁。因高热 2 日未能进食，自述口渴、尿少色黄。查体：有脱水症，尿比重 1.028，血清钠浓度为 156mmol/L。应首先给予
A. 平衡盐溶液
B. 等渗盐水
C. 5% 葡萄糖溶液
D. 5% 碳酸氢钠
E. 3%~5% 的氯化钠溶液

63. 患者，女，30 岁。因不慎跌倒，导致外阴裂伤，右侧大阴唇裂口约 3cm，活动性出血，下列处理错误的是
A. 阴道塞纱止血

B. 给予止痛药
C. 给予抗感染药物
D. 给予止血药物
E. 建立静脉通道

64. 3 个月小儿易激惹、烦躁、睡眠不安，易惊、夜啼、多汗、枕秃。最可能是维生素 D 缺乏性佝偻病的哪一期
A. 后遗症期
B. 恢复期
C. 维生素 D 治疗中
D. 初期
E. 激期

65. 经产妇，34 岁。妊娠足月临产，胎儿胎盘娩出后，出现间歇性阴道流血，量较多，血液凝固，检查子宫宫体柔软，进一步的处理原则是
A. 缝合软产道裂伤
B. 清除残留胎盘
C. 补充凝血因子
D. 防治感染
E. 加强宫缩

66. 足月儿，生后 9 天黄疸加重，体温不升，拒奶，呕吐，精神萎靡，前囟平，面色发灰，心肺检查未见异常，脐带已脱落，脐窝有少许脓性分泌物，肝肋下 2cm，质软，脾肋下 1cm，为明确诊断，最有意义的检查是
A. 血清胆红素
B. 血培养
C. 尿常规
D. 血常规
E. 血型

67. 患者，女，48 岁。接触性出血 1 个月，检查：宫颈糜烂重度。要排除宫颈癌，首先应进行的检查是
A. 子宫颈刮片细胞学检查
B. 子宫颈活体组织检查
C. 分段诊断性刮宫
D. 阴道镜检查
E. B 超检查

68. 患者，女，36 岁。颈前弥漫性肿大，疑为甲亢。下列检查对诊断意义不大的是
A. 测血肌酐
B. 颈部 X 线
C. 声带检查
D. 甲状腺摄 ^{131}I 率测定
E. 基础代谢率

69. 患者，男，33 岁。左胸部受伤后，烦躁不安，极度呼吸困难伴发绀。查体：脉搏 110 次/分，血压 80/60mmHg，左胸叩诊鼓音，呼吸音消失。左

颈、胸广泛皮下气肿。其首要的急救措施是

  A. 补充血容量

  B. 剖胸探查

  C. 穿刺排气

  D. 镇静止痛

  E. 吸氧

70. 患者，女，因下腹及腰骶部疼痛不适，近 2 个月伴白带量增多就诊。妇检：宫颈中度糜烂，接触性出血。正确的处理应是

  A. 排除宫颈癌后再行治疗

  B. 暂时观察，定期随访

  C. 宫颈锥切术

  D. 药物治疗

  E. 物理治疗

71. 患儿，4 岁。因高热 8 小时、呕吐 4 次、惊厥 2 次于 8 月中旬入院。查体：T 40 ℃，BP 46/18mmHg，昏睡，皮肤呈花纹状，四肢端冷，面色苍白，腮腺不大，心、肺、腹检查未见异常，腱反射亢进，为明确诊断，最有意义的检查是

  A. 血涂片找疟原虫

  B. 大便常规及培养

  C. 血常规及培养

  D. 血气分析

  E. 脑脊液检查

72. 患者，女，40 岁。因严重感染入院。查体：T 39.5℃，P 90 次 / 分，R 25 次 / 分，BP 116/80mmHg，血气分析：PaO_2 55mmHg，$PaCO_2$ 30mmHg，首先考虑为

  A. 急性心力衰竭

  B. 急性肝衰竭

  C. 弥散性血管内凝血

  D. 急性呼吸窘迫综合征

  E. 急性肾衰竭

73. 患者，女，30 岁。35 周妊娠，有心脏病史，日常活动即感到胸闷、憋气。该孕妇的治疗措施不正确的是

  A. 产后回乳

  B. 产后应用广谱抗生素 2 周

  C. 宜剖宫产结束妊娠

  D. 卧床休息

  E. 严密监护

二、以下提供若干个案例，每个案例下设若干道考题，请根据所提供的信息，在每一道考题下面的 A、B、C、D、E 五个备选答案中选择一个最佳答案，并在答题卡上将相应题号的相应字母所属的方框涂黑。

（74~76 题共用题干）

患者，男，25 岁。反复发作性上腹痛 5 年。午饭后突然剧烈腹痛，迅速遍及全腹。查体：腹肌紧张，有压痛及反跳痛，肝浊音界缩小。

74. 护理措施错误的是

  A. 禁止口服导泻药物

  B. 禁止导尿

  C. 禁止灌肠

  D. 禁止使用麻醉止痛剂

  E. 禁食

75. 最可能的诊断是

  A. 慢性胆囊炎急性发作

  B. 十二指肠球部，溃疡穿孔

  C. 急性胃肠炎

  D. 慢性胃肠炎

  E. 慢性阑尾炎急性发作

76. 处理措施错误的是

  A. 口服中药

  B. 补液

  C. 抗感染

  D. 胃肠减压

  E. 解痉止痛

（77~78 题共用题干）

患者，男，45 岁。上腹胀痛 5 年，常在空腹或饥饿时发生，进食后缓解，近 3 天出现黑便。查体：上腹稍偏右有明显压痛。

77. 为明确诊断应选择

  A. 幽门螺杆菌检查

  B. 心电图检查

  C. X 线检查

  D. 胃镜检查

  E. 胃液分析

78. 抑酸作用最强的药物是

  A. 枸橼酸铋钾

  B. 氨苄西林

  C. 氢氧化铝

  D. 奥美拉唑

  E. 西咪替丁

（79~81 题共用题干）

患儿，女，14 岁。近半月出现全身水肿，血压 110/70mmHg。检查尿蛋白（+++），透明管型 2~3 个 /HP，血红蛋白 110g/L，24 小时尿蛋白＞ 3.5g。

79. 最可能的诊断是

  A. 肾病综合征

  B. 肾盂肾炎

  C. 慢性肾炎

D. 慢性肾衰

E. 急性肾炎

80. 为明确病变类型，应进行的辅助检查为

A. 肾 B 超检查

B. 肾活检病理检查

C. 肾功能检查

D. 血液检查

E. 尿液检查

81. 应用泼尼松和环磷酰胺治疗后，尿蛋白仍为（+++），水肿无减轻。最好采用

A. 加用吲哚美辛（消炎痛）

B. 加用环孢素 A

C. 输入血浆或低分子右旋糖酐

D. 换用地塞米松

E. 加大泼尼松（强的松）剂量

（82~85 题共用题干）

患儿，男，8 个月。发热、咳嗽及呼吸困难 4 天，呈弛张热。查体：精神萎靡，皮肤可见荨麻疹样皮疹，白细胞明显升高，有核左移，胸片呈现多发性小脓肿样阴影。

82. 该患儿最可能的疾病是

A. 呼吸道合胞病毒肺炎

B. 支原体肺炎

C. 真菌性肺炎

D. 金黄色葡萄球菌肺炎

E. 腺病毒肺炎

83. 该患儿出现了呼吸困难加重，烦躁不安，高热，面色青灰，左肺叩诊实音，可能发生了

A. 脓胸

B. 肺脓肿

C. 肺水肿

D. 脑水肿

E. 中毒性脑病

84. 抗感染首选

A. 制霉菌素

B. 新青霉素 II

C. 病毒唑

D. 利巴韦林

E. 甲硝唑

85. 3 天后，患儿呼吸困难突然加重，明显烦躁不安，面色青紫，呼吸 60 次 / 分，左上肺叩诊鼓音，听诊呼吸音减弱，最可能出现的并发症是

A. 渗出性胸膜炎

B. 肺实变

C. 心力衰竭

D. 脓气胸

E. 脓胸

三、以下提供若干组考题，每组考题共用 A、B、C、D、E 五个备选答案。请从中选择一个与问题关系最密切的答案，并在答题卡上将相应题号的相应字母所属的方框涂黑。某个备选答案可能被选择一次、多次或不被选择。

（86~87 题共用备选答案）

A. 蛋白质

B. 钙剂

C. 铁剂

D. 叶酸

E. 钾盐

86. 小儿营养性缺铁性贫血应主要补充

87. 小儿营养性巨幼红细胞性贫血应主要补充

（88~89 题共用备选答案）

A 女性激素测定

B. 基础体温测定

C. 黄体酮试验

D. 妊娠试验

E. B 超检查

88. 诊断早期妊娠快速、准确的方法是

89. 测定有无排卵简单易行的方法是

（90~92 题共用备选答案）

A. 松软腹

B. 柔韧感腹

C. 舟状腹

D. 蛙状腹

E. 板状腹

90. 结核性腹膜炎是

91. 急性胃穿孔是

92. 恶病质者是

（93~94 题共用备选答案）

A. 绝对卧床休息

B. 硬脊膜外封闭

C. 推拿按摩

D. 持续牵引

E. 手术治疗

93. 脊椎型颈椎病的治疗禁忌

94. 马尾神经受压的中央型腰椎间盘突出症的治疗是

（95~96 题共用备选答案）

A. 氢氯噻嗪

B. 阿普洛尔

C. 硝苯地平

D. 卡托普利

E. 哌唑嗪

95. 长期服用可引起胫前水肿的药物是

96. 高血压伴哮喘时禁用的降压药物是

（97~98 题共用备选答案）

A. 射频消颤术

B. 起搏器临时起搏

C. 体外反搏术

D. 非同步直流电复律

E. 同步直流电复律

97. 急性心肌梗死时发生室颤应尽快应用

98. 急性心肌梗死时发生三度房室传导阻滞宜用

（99~100 题共用备选答案）

A. 球蛋白降低

B. 白蛋白降低

C. 白蛋白增高

D. 血糖降低

E. 血糖升高

99. 肝硬化病人血生化检查可出现

100. 出血坏死型胰腺炎病人血生化检查可出现

专业知识

一、以下每一道考题下面都有A、B、C、D、E五个备选答案。请从中选择一个最佳答案，并在答题卡上将相应题号的相应字母所属的方框涂黑。

1. 正常人瞳孔直径为
A. 5mm以上
B. 4~5mm
C. 2~5mm
D. 2~3mm
E. 1~2mm

2. 一昏迷病人由警察送来急诊，无法询问病史，但病人呼吸气有烂苹果味，可考虑为
A. 癔症
B. 脑动脉梗阻
C. 糖尿病酮症酸中毒
D. 有机磷农药中毒
E. 酒醉

3. 符合慢性阻塞性肺气肿的体征是
A. 呼气时间延长
B. 气管偏移
C. 单侧呼吸运动减弱
D. 单侧语颤减弱
E. 叩诊呈鼓音

4. 颈静脉怒张及肝颈静脉回流征（+）提示
A. 心肌痛
B. 右心衰竭
C. 全心衰竭
D. 心肌炎
E. 左心衰竭

5. 某肝炎后肝硬化患者，近日食欲欠佳，腹胀，体检：腹部有移动性浊音，提示
A. 胰管阻塞
B. 胆囊结石
C. 腹膜炎
D. 肠胀气
E. 腹水

6. 支气管扩张患者痰液的特点是
A. 粉红色
B. 绿色
C. 铁锈色
D. 大量脓痰久置分3层
E. 黄果冻样

7. 肺癌最早出现的症状是
A. 消化道出血
B. 咳嗽
C. 精神反常
D. 呼吸困难
E. 发绀

8. 对改善早期肺气肿症状具有重要意义的措施是
A. 体位引流
B. 呼吸功能锻炼
C. 去除外界刺激因素
D. 戒烟
E. 预防呼吸道感染

9. 支气管哮喘发作时的护理措施，不妥的是
A. 吸氧
B. 遵医嘱给予解痉药物
C. 专人护理
D. 半坐位
E. 限制水分摄入

10. 一老年病人因肺气肿、Ⅱ型呼吸衰竭入院，入院第1天晚上，因咳嗽、痰多、呼吸困难，并对医院环境不适应而不能入睡，护士采取的护理措施，错误的是
A. 和病人一同制定白天活动计划
B. 减少白天睡眠时间和次数
C. 给低流量持续吸氧
D. 减少夜间操作，保证病人睡眠
E. 给镇咳和镇静药，帮助入睡

11. 急性心肌梗死病人由急诊室送到心电监护室应采用的方式是
A. 由家人搀扶步行
B. 病人自己慢步行进
C. 病人自己快步行进
D. 由担架车护送
E. 由护士陪同步行

12. 下列哪项表现不是洋地黄中毒症状
A. 激惹、惊厥
B. 头晕、嗜睡
C. 恶心、呕吐
D. 心律失常
E. 心动过缓

13. 患者，女，18岁。平素体健，学校体检时心率80次/分，律齐，心尖区闻及舒张期隆隆样杂音，心界增大不明显，应采取的处理措施是
A. 如常人活动
B. 避免重体力劳动，预防感染

C. 口服利尿剂

D. 应用洋地黄

E. 卧床休息

14. 一消化性溃疡病人原有疼痛节律消失，变为持续上腹痛，伴频繁呕吐，呕吐物含发酵性宿食。最可能的并发症是

A. 上消化道出血

B. 胃癌

C. 穿孔

D. 急性胰腺炎

E. 幽门梗阻

15. 以下哪项符合胃溃疡的特点

A. X 线钡餐检查有龛影

B. 疼痛多在饭后 3~4 小时发生

C. 上腹压痛点常在上腹偏右

D. 好发于胃大弯

E. 发病年龄多为青年

16. 肝硬化最危重的并发症是

A. 上消化道大出血

B. 自发性腹膜炎

C. 肝肾综合征

D. 原发性肝癌

E. 肝性脑病

17. 门静脉高压症的常见表现不包括

A. 痔核形成

B. 腹水

C. 食管静脉曲张破裂出血

D. 肝肿大

E. 成脾肿大

18. 与消化性溃疡有关的病原菌是

A. 衣原体

B. 病毒

C. 幽门螺杆菌

D. 支原体

E. 肺炎球菌

19. 预防肾盂肾炎最简单的措施是

A. 每次尿后冲洗膀胱

B. 每天尿道口消毒

C. 多饮水，勤排尿

D. 隔天一次抗生素

E. 保持外阴清洁

20. 诊断急性肾盂肾炎最重要的依据是

A. 少量蛋白尿

B. 肾区叩击痛

C. 高热、寒战

D. 脓尿和菌尿

E. 膀胱刺激症状

21. 麻疹病毒主要的传播途径是

A. 虫媒

B. 呼吸道

C. 接触

D. 血液

E. 消化道

22. 关于妊娠期妇女的健康指导，正确的是

A. 妊娠期间白带增多，孕妇应每日进行阴道冲洗

B. 早孕反应明显的孕妇，应经常保持空腹状态

C. 需要补充铁剂的孕妇，应在餐前半小时服用

D. 妊娠期如果出现便秘，可随意使用缓泻剂

E. 妊娠初 3 个月及末 3 个月尿频不需处理

23. 发生洋地黄中毒的原因不包括

A. 机体代谢率明显增高时

B. 洋地黄治疗量接近中毒量

C. 肝肾功能下降时

D. 低血钾或缺氧时

E. 心肌严重受损时

24. 引起慢性肺源性心脏病病人死亡的首要原因是

A. 弥散性血管内凝血

B. 电解质紊乱

C. 消化道出血

D. 心力衰竭

E. 肺性脑病

25. 肾病综合征患儿水肿或高血压时，应选择的饮食是

A. 低钾饮食

B. 高纤维饮食

C. 高脂肪饮食

D. 低盐饮食

E. 高蛋白饮食

26. 溃疡性结肠炎的腹痛特点是

A. 腹痛—饥饿加重

B. 腹痛—进餐缓解

C. 腹痛—进餐加重

D. 腹痛—便后加重

E. 腹痛—便后缓解

27. 预防产后出血的措施，错误的是

A. 督促产妇及时排空膀胱

B. 产后留产房观察 2 小时

C. 胎儿娩出前注射缩宫素

D. 适时做会阴侧切术

E. 密切观察宫缩情况

28. T 管拔管前试行夹管后应特别注意观察的内容是

A. 引流口有无渗液

B. 腹痛、发热、黄疸

C. 大便的颜色

D. 神态、血压和脉搏

E. 饮食、睡眠

29. 原发性高血压护理措施，错误的是

A. 给予高蛋白、高热量饮食

B. 降压头晕时给予半卧位

C. 头痛时给予平卧位

D. 限制体力活动

E. 保证充足睡眠

30. 急性白血病病人发病时高热，主要原因是

A. 化疗反应

B. 感染

C. 白细胞浸润

D. 代谢亢进

E. 贫血

31. 肺炎链球菌肺炎的体征是

A. 慢性病容、呼吸缓慢、面色潮红

B. 慢性病容、呼吸深慢、口唇青紫

C. 急性病容、呼吸急促、面色潮红

D. 慢性病容、呼吸浅慢、口唇苍白

E. 急性病容、呼吸浅快、口唇青紫

32. 对心肌梗死急性期患者的护理，不妥的是

A. 少食多餐，不宜过饱

B. 保持大便通畅

C. 持续心电监护

D. 预防压疮每小时翻身一次

E. 绝对卧床休息

33. 缺铁性贫血治疗最重要的是

A. 病因治疗

B. 肌内注射维生素 B_{12}

C. 输血治疗

D. 脾切除

E. 补充铁剂

34. 脓胸患者并发支气管胸膜瘘宜采用

A. 半卧位

B. 俯卧位

C. 仰卧位

D. 患侧卧位

E. 健侧卧位

35. 小儿结核性脑膜炎早期临床表现中主要的症状是

A. 明显的脑膜刺激征

B. 反复惊厥

C. 喷射性呕吐

D. 持续性头痛

E. 性情改变

36. 慢性肾炎长期低优质蛋白饮食还需补充的是

A. 必需氨基酸

B. 低密度脂蛋白

C. 高密度脂蛋白

D. 白蛋白

E. 球蛋白

37. 急性肾盂肾炎病人经治疗症状消失、尿检查阴性后，仍需继续服药

A. 5~8 周

B. 3~4 周

C. 1~2 周

D. 4~5 天

E. 1~3 天

38. 中年女性易发生

A. 白线疝

B. 脐疝

C. 股疝

D. 腹股沟直疝

E. 腹股沟斜疝

39. 胸膜腔闭式引流管自胸壁伤口脱出时的首要措施是

A. 急送手术室

B. 吸氧

C. 捏紧引流口皮肤

D. 重新插入

E. 急呼医生

40. 与术后切口裂开无关的因素是

A. 尿潴留

B. 腹泻

C. 缝合不良

D. 切口感染

E. 低蛋白血症

41. 关于胃肠减压的护理，错误的是

A. 记录吸出液的量和性质

B. 注意口腔护理

C. 胃管堵塞禁止冲洗

D. 保持减压管通畅

E. 病人应禁食

42. 关于腹部损伤的急救措施，错误的是

A. 妥善处理伤口

B. 防治休克

C. 防治感染

D. 首先处理威胁生命的复合性损伤

E. 在病室内回纳脱出的肠管

43. 胃、十二指肠溃疡穿孔非手术治疗期间最关键的措施是

A. 半卧位

B. 补液，纠正水电解质紊乱

C. 严密观察病情

D. 胃肠减压

E. 禁食

44. 结肠癌最早出现的症状是

A. 肠梗阻

B. 全身症状

C. 腹部血块

D. 排便习惯和粪便性状改变

E. 腹痛

45. 肛裂的疼痛特点是

A. 便后疼痛

B. 排便时疼痛

C. 便秘

D. 便血

E. 两次疼痛高峰

46. 肝癌病人最常见的症状是

A. 贫血

B. 黄疸

C. 肝区疼痛

D. 恶心呕吐

E. 消瘦

47. 关于肝癌的术前护理，错误的是

A. 术前 3 天口服肠道不吸收抗生素

B. 全面检查肝功能和凝血功能

C. 术前晚用肥皂水灌肠

D. 适量输血和白蛋白

E. 给予维生素 K_1

48. 胆石症患者出现急性重症胆管炎时的表现是

A. 黄疸明显

B. 高热、寒战

C. 上腹绞痛

D. 血压下降伴意识不清

E. 胆囊肿大

49. 患者，女性，56 岁，暴饮后突发急性胰腺炎入院，观察时要警惕该病人可能发生的最常见并发症是

A. 胰腺假性囊肿

B. 中毒性脑病

C. 肾衰

D. 化脓感染

E. 休克

50. 患者，女性，40 岁。被汽车撞后 2 小时，自感腹痛、胸闷。查体：脉搏 120 次 / 分，血压 9.3/6.7kPa（70/50mmHg），面色苍白，四肢湿冷，全腹压痛、反跳痛及肌紧张，但以左上腹为显著；移动性浊音（＋），肠鸣音减弱。下列措施不妥的是

A. 送病人去放射科检查，进一步明确诊断

B. 做好急诊手术前的准备

C. 补充血容量，必要时输血

D. 立即建立静脉通路

E. 让病人平卧位

51. 肾损伤非手术治疗时的护理措施，错误的是

A. 鼓励患者早期下床活动

B. 注意腹痛的变化

C. 监测体温变化

D. 注意观察血尿情况

E. 定时观察生命体征

52. 肾结核晚期的主要症状为

A. 肾绞痛

B. 全身结核中毒症状

C. 脓尿

D. 慢性进行性膀胱刺激症状

E. 全程血尿

53. 产妇，27 岁，正常阴道分娩，护士给护生讲解正常的脐带结构是

A. 动脉较细壁薄

B. 静脉较粗壁厚

C. 两条动脉，一条静脉

D. 一条动脉，两条静脉

E. 一条动脉，一条静脉

54. 早期妊娠最早的临床表现是

A. 胎心音

B. 停经

C. 乳房出现蒙氏结节

D. 子宫体变软

E. 黑格征

55. 初孕妇，25 岁，规律性子宫收缩 10 小时，宫口开大 8cm，胎心 140 次 / 分，胎膜未破，首选的护理措施是

A. 做剖宫产术前准备

B. 继续观察 4 小时

C. 立即内诊检查

D. 人工破膜

E. 肥皂水灌肠

56. 对产妇正确的出院指导是

A. 性生活在产后 4 周恢复

B. 新生儿生理性黄疸持续 2 周左右

C. 哺乳期间无需避孕

D. 坚持母乳喂养 42 天

E. 产后 64 天复查

57. 关于正常足月新生儿的护理，正确的是

A. 新生儿乳腺肿大应挤出乳汁

B. 黄疸出现过早、程度重为病理性黄疸

C. 出生后保留胎脂 2 天

D. 母乳喂养者应定时哺乳

E. 为防止溢乳，哺乳将婴儿头抬高仰卧

58. 患者，女性，28 岁，急诊入院。面色苍白，

急性失血性病容。查体：BP 为 80/50mmHg，腹部有明显压痛及反跳痛，叩诊有明显移动性浊音。初步诊断为异位妊娠，准备剖腹探查，根据病人情况，术前护理**不妥**的是

A.按腹部手术常规按部就班做好准备

B.做好输血准备

C.迅速输液

D.立即给氧吸入并保暖

E.立即将病人取半卧位

59.某孕妇合并乙型病毒性肝炎，为了防止发生产后出血，下列护理措施中**错误**的是

A.胎儿娩出后尽量不使用缩宫素

B.产时密切观察，避免滞产

C.产时缩短第二产程

D.产前备好急救物品

E.产前肌内注射维生素 K

60.关于产褥感染的护理，**不妥**的是

A.保持外阴清洁

B.保证营养供应

C.体温超过 38℃应停止哺乳

D.产妇平卧，臀部抬高

E.防止交叉感染，进行床边隔离

61.患者，女，37 岁。甲亢行甲状腺大部切除术。术后 3h 突然窒息，面部青紫，颈部切口下肿胀。其原因是

A.喉返神经损伤

B.气管塌陷

C.分泌物堵塞气管

D.黏痰堵塞咽喉部

E.出血

62.早产儿，日龄 1 天。有窒息史，烦躁不安。突然出现高声尖叫。初步诊断为颅内出血，应采取的体位是

A.头肩抬高 15°~30°

B.头偏向一侧

C.头低足高位

D.半卧位

E.平卧位

63.患儿，8 个月，腹泻伴中度脱水，经补液后现已排尿，剩余液体有 200ml，需用 10% 氯化钾溶液静脉补钾，最多给

A.15ml

B.12ml

C.9ml

D.6ml

E.3ml

64.患者，男，42 岁。因严重感染伴休克入院。经处理病情好转，复查结果中**不正常**的是

A.SaO_2 96%

B.$PaCO_2$ 30mmHg

C.PaO_2 88mmHg

D.血 pH7.35

E.中心静脉压 6cm H_2O

65.患者，男，56 岁。诊断为急性胰腺炎，经治疗后腹痛、呕吐基本消失，开始饮食宜采用

A.低脂高蛋白流质

B.高脂低蛋白流质

C.高脂高蛋白流质

D.低脂低蛋白流质

E.无渣半流质

66.患儿，男，42 天。因"腹胀 5 天，便血伴呕血 1 天"就诊。查体：患儿精神差，面色苍白，呼吸浅促，心肺无异常，腹胀明显，肠鸣音消失，X 线片显示小肠充气、肠管扩张。该患儿最有可能为

A.急性病毒性肠炎

B.细菌性痢疾

C.急性坏死性小肠结肠炎

D.咽下综合征

E.急性重型腹泻

67.患者，男，45 岁。急性再生障碍性贫血 5 年，突然出现头痛、头晕、视物模糊、呼吸急促。该患者可能发生了

A.脑动脉痉挛

B.颅内出血

C.高血压脑病

D.高血压危象

E.脑梗死

68.患者，女，40 岁。右乳肿块，界限不清，肿块多并呈串珠状，周期性疼痛。此肿物最可能是

A.乳腺癌

B.乳管内乳头状瘤

C.急性乳腺炎

D.乳腺纤维瘤

E.乳腺囊性增生病

69.肝性脑病患者经治疗病情好转，开始恢复蛋白质饮食，应先考虑选择

A.鸡肉

B.鱼肉

C.牛奶

D.鸡蛋

E.豆浆

70.患者，女，33 岁。因卵巢功能障碍给予辅助生育治疗。使用促排卵药物后出现下腹胀痛、腹水、胸水，B 超示卵巢明显增大。该患者首先考虑

A.卵巢肿瘤

B.卵巢过度刺激综合征

C.多胎妊娠

D.药物过敏

E.输卵管妊娠破裂

71.患者，男，20岁。右小腿中下段闭合性骨折24小时，肿胀。局部皮下淤血，足趾呈屈曲状，活动受限。可能的并发症是

A.局部软组织感染

B.脂肪栓塞

C.骨筋膜室综合征

D.神经损伤

E.血管栓塞

72.风心病孕妇，32岁，孕37周。因有规律宫缩入院。检查：心率130次/分，心功能Ⅱ级。骨盆、胎位正常，宫口开大4cm，先露坐骨棘下1cm。对该孕妇的处理正确的是

A.产褥期需使用抗生素预防感染

B.在宫口开全之前可静推缩宫素

C.胎儿娩出后用麦角新碱预防出血

D.在第二产程鼓励产妇屏气用力

E.立即进行剖宫产尽快终止妊娠

73.7岁患儿，突然发现双下肢，胸腹部大量红斑，高出皮面，压不褪色，发痒，双膝关节痛。1周前曾患"感冒"。该患儿可能的疾病是

A.急性肾炎

B.原发免疫性血小板减少症

C.血友病

D.风湿性关节炎

E.过敏性紫癜

74.一男婴，足月臀位助产娩出。全身皮肤青紫，心率70次/分，呼吸表浅且不规则，四肢软瘫，刺激喉部稍有反射，Apgar评分为

A.7分

B.6分

C.5分

D.4分

E.3分

二、以下提供若干个案例，每个案例下设若干道考题，请根据所提供的信息，在每一道考题下面的A、B、C、D、E五个备选答案中选择一个最佳答案，并在答题卡上将相应题号的相应字母所属的方框涂黑。

（75~76题共用题干）

患者，男，28岁。下船时不慎跌倒，会阴部骑跨船沿上，立即出现尿道口滴血，之后不能排尿，发生尿潴留。检查发现会阴部、阴茎、阴囊明显肿胀，诊断为尿道球部断裂，给予手术治疗。

75.为了预防术后尿道狭窄，主要采取的措施是

A.局部理疗

B.后期应定期作尿道扩张

C.多饮水

D.留置导尿管7~14天

E.预防感染

76.术后3个月患者突然发生右下腹疼痛，伴有恶心，无发热。既往有同样发作史。体检：腹平软，右下腹深压痛，无反跳痛及肌紧张，右肋脊角叩痛，尿镜检红细胞10~15个/HP，血白细胞9.6×10^9/L。首先考虑

A.右肾结核

B.膀胱结石

C.右侧斜疝

D.右侧肾输尿管结石

E.急性阑尾炎

（77~79题共用题干）

患者，男，60岁，长期咳嗽、咳痰8年，心悸气急2年，3天前受凉咳嗽、咳痰加重，咳脓性痰，呼吸困难不能平卧，伴发热、烦躁。查体：神志模糊，嗜睡，明显发绀，颈静脉充盈，桶状胸，双下肢轻度水肿，肝颈静脉回流征阳性，三尖瓣区可闻及收缩期杂音，双肺广泛湿啰音。血气分析：pH7.56，$PaCO_2$ 60mmHg，PaO_2 49mmHg。

77.此患者最可疑的诊断是

A.慢性肺源性心脏病

B.支气管哮喘

C.支气管扩张

D.肺炎球菌肺炎

E.慢性支气管炎

78.此时患者出现的并发症是

A.弥散性血管内凝血

B.感染中毒性脑病

C.脑血管意外

D.肺性脑病

E.休克

79.此患者目前最重要的护理措施是

A.注重患者的心理护理

B.协助患者呼吸训练

C.注重患者的营养摄入

D.遵医嘱正确给予抗感染治疗

E.改善通气和低流量吸氧

（80~81题共用题干）

患者，男，55岁。上腹痛3年，便血约250ml，伴晕倒。有冠心病病史3年。检查：血压100/70mmHg，

脉搏 90 次 / 分，神志清，心律齐，无杂音。肝脾未扪及，肠鸣音活跃。

80. 抢救时禁用的药物是
　A. 去甲肾上腺素
　B. 垂体后叶素
　C. 奥美拉唑
　D. 生长抑素
　E. 西咪替丁

81. 病人出血停止，病情稳定后，为明确病因，首选的检查是
　A. X 线钡餐造影检查
　B. 选择性动脉造影
　C. 吞线试验
　D. B 超检查
　E. 内镜检查

（82~85 题共用题干）

患者，女，45 岁。因粘连性肠梗阻 3 天入院。诉口渴、无力、尿少。检查：呼吸 26 次 / 分，脉搏 100 次 / 分，血压 90/60mmHg；皮肤弹性差，眼窝内陷。测血钾 3.5mmol/L，CO_2 CP13.3mmol/L（正常值为 23~31mmol/L）。

82. 该患者水钠代谢失衡的类型及程度为
　A. 中度等渗性脱水
　B. 轻度等渗性脱水
　C. 中度低渗性脱水
　D. 中度高渗性脱水
　E. 轻度高渗性脱水

83. 该患者存在的酸碱平衡失调为
　A. 混合性酸碱中毒
　B. 呼吸性酸中毒
　C. 代谢性酸中毒
　D. 呼吸性碱中毒
　E. 代谢性碱中毒

84. 该患者第 1 天的补液量应包括
　A. 生理需要量 +1/4 继续丧失量
　B. 生理需要量 +1/2 继续丧失量
　C. 生理需要量 +1/4 累积丧失量
　D. 生理需要量 +1/2 累积丧失量
　E. 生理需要量 + 累积丧失量

85. 若在输液中患者出现呼吸急促，咳粉红色泡沫样痰，应立即采取的措施是
　A. 正常输液加用糖皮质激素
　B. 正常输液加用强心剂
　C. 减慢或停止输液
　D. 大量输液
　E. 快速输液

三、以下提供若干组考题，每组考题共用 A、B、C、D、E 五个备选答案。请从中选择一个与问题关系最密切的答案，并在答题卡上将相应题号的相应字母所属的方框涂黑。某个备选答案可能被选择一次、多次或不被选择。

（86~87 题共用备选答案）
　A. 尿失禁
　B. 排尿中断
　C. 尿潴留
　D. 运动后血尿
　E. 排尿困难，排尿痛
86. 膀胱结石的典型症状是
87. 尿道结石的主要症状是

（88~90 题共用备选答案）
　A. 饥饿感，心慌手颤
　B. 甲状腺肿大震颤有杂音
　C. 呼吸气呈烂苹果味
　D. 突然大量甲状腺素入血
　E. 胰岛素绝对不足
88. 甲状腺危象原因为
89. Ⅰ型糖尿病时病人
90. 糖尿病酮症酸中毒的病人

（91~92 题共用备选答案）
　A. 大水疱，疱壁厚，有树枝状栓塞血管，痛觉迟钝
　B. 小水疱，疱壁厚，基底红白相间，痛觉迟钝
　C. 大水疱，疱壁薄，基底潮红，疼痛剧烈
　D. 皮肤蜡白、干燥无水疱，痛觉消失
　E. 皮肤灼红、干燥无水疱，痛觉敏感
91. 浅Ⅱ度烧伤的特点是
92. 深Ⅱ度烧伤的特点是

（93~94 题共用备选答案）
　A. 持续性胀痛，肠鸣音减弱
　B. 持续性腹痛伴阵发性加重，并有腹膜刺激征
　C. 阵发性剧烈腹痛，可见肠型
　D. 腹胀明显，而相对较轻
　E. 呕吐出现早并严重，腹胀轻
93. 高位肠梗阻的表现为
94. 绞窄性肠梗阻的表现为

（95~96 题共用备选答案）
　A. 有杵状指（趾）
　B. 刺激性干咳
　C. 声音嘶哑

D. 进行性吞咽困难

E. 持续性胸背痛

95. 食管癌的典型症状是

96. 早期中心型肺癌在较大支气管长大可出现

（97~98 题共用备选答案）

A. 功能训练

B. 预防感染

C. 营养支持

D. 皮肤护理

E. 呼吸功能维持

97. 脑瘫患儿康复治疗的重点是

98. 吉兰 – 巴雷（格林 – 巴利）综合征患儿呼吸肌麻痹时的护理要点是

（99~100 题共用备选答案）

A. 大量粉红色泡沫样痰

B. 痰恶臭

C. 大量脓痰分三层

D. 铁锈色痰

E. 黏液痰

99. 肺炎球菌性肺炎病人其痰液呈

100. 支气管扩张病人其痰液呈

专业实践能力

一、答题说明：以下每一道考题下面都有 A、B、C、D、E 五个备选答案。请从中选择一个最佳答案，并在答题卡上将相应题号的相应字母所属的方框涂黑。

1. 患者，男，25 岁。因严重贫血需输血治疗，不利于防范医疗事故的操作是

A. 输血后马上整理用物，输血袋与输血器按医疗垃圾处理

B. 输血时严格查对制度

C. 输血前与患者签订输血协议

D. 输血前查血型并进行交叉配血实验

E. 对供血者血液按规定进行严格抗原抗体检测

2. 需混合注射几种药物时，首先应注意的是

A. 各种药物浓度

B. 药物的刺激性

C. 安瓿上的剂量

D. 药物的有效期

E. 药物的配伍禁忌

3. 为气性坏疽病人换药后的敷料选择的消毒灭菌法是

A. 压力蒸汽

B. 紫外线

C. 干烤法

D. 燃烧法

E. 煮沸法

4. 隐血试验前 3 天禁忌的饮食是

A. 绿叶菜

B. 白萝卜

C. 大白菜

D. 马铃薯

E. 豆制品

5. 长期留置导尿管的患者出现尿液浑浊、沉淀或结晶时应

A. 经常更换卧位

B. 进行膀胱冲洗

C. 热敷下腹部

D. 膀胱内用药

E. 经常清尿道口

6. 挤压呼吸气囊，每次可进入肺内的空气量是

A. 1200~1500ml

B. 500~1000ml

C. 350~450ml

D. 200~300ml

E. 100~150ml

7. 关于行心肺复苏术时中途换人的描述，正确的是

A. 按压、吹气间隙换人

B. 心脏按压间隙换人

C. 吹气间隙换人

D. 随时可换人

E. 抢救中断时间不得超过 2~3 秒

8. 含有优质蛋白质的食物是

A. 南瓜

B. 苹果

C. 土豆

D. 豆腐

E. 馒头

9. 内源性感染是指

A. 自身携带病原体引起的感染

B. 患者与医护人员之间的感染

C. 患者与患者之间的感染

D. 通过医疗器械的感染

E. 饮食不当引起的感染

10. 关于冷疗的叙述，错误的是

A. 老年人较年轻人对冷刺激反应迟钝

B. 皮肤较薄的区域对冷的敏感性强

C. 用冷面积越大，效果越强

D. 用冷时间越长，效果越好

E. 在相同温度下，湿冷的效果优于干冷

11. 引起患者不舒适的最高表现形式是

A. 疲乏

B. 疼痛

C. 萎靡不振

D. 睡眠不佳

E. 烦躁不安

12. 现有 95% 乙醇 500ml，需配制成 70% 乙醇，需加入灭菌蒸馏水的量是

A. 385ml

B. 279ml

C. 185ml

D. 179ml

E. 132ml

13. 可出现尿频、尿急、尿痛症状的患者是

A. 急性肾炎

B. 膀胱结核

C. 膀胱炎症

D. 妊娠压迫

E. 膀胱造瘘

14. 瞳孔散大是指瞳孔直径

A. ＞ 5mm

B. 4~5mm

C. 3~4mm

D. 2~3mm

E. ＜ 2mm

15. 飞沫传播属于

A. 体液传播

B. 生物媒介传播

C. 接触传播

D. 空气传播

E. 共同媒介传播

16. 一般系统论的提出者是

A. 贝塔郎菲

B. 马斯洛

C. 纽曼

D. 奥瑞姆

E. 佩皮劳

17. 属于高效化学消毒剂的是

A. 季铵盐类

B. 氯己定

C. 碘伏

D. 过氧乙酸

E. 酒精

18. 在传染病区内属于清洁区的是

A. 病区走廊

B. 病房

C. 消毒室

D. 检验室

E. 治疗室

19. 漏斗胃管洗胃法是利用

A. 正压原理

B. 液体静压原理

C. 负压原理

D. 虹吸原理

E. 空吸原理

20. 患者，女，30岁。腱鞘炎，给予湿热敷。患者开始感觉敷布非常热，敷布温度降低后被及时更换。以同样的温度再接触到患部时，患者又不觉得敷布很热。这是由于机体发生了

A. 病理适应

B. 生理适应

C. 技术适应

D. 社会适应

E. 心理适应

21. 最高层次的沟通是指

A. 一般性沟通

B. 一致性沟通

C. 分享性沟通

D. 情感性沟通

E. 陈述性沟通

22. 协助病人进餐时，不妥的是

A. 要先喂液体食物，后喂固体食物

B. 喂食的量及速度适中，温度适宜

C. 对视力障碍者事先告知食物的内容

D. 鼓励卧床的病人自行进食

E. 将食物餐具放在方便取放的位置

23. 为昏迷病人插胃管，为了提高成功率，当胃管插至15cm时将病人头部托起使下颌靠近胸骨柄。其目的是增大

A. 咽喉部通道的弧度

B. 贲门口水平处弧度

C. 平气管交叉处弧度

D. 环状软骨水平弧度

E. 食管通过膈肌弧度

24. 护士在执行 PICC 过程中发现手套破损，此时应

A. 立即更换手套

B. 加戴一副手套

C. 用胶布粘贴破损处

D. 用消毒液消毒破损处

E. 用无菌纱布覆盖破损处

25. 中医五行中，"五"是指

A. 金、木、水、火、气

B. 金、木、水、火、土

C. 金、木、水、气、土

D. 金、木、气、火、土

E. 金、气、水、火、土

26. 具有"主运化"功能的脏是

A. 肝

B. 心

C. 脾

D. 肺

E. 肾

27. 关于关节活动范围练习（ROM 练习）的描述，正确的是

A. 活动时比较两侧关节活动情况

B. 每个关节每次做 20~30 次

C. 病人疼痛时加快操作速度

D. 每天坚持练习 3~10 次

E. 尽早、频繁 ROM 练习

28. 氧气雾化吸入时，正确的是

A. 嘱病人吸气时松开出气口

B. 氧流量调节至 6~8L/min

C. 湿化瓶内加冷开水 1/2 瓶

D. 药液应稀释在 10ml 以内

E. 病人呼气时用手指堵住出气管

29.输液中发生肺水肿时吸氧需用 20%~30% 的乙醇湿化，其目的是

　　A. 降低肺泡内泡沫的表面张力

　　B. 降低肺泡表面张力

　　C. 使痰液易咳出

　　D. 消毒吸入的氧气

　　E. 使患者呼吸道湿化

30.病人因患有乳腺癌感到悲伤，护士安慰病人时，所采取的合适距离为

　　A. 社交距离

　　B. 公众距离

　　C. 社会距离

　　D. 亲密距离

　　E. 个人距离

31.护士因自信药物不会出错，没有进行查对，导致错误的药物注入病人体内，造成病人死亡。护士的行为属于

　　A. 无过失行为

　　B. 疏忽大意

　　C. 侵权行为

　　D. 过失犯罪

　　E. 渎职罪

32.禁用热水坐浴的疾病是

　　A. 肛裂感染

　　B. 外阴部充血

　　C. 会阴疾患

　　D. 内痔手术后

　　E. 盆腔感染炎症

33.进行尸体护理时，错误的是

　　A. 穿上尸衣裤并用尸单包裹

　　B. 擦净躯体，必要时填堵孔道

　　C. 有义齿代为装上

　　D. 洗脸，闭合眼睑

　　E. 撤去治疗用物，去枕，头部放低

34.属于脂溶性维生素的是

　　A. 维生素 B_6

　　B. 维生素 PP

　　C. 维生素 B_1

　　D. 维生素 C

　　E. 维生素 K

35.病人阴道插入栓剂后至少平卧 15 分钟的主要目的是

　　A. 利于病人进行放松运动

　　B. 利于药物扩散至整个阴道组织

　　C. 避免药物渗出阴道污染内裤

　　D. 利于观察

　　E. 保持舒适

36.死亡后尸体温度逐渐降低，尸温与环境温度相同大约需要的时间是

　　A. 48h

　　B. 36h

　　C. 24h

　　D. 12h

　　E. 6h

37.冷、热疗法如需反复使用，为防止继发效应，中间应间隔

　　A. 3h

　　B. 1h

　　C. 45min

　　D. 30min

　　E. 20min

38.高热病人体温达 39.8℃，为其降温时最佳的措施是

　　A. 头部用冰帽

　　B. 头部冷湿敷

　　C. 腋下及腹股沟置冰袋

　　D. 乙醇擦浴

　　E. 头部置冰帽

39.人与护理的描述，不正确的是

　　A. 护理的最终目标是提高整个人类社会的健康水平

　　B. 护理中的人包括个人、家庭、社区和社会四个层面

　　C. 护理的主要功能是帮助个体的人维持机体各系统或各器官功能的协调平衡

　　D. 人是一个开放系统

　　E. 人是生理、心理、社会、精神、文化的统一整体

40.属于格拉斯哥昏迷评分表的项目是

　　A. 皮肤反应

　　B. 体温情况

　　C. 血压情况

　　D. 语言反应

　　E. 呼吸强弱

41.绿脓杆菌感染的病人用过的剪刀，其消毒灭菌的步骤是

　　A. 与其他器械先浸泡消毒后，再分别清洁灭菌

　　B. 直接采取燃烧法达到灭菌

　　C. 彻底清洗后，用化学消毒剂浸泡消毒

　　D. 清洁后用高压蒸汽灭菌

　　E. 灭菌、清洁，再灭菌

42.把长 25cm 的持物镊浸泡在消毒液中，镊子前部浸泡于液面下的部分长度应为

　　A. 15cm

　　B. 12.5cm

C. 10cm

D. 7.5cm

E. 5cm

43. 关于无菌技术操作的叙述，**错误**的是

A. 无菌物品应有明显标志

B. 无菌物品与非无菌物品应分开放置

C. 无菌操作前半小时应停止清扫

D. 取用无菌物品应使用无菌持物钳

E. 无菌物品取出后未被污染，可再放回无菌容器中备用

44. 关于预防输血过敏反应的叙述，**错误**的是

A. 献血前 8 小时不宜进高蛋白质和高脂肪食

B. 献血员献血前宜少量食用糖水

C. 有过敏史的患者输血前给予抗过敏药物

D. 献血员献血前宜食用清淡饮食

E. 勿选用过敏史者的献血员

45. **不属于**"三查七对"的内容是

A. 操作前查、操作中查

B. 用药后反应

C. 剂量、方法、时间

D. 药名、浓度

E. 床号、姓名

46. 临睡前给药的外文缩写是

A. hs

B. qn

C. qh

D. qd

E. st

47. 属于一级医院的是

A. 县医院

B. 省级医院

C. 市级医院

D. 农村乡镇卫生院

E. 医学院校的附属医院

48. 重度缺氧时 SaO_2 可降到小于

A. 60%

B. 65%

C. 70%

D. 75%

E. 80%

49. 关于隔离衣使用的叙述，**不正确**的是

A. 隔离衣潮湿后应立即更换

B. 隔离衣应每日更换一次

C. 隔离衣挂在病房里时应内面向外

D. 衣领的内面为清洁面

E. 隔离衣需全部遮盖工作服

50. 指导护士评估患者健康状况，预测患者需要的理论是

A. 疾病系统论

B. 人、环境、健康与护理的理论

C. 人的基本需要层次理论

D. 信息交流的理论

E. 学习的理论

51. 伤寒常见的热型是

A. 弛张热

B. 稽留热

C. 体温过低

D. 不规则热

E. 间歇热

52. 大量输注库存血时要防止发生

A. 酸中毒和高血钾

B. 酸中毒和低血钾

C. 低血钾和低血钠

D. 碱中毒和高血钾

E. 碱中毒和低血钾

53. 现场抢救猝死患者的首选方法是

A. 简易呼吸器加压人工呼吸

B. 仰卧压背和人工呼吸

C. 胸外按压和人工呼吸

D. 口对鼻人工呼吸

E. 口对口人工呼吸

54. 关于人成长与发展的叙述，正确的是

A. 发展是生命中不可预测的改变

B. 人的成长发展是一个连续、匀速进行的过程

C. 遗传和环境因素是影响成长与发展的两个最基本因素

D. 成长与发展中，生理的发展先于心理的发展

E. 人基本的态度、气质、生活方式不会受到婴幼儿期心理社会发展的影响

55. 直接输新鲜血 100ml 需加入 3.8% 枸橼酸钠溶液的量是

A. 25ml

B. 20ml

C. 15ml

D. 10ml

E. 5ml

56. **不属于**社区卫生服务特点的是

A. 实用性

B. 广泛性

C. 连续性

D. 综合性

E. 针对性

57. 须考虑舒适和安全两个主要因素的环境是

A. 医院物理环境

B. 治疗性环境

C. 外环境

D. 社会环境

E. 人文环境

58. 密闭式膀胱冲洗术冲洗液滴入膀胱的速度为

A. 80~100 滴 / 分

B. 60~80 滴 / 分

C. 40~60 滴 / 分

D. 30~50 滴 / 分

E. 20~40 滴 / 分

59. 达到分享感觉的最高境界的沟通层次是

A. 陈述事实的沟通

B. 一致性的沟通

C. 分享个人的想法

D. 分享感觉

E. 一般性沟通

60. 按照皮亚杰的观点，以自我为中心，单方面考虑问题的儿童处于

A. 后运思期

B. 形式运思期

C. 具体运思期

D. 前运思期

E. 感觉运动期

61. 患者，男，65 岁，肺心病入院。护士为其进行静脉穿刺，进针时有回血。推药时病人疼痛明显，局部肿胀。此时可能出现的问题是

A. 针头滑出血管外

B. 针头穿透对侧血管壁

C. 针头刺破对侧血管壁

D. 针头未完全刺入血管内

E. 针头未刺入血管内

62. 患者，女，44 岁。因车祸胸部严重外伤入院。病人存在多方面的需要。按照人的基本需要层次论，应首先满足的需要是

A. 自我实现的需要

B. 爱与归属的需要

C. 生理的需要

D. 自尊的需要

E. 安全的需要

63. 患者，男，57 岁。因心肌梗死入院，主管护士评估后确定他有以下健康问题。应优先解决的是

A. 知识缺乏

B. 气体交换受损

C. 活动无耐力

D. 营养失调：低于机体需要量

E. 舒适改变：心前区疼痛

64. 患者，男，20 岁。因癫痫发作突然跌倒。此时急救的首要步骤是

A. 清除呼吸道分泌物

B. 应用简易呼吸机

C. 氧气吸入

D. 胸外心脏按压

E. 口对口人工呼吸

65. 患者，女，50 岁。计划次日行"胃大部切除术"，今晚辗转反侧，难以入眠。应优先解决的需要是

A. 自我实现的需要

B. 自尊的需要

C. 爱与归属的需要

D. 安全需要

E. 生理需要

66. 患者，女，45 岁。因尿路感染医嘱尿培养及药物敏感试验，患者神志清醒，一般情况好，护士留取尿标本的方法是

A. 随机留尿 100ml

B. 收集 24h 尿

C. 嘱患者留晨起第 1 次尿

D. 留取中段尿

E. 导尿术

67. 护士未与患者及家属沟通，为患者实施了导尿术。护士的行为被认为是

A. 侵权行为

B. 犯罪行为

C. 渎职行为

D. 疏忽大意

E. 合法行为

68. 患者，男，42 岁。因肺炎住院，治疗后病情有所好转，但这时他的妻子意外骨折，他立即出院去照顾妻子和孩子，他的这种行为是

A. 角色行为改变

B. 角色行为消退

C. 角色行为强化

D. 角色行为缺如

E. 角色行为冲突

69. 患者，男，50 岁。需进行氧气治疗，氧气浓度 65%，持续 48 小时吸氧后，出现烦躁、呼吸、心率增快、血压上升，继而出现呼吸困难、发绀、昏迷。患者可能出现的问题是

A. 晶状体后纤维组织增生

B. 呼吸道分泌物干燥

C. 呼吸抑制

D. 肺不张

E. 氧中毒

70. 患者，男，65 岁，肝癌晚期，极度衰弱，此时医护人员应采取的主要措施是

A. 放弃一切治疗

B. 实施安乐死

C. 尽量延长病人的生存时间

D. 以治疗疾病为主

E. 以对症照料为主

71. 患者，女，28岁，左下肢膝关节因车祸进行手术治疗，术后3个月其左下肢的关节活动需要他人的帮助，也需要用器械进行。此时左下肢的关节活动能力是

A. 4级

B. 3级

C. 2级

D. 1级

E. 0级

72. 患者，男，37岁，出现向心性肥胖、痤疮、高血压，疑为皮质醇增多症，准备进行尿17–羟皮质类固醇监测，24h尿中加入浓盐酸的剂量是

A. 1~2ml

B. 3~4ml

C. 5~10ml

D. 15~20ml

E. 25~30ml

73. 患者，男，44岁。因食入烙饼，食管静脉破裂出血约1000ml，输入大量库存血后，出现心率缓慢、手足搐搦，血压下降、伤口渗血，出现以上症状的有关因素是

A. 血钠降低

B. 血钙降低

C. 血钙升高

D. 血钾降低

E. 血钾升高

74. 患者，男，66岁，糖尿病，不会讲普通话，护士与其交流时应特别注意使用的沟通技巧是

A. 核对

B. 倾听

C. 提问

D. 沉默

E. 参与

75. 患者，男，36岁，因脑外伤急诊入院已3天，病人呈昏睡状态，可以唤醒随即入睡，可以回答问题但有时不正确，病人的意识状态是

A. 谵妄

B. 意识障碍

C. 嗜睡

D. 昏睡

E. 浅昏迷

二、答题说明：以下提供若干个案例，每个案例下设若干道考题，请根据所提供的信息，在每一道考题下面的 A、B、C、D、E 五个备选答案中选择一个最佳答案，并在答题卡上将相应题号的相应字母所属的方框涂黑。

（76~78 题共用题干）

患者，男，50岁。主诉头痛、发热、乏力、全身酸痛、恶心。面色潮红，皮肤干燥，发烫。呼吸音粗糙，体温38.5℃。

76. 属于客观资料的信息是

A. 恶心

B. 全身酸痛

C. 乏力

D. 体温38.5℃

E. 头痛

77. 此病的护理问诊重点是

A. 心理和社会状况

B. 病人的生活状况和自理程度

C. 此次发病的诱因和症状

D. 病人的既往病史和家族史

E. 病人的文化程度和职业

78. 在收集健康资料时，未用到的方法是

A. 交谈

B. 嗅觉观察

C. 听觉观察

D. 触觉观察

E. 视觉观察

（79~80 题共用题干）

患者，男，22岁。急性阑尾炎合并穿孔，在硬膜外麻醉下行阑尾切除术，术后手术室护士送病人回病室。

79. 次日病人体温39℃，主诉切口疼痛难忍，病人应取的体位是

A. 头高脚低位

B. 半坐卧位

C. 端坐卧位

D. 右侧卧位

E. 仰卧屈膝位

80. 向病人解释取上述卧位的目的是

A. 使腹腔容积减少，减轻疼痛

B. 减轻肺部淤血，减少并发症

C. 可减少回心血量，促进局部血液循环

D. 可防止炎症扩散和毒素吸收，可减轻疼痛

E. 减低切口张力，有利于伤口愈合

（81~83 题共用题干）

患者，男，28岁。暴饮暴食后出现上腹正中刀割样剧痛，不能忍受，并伴有恶心、呕吐。急送至医院，诊断为急性胰腺炎，医嘱：禁食、胃肠减压、肠外营养支持。2周后病情稳定，改为要素饮食，

鼻饲提供营养。

81. 给该患者要素饮食过程中做法正确的是
A. 长期使用时无须补充维生素
B. 若停用应逐渐减量
C. 鼻饲过程出现恶心立即停用
D. 溶液温度应保持在 35℃
E. 从高浓度、大剂量开始

82. 该患者要素饮食的特点不包括
A. 肠道直接吸收
B. 不需经过消化
C. 含大量纤维素
D. 营养成分全面
E. 营养价值高

83. 根据世界卫生组织（WHO）对疼痛程度的分级。该患者的疼痛属于
A. 4 级
B. 3 级
C. 2 级
D. 1 级
E. 0 级

（84~85 题共用题干）

患者，男，32 岁。在输液过程中突然出现呼吸困难，气促。咳粉红色泡沫样痰，两肺可闻及啰音。

84. 可能出现的输液反应是
A. 支气管哮喘
B. 肺不张
C. 肺水肿
D. 肺气肿
E. 肺栓塞

85. 采取的护理措施中，不正确的是
A. 必要时四肢轮流结扎
B. 遵医嘱给予镇静药物
C. 高流量吸氧
D. 安慰病人，减轻紧张、恐惧心理
E. 立即为病人安置左侧卧位

（86~87 题共用题干）

患儿，男，3 岁，因手足口病入院，某日出现肺水肿，护士协助医生及时接上呼吸机。

86. 医院用品的危险性是指物品污染后对人体造成危害的程度。呼吸机管道属于
A. 无危险物品
B. 低度危险物品
C. 中度危险物品
D. 高度危险物品
E. 极度危险物品

87. 呼吸机管道可采取的消毒方法是

A. 洗必泰溶液浸泡
B. 含氯消毒剂溶液浸泡
C. 紫外线灯管照射
D. 日光暴晒
E. 干烤

（88~90 题共用题干）

患儿，男，7 岁。在河边玩耍时不慎溺水窒息。

88. 患者被救上岸后，首要的急救步骤是
A. 口对口人工呼吸
B. 肌肉注射呼吸兴奋剂
C. 挤压简易呼吸器
D. 清除呼吸道异物和分泌物
E. 加压给氧

89. 对患儿进行心肺复苏技术 CAB，其中"B"指的是
A. 电击除颤
B. 胸外心脏按压
C. 药物治疗
D. 开放气道
E. 人工呼吸

90. 如果使用人工呼吸器为患儿进行人工呼吸，挤压一次可进入肺内的空气是
A. 1500ml
B. 1000ml
C. 500ml
D. 400ml
E. 200ml

三、以下提供若干组考题，每组考题共用 A、B、C、D、E 五个备选答案。请从中选择一个与问题关系最密切的答案，并在答题卡上将相应题号的相应字母所属的方框涂黑。某个备选答案可能被选择一次、多次或不被选择。

（91~92 题共用备选答案）
A. 口干、咽痛
B. 头痛、失眠
C. 胸闷不适
D. 肌肉紧张
E. 食欲减弱

91. 病室内湿度过低易引起患者
92. 病室内湿度过高易引起患者

（93~94 题共用备选答案）
A. 禁食
B. 半流质饮食
C. 流质饮食

D. 软质饮食

E. 普通饮食

93. 疾病恢复期患者宜采用的饮食是

94. 急性消化道疾病患者宜采用的饮食是

（95~96 题共用备选答案）

A. 四级预防

B. 三级预防

C. 二级预防

D. 一级预防

E. 初级预防

95. 按纽曼的健康系统模式。当怀疑或发现压力源确实存在而压力反应尚未发生时，应采取的预防措施是

96. 根据纽曼健康系统模式，护士发现护理对象已出现疾病的症状和体征，应采取的预防措施是

（97~98 题共用备选答案）

A. 分享个人的想法

B. 陈述事实的沟通

C. 一致性沟通

D. 一般性沟通

E. 分享感觉

97. 沟通基本层次中最高层次的沟通是

98. 沟通基本层次中不掺杂个人意见的客观沟通属于

（99~100 题共用备选答案）

A. 20~25cm

B. 15~20cm

C. 10~15cm

D. 7~10cm

E. 6~7cm

99. 取粪培养标本时无菌长棉签插入肛门的长度是

100. 用 10% 水合氯醛灌肠时肛管插入肛门至直肠的长度是

全国护士（师）资格考试预测卷系列

2025

护师技术资格考试预测卷

预测卷（三）

王　冉　主编

中国健康传媒集团

中国医药科技出版社

编委会

基础知识

一、以下每一道考题下面有 **A、B、C、D、E** 五个备选答案。请从中选择一个最佳答案，并在答题卡上将相应题号的相应字母所属的方框涂黑。

1. 绝经期前后女性易患乳腺癌的主要原因是
A. 免疫力低下
B. 性激素变化
C. 肥胖
D. 精神因素
E. 癌前病变

2. 护理道德监督的方式不包括
A. 舆论监督
B. 制度监督
C. 传统习俗
D. 社会监督
E. 自我监督

3. 导致肺癌发生最重要的危险因素是
A. 电离辐射
B. 食物中毒
C. 汽车尾气
D. 吸烟
E. 遗传因素

4. 与消化性溃疡有关的病原菌是
A. 衣原体
B. 肺炎球菌
C. 病毒
D. 支原体
E. 幽门螺杆菌

5. 排卵多发生在下次月经来临前
A. 8 日左右
B. 11 日左右
C. 14 日左右
D. 17 日左右
E. 20 日左右

6. 与慢性肾衰竭临床表现有关的原因是
A. 血糖过多
B. 代谢产物潴留
C. 脂肪过多
D. 血清锌过多
E. 血清铁过多

7. 异位妊娠发生的部位最常见于
A. 宫颈
B. 子宫残角
C. 腹腔
D. 卵巢
E. 输卵管

8. 一氧化碳（CO）中毒的主要机制是
A. CO 破坏血红蛋白结构
B. CO 与血红蛋白结合形成不能携带氧气的 COHb
C. CO 破坏血红蛋白结构
D. CO 引起血液凝固性发生改变
E. CO 对脑细胞造成不可逆损伤

9. 新生儿特殊生理状态不包括
A. 生理性黄疸
B. 新生儿假月经
C. 生理性体重下降
D. 生理性乳腺肿大
E. 新生儿体温降低

10. 婴幼儿尿路感染最主要的感染途径是
A. 血源感染
B. 上行感染
C. 淋巴感染
D. 直接感染
E. 邻近器官蔓延

11. 除水外，人体构成的主要成分是
A. 糖类
B. 脂肪
C. 蛋白质
D. 电解质
E. 维生素

12. 关于母乳喂养的优点，下列不正确的是
A. 母乳中营养物质丰富，且比例合适
B. 喂哺简单，不易污染
C. 喂哺操作繁杂，易污染
D. 能增强婴儿免疫力
E. 能增进母婴情感交流

13. 秋季腹泻最常见的病原体是
A. 金黄色葡萄球菌
B. 大肠埃希菌
C. 耶尔森菌
D. 轮状病毒
E. 柯萨奇病毒

14. 引起慢性胃炎常见的细菌是
A. 沙门菌
B. 大肠埃希菌
C. 嗜盐杆菌
D. 空肠弯曲菌

E. 幽门螺杆菌

15. 甲状腺功能亢进症的主要原因是

A. 精神刺激

B. 细菌感染

C. 过度劳累

D. 自身免疫

E. 外部创伤

16. 在我国，肝硬化的主要病因是

A. 血吸虫病

B. 病毒性肝炎

C. 胆石症

D. 胆道蛔虫症

E. 胃溃疡

17. 心脏冲动的起源部位是

A. 房室结

B. 窦房结

C. 蒲氏纤维

D. 心室

E. 心房

18. 多器官功能障碍中，最常见的首发器官是

A. 脑

B. 肝

C. 肺

D. 肾

E. 心

19. 婴儿化脓性脑膜炎，脑膜刺激征出现较晚是因为

A. 脑膜炎症反应轻

B. 神经系统发育不完善

C. 机体反应差

D. 囟门未闭所起的缓冲作用

E. 颈部肌肉不发达

20. 肝、脾破裂出血引起的休克属于

A. 低血容量性休克

B. 创伤性休克

C. 感染性休克

D. 过敏性休克

E. 心源性休克

21. 以眩晕为主要症状的颈椎病属于

A. 复合型

B. 交感神经型

C. 脊髓型

D. 神经根型

E. 椎动脉型

22. 正常妊娠13周以后孕妇体重平均每周增加

A. 250g

B. 350g

C. 450g

D. 550g

E. 650g

23. 急性乳腺炎多发生于

A. 产后哺乳的经产妇

B. 产后哺乳的初产妇

C. 任何哺乳期的妇女

D. 青年产妇

E. 乳房较大的妇女

24. 小儿生长发育的顺序规律为

A. 由远到近

B. 由下到上

C. 由细到粗

D. 由低级到高级

E. 由复杂到简单

25. 为防止诱发疾病，系统性红斑狼疮病人应避免的是

A. 寒冷

B. 精神刺激

C. 过度疲劳

D. 阳光照射

E. 缺乏营养

26. 引起风湿性心脏瓣膜病的细菌是

A. 大肠埃希菌

B. A 族乙型溶血性链球菌

C. 肺炎链球菌

D. 葡萄球菌

E. 流感嗜血杆菌

27. 产后出血是指经阴道分娩者胎儿娩出后24小时内阴道出血量超过

A. 300ml

B. 400ml

C. 500ml

D. 600ml

E. 700ml

28. 乳房淋巴液输出的最主要途径是

A. 经肋间淋巴管→胸骨旁淋巴结

B. 经胸大肌外侧缘淋巴管→腋窝淋巴结

C. 经胸大、小肌间淋巴结→锁骨下淋巴结

D. 经皮下交通淋巴管→对侧

E. 经深部淋巴网→肝脏

29. 再生障碍性贫血属于

A. 红细胞疾病

B. 粒细胞疾病

C. 淋巴细胞和浆细胞疾病

D. 造血干细胞疾病

E. 出血性及血栓性疾病

30. 不符合心绞痛特点的是

A. 疼痛位于胸骨体中段或上段之后

B. 疼痛可伴有濒死感

C. 疼痛多数持续在 15 分钟以上

D. 休息可缓解疼痛

E. 常有诱发因素

31. 乳腺癌常发生于乳房的

A. 内下象限

B. 内上象限

C. 外下象限

D. 外上象限

E. 乳晕区

32. 正常小儿 20 颗乳牙出齐的时间为

A. 1 岁

B. 1 岁半

C. 2 岁半

D. 3 岁

E. 3 岁半

33. 小儿急性上呼吸道感染最常见的病原体是

A. 细菌

B. 真菌

C. 病毒

D. 支原体

E. 衣原体

34. 肉芽水肿创面换药时宜用

A. 生理盐水纱布湿敷

B. 油纱布覆盖

C. 双氧水纱布湿敷

D. 3%~5% 高渗盐水纱布湿敷

E. 酒精纱布湿敷

35. 心前区疼痛发生的机制是

A. 各种因素刺激支配心脏、主动脉或肋间神经的传入纤维

B. 各种因素刺激心肌细胞

C. 各种因素刺激引起迷走神经张力亢进

D. 各种因素刺激引起恐惧、焦虑加剧

E. 各种因素刺激胸膜壁层

36. 卵子从卵巢排出后，正常受精部位在

A. 输卵管峡部

B. 输卵管壶腹部

C. 输卵管伞部

D. 输卵管间质部

E. 子宫腔

37. 关于葡萄胎的说法，正确的是

A. 病因尚不清楚

B. 是一种恶性病变

C. 多为部分性葡萄胎

D. 常侵入肌层，发生远处转移

E. 病理特点为滋养细胞增生，间质内血管增生明显

38. 风湿性心脏瓣膜病并发心律失常，最常见的是

A. 室性期前收缩

B. 房性期前收缩

C. 心室颤动

D. 心房颤动

E. 房室传导阻滞

39. 占女性不孕因素中 1/3 的是

A. 排卵障碍

B. 输卵管因素

C. 子宫因素

D. 宫颈因素

E. 阴道因素

40. 引起慢性呼吸衰竭最常见的病因是

A. 肺血管病变

B. 支气管 – 肺疾病

C. 神经肌肉疾病

D. 气道阻塞性病变

E. 胸廓与胸膜病变

41. 破伤风病人在应用镇静药后集中采取护理措施的目的是

A. 提高工作效率

B. 增强治疗护理效果

C. 减少播散机会

D. 减少刺激引起的抽搐

E. 防止交叉感染

42. 急性阑尾炎早期上腹部及脐周疼痛是由于

A. 内脏神经反射

B. 胃肠功能紊乱

C. 躯体神经反射

D. 合并腹膜炎

E. 合并胃肠炎

43. 急性心力衰竭的病因<u>不包括</u>

A. 广泛性心肌梗死

B. 进食蛋白过多

C. 高血压急症

D. 严重心律失常

E. 输液过多过快

44. 低渗性脱水丢失的是

A. 水为主

B. 钠为主

C. 水与钠比例相当

D. 磷为主

E. 钙为主

45. 婴儿运动功能发育中，开始抬头的月龄是

A. 3 个月

B. 4 个月

C. 5 个月

D. 6 个月

E. 7 个月

46. 泌尿系梗阻的早期病理改变是

A. 肾积水

B. 梗阻以上的尿路扩张

C. 肾实质萎缩

D. 菌血症

E. 肾功能损害

47. 长期饮酒致肝硬化的机制是

A. 引起门静脉扩张

B. 直接损伤肝细胞

C. 减少蛋白吸收

D. 收缩肝内血管

E. 阻碍胆汁流动

48. 原发免疫性血小板减少症的发病机制不包括

A. 血小板计数减少

B. 血小板寿命缩短

C. 血小板相关免疫球蛋白增高

D. 形成血小板的巨核细胞减少

E. 白细胞计数减少

49. 急性链球菌感染后引发的肾小球肾炎主要的致病菌为

A. A 群 α 溶血性链球菌

B. B 群 α 溶血性链球菌

C. A 群 β 溶血性链球菌

D. B 群 β 溶血性链球菌

E. 草绿色链球菌

50. 急性胰腺炎常见的病因不包括

A. 胆石症

B. 大量饮酒

C. 急性脂肪肝

D. 暴饮暴食

E. 胆道蛔虫

51. 直腿抬高试验阳性时，患者下肢抬高的度数是

A. 60° 以内

B. 65° 以内

C. 70° 以内

D. 75° 以内

E. 80° 以内

52. 肝脏基本的结构功能单位是

A. 肝细胞

B. 肝小叶

C. 肝窦

D. 肝段

E. 肝叶

53. 嵌顿疝和绞窄疝的区别主要在于

A. 疝环大小

B. 疝内容物能否还纳

C. 疝内容物数量

D. 有无肠梗阻

E. 疝内容物有无缺血坏死

54. 孕妇血容量增加最高峰在

A. 孕 20~22 周

B. 孕 23~25 周

C. 孕 26~28 周

D. 孕 29~31 周

E. 孕 32~34 周

55. 颅内压增高时不会出现

A. 周围血管扩张

B. 脑血管扩张

C. 呼吸减慢

D. 心率减慢

E. 血压升高

56. 关于休克造成肺损伤的描述，错误的是

A. 毛细血管内皮损伤

B. 肺血管通透性增加

C. 肺泡过度膨胀

D. 氧弥散障碍

E. 通气 / 血流比例失调

57. 子宫肌瘤发生的相关因素是

A. 早婚早育，性生活紊乱

B. 高血压，糖尿病，肥胖

C. 体内雌激素水平过高

D. 饮食因素

E. 环境因素

58. 原发性肝癌的常见并发症不包括

A. 肝性脑病

B. 癌旁综合征

C. 消化道出血

D. 急性胰腺炎

E. 感染

59. 中暑发生的原因不包括

A. 环境温度超过 35℃

B. 湿度小于 60%

C. 通风不良

D. 强辐射热

E. 大量出汗

60. 产褥期变化最大的器官是

A. 乳房

B. 外阴

C. 阴道

D. 子宫

E. 输卵管

61. 原发性肾病综合征的主要病因是

A. 遗传因素

B. 过敏因素

C. 免疫因素

D. 理化因素

E. 感染因素

62. 肾结核的原发病灶一般发生在

A. 肾脏

B. 输尿管

C. 膀胱

D. 尿道

E. 肺脏

63. 医院获得性肺炎最常见的病原体是

A. 支原体

B. 肺炎球菌

C. 铜绿假单胞菌

D. 葡萄球菌

E. 流感病毒

64. 颅内压增高的重要客观体征是

A. 头痛

B. 呕吐

C. 视乳头水肿

D. 口渴

E. 尿频

65. 镜下血尿指 1L 尿液红细胞计数超过

A. 5 万

B. 10 万

C. 15 万

D. 20 万

E. 25 万

66. 类风湿关节炎引起自身免疫反应的因子是

A. 自身抗体 IgM

B. 外源性抗体

C. 自身抗体 IgA

D. 胶原蛋白

E. Ⅱ型胶原抗体

67. 小脑幕切迹疝时的瞳孔变化是

A. 逐渐散大

B. 逐渐缩小

C. 先缩小后散大

D. 先散大后缩小

E. 无明显变化

68. 不属于肿瘤的是

A. 粉瘤

B. 黑色素瘤

C. 血管瘤

D. 脂肪瘤

E. 纤维瘤

69. 与肝硬化患者出现持续性白细胞减少关系最大的是

A. 脾功能亢进

B. 营养吸收障碍

C. 上消化道出血

D. 肝肾综合征

E. 血小板减少

70. 肝癌病理大体形态分型最常见的是

A. 肝细胞型

B. 块状型

C. 结节型

D. 弥散型

E. 小癌型

71. 窦性心动过缓不发生于

A. 病态窦房结综合征者

B. 甲状腺功能亢进症者

C. 运动员

D. 洋地黄中毒者

E. 甲状腺功能减退症者

72. 全身麻醉的临床表现不包括

A. 意识丧失

B. 运动障碍

C. 痛觉消失

D. 反射活动减弱

E. 肌肉松弛

73. 两侧胸廓呼吸运动减弱见于

A. 肺气肿

B. 肺不张

C. 肺炎

D. 胸膜粘连

E. 气胸

74. 患者，男，29 岁。1 年来排尿次数增多，伴尿急、尿痛，夜间有低热、盗汗。尿检查：酸性尿，镜下见大量红细胞及白细胞，尿抗酸杆菌阳性。该致病菌是

A. 大肠埃希菌

B. 破伤风杆菌

C. 真菌

D. 结核杆菌

E. 铜绿假单胞菌

75. 4 个月婴儿，母乳喂养，来儿保门诊咨询，家长述说婴儿除喂奶外，已加喂鱼肝油、菜水及米面糊，现应指导家长再添加的辅食为

A. 面条

B. 蛋黄

C. 碎肉

D. 饼干

E. 馒头

76. 患者，女，32 岁。妊娠 33 周，突然有较多液体自阴道流出，胎心 70~80 次 / 分，阴道检查有条索状物脱出宫颈 2cm。其胎心异常的最可能原

因为

A.胎头受压

B.脐带打结

C.脐带脱垂

D.脐带先露

E.脐绕颈

77.患儿，男，2岁。人工喂养，4天前咳嗽、发热、腹泻，体检：体温38.6℃，中度脱水，患儿在补液中突发抽搐，持续约1分钟。抽搐最可能的原因是

A.高热惊厥

B.急性心衰

C.低钙血症

D.低钠血症

E.中毒性脑病

78.患者，女，28岁。近日感外阴痒、阴道分泌物增多就诊，妇科检查：白带呈豆腐渣样，阴道黏膜红肿并附有白膜，考虑感染的病原体是

A.支原体

B.苍白螺旋体

C.假丝酵母菌

D.阴道毛滴虫

E.淋病奈瑟菌

79.初孕妇，妊娠28周。近日自感头晕、头痛，产检时发现血压158/110mmHg，尿蛋白（++），水肿（++），诊断为子痫前期重度，该病基本的病理变化是

A.水肿

B.蛋白尿

C.高血压

D.全身小动脉痉挛

E.宫腔内张力过高

80.患儿，1岁半。发热、流涕3天，今日外耳道流出少量脓性分泌物，考虑为中耳炎。其易患中耳炎的原因是

A.后鼻道狭窄

B.鼻腔相对较小

C.鼻窦口相对较大

D.咽鼓管宽、短、直

E.喉部较长，呈漏斗状

81.已婚女性，月经规律，月经周期第26天取子宫内膜检查所见：腺体缩小，内膜水肿消失，螺旋小动脉痉挛性收缩，有坏死，内膜下血肿。该内膜为月经的

A.月经期

B.增生期

C.分泌早期

D.分泌期

E.月经前期

82.患者，男，50岁。夜间上腹烧灼痛发作2月余，进食或服阿托品后迅速缓解，诊断为十二指肠溃疡，进食后疼痛缓解的机制是

A.交感神经兴奋

B.胃酸被中和

C.胃酸增多

D.平滑肌松弛

E.迷走神经张力增加

83.患者，男，20岁。车祸受伤，呼之不应，胸廓无起伏，颈动脉无搏动。心肺复苏成功后，更重要的是恢复

A.中枢神经系统

B.呼吸功能

C.循环功能

D.代谢功能

E.运动功能

84.患者，男，春游回家后出现胸闷、气促，诊断为支气管哮喘，其发病的原因最可能的是

A.感染

B.剧烈运动

C.精神因素

D.气候变化

E.过敏原吸入

85.某孕妇，34岁。孕29周，G1P0，"胎动感觉不清"1周入院。经人工破膜及催产素点滴娩出一死婴，即开始出现大量阴道出血，经人工剥离胎盘及使用缩宫素后仍无效果，出血不止，无凝血块。其出血原因可能是

A.软产道损伤

B.胎盘残留

C.产后宫缩乏力

D.子宫腔内感染

E.凝血功能障碍

86.患者，男，45岁。从事仓库保管员20年，双下肢内侧静脉隆起、迂曲、呈团块状。足靴区色素沉着，诊断为原发性静脉曲张。其病因不包括

A.长时间站立

B.静脉壁薄弱

C.从事负重工作

D.工作环境寒冷

E.静脉瓣膜发育不良

87.患者，男，30岁。胸部损伤，多根肋骨多处骨折，出现反常呼吸，是因为

A.疼痛

B.胸壁软化

C.肋间神经损伤

D.气胸

E. 血胸

88. 患者，女，44岁，胆结石患者。进餐后1小时突发恶心、呕吐，腹痛、抽搐，腹痛位于上腹正中，为持续性刀割样，阵发性加剧，向腰背部呈带状放射，弯腰抱膝可使疼痛减轻。查血淀粉酶680U/L，患者抽搐的原因可能是

A. 低血糖

B. 低血钙

C. 高血糖

D. 高血钾

E. 低血氯

89. 某医院准备设置一综合性ICU，目前已配备了多功能监护仪、心电图机、呼吸机、除颤器及急救用具，还需要配制的基本监测治疗设备有

A. 血气分析仪

B. B超机

C. CT机

D. MRI机

E. 麻醉机

90. 患者，男，64岁。身高171cm，体重90kg。近1月来头晕、心悸、眼花、失眠，查血压150/100mmHg，血脂增高，葡萄糖耐量异常，患者血压升高的机制最可能是

A. 肾素－血管紧张素－醛固酮系统失调

B. 高级神经中枢功能失调

C. 细胞膜离子转运异常

D. 肾性水钠潴留

E. 胰岛素抵抗

二、以下提供若干组考题，每组考题共同使用在考题前列出的A、B、C、D、E五个备选答案。请从中选择一个与考题关系最密切的答案，并在答题卡上将相应题号的相应字母所属的方框涂黑。每个备选答案可能被选择一次、多次或不被选择。

（90~91题共用备选答案）

A. 合适的温、湿度

B. 尽早输液、输血

C. 合理喂养

D. 注意保暖

E. 预防感染

91. 早产儿的护理措施中不正确的是

92. 足月儿的护理措施中不正确的是

（93~94题共用备选答案）

A. 健侧肺受压

B. 小肺泡破裂

C. 伤侧肺萎缩

D. 纵隔扑动

E. 胸腔内压高于大气压

93. 开放性气胸的特殊病理变化是

94. 张力性气胸的特殊病理变化是

（95~96题共用备选答案）

A. 肠系膜血栓

B. 异物堵塞肠腔

C. 急性弥漫性腹膜炎

D. 肠道功能紊乱

E. 水、电解质紊乱

95. 机械性肠梗阻属于

96. 麻痹性肠梗阻属于

（97~98题共用备选答案）

A. 游离移植

B. 带蒂移植

C. 吻合移植

D. 输注移植

E. 器官移植

97. 骨髓移植属于

98. 烧伤病人皮片移植属于

（99~100题共用备选答案）

A. 子宫肌瘤

B. 子宫颈癌

C. 子宫内膜癌

D. 卵巢恶性肿瘤

E. 子宫内膜异位症

99. 患病年龄分布呈双峰状的肿瘤是

100. 可发生于任何年龄，死亡率为妇科恶性肿瘤之首的是

相关专业知识

一、以下每一道考题下面有 A、B、C、D、E 五个备选答案。请从中选择一个最佳答案，并在答题卡上将相应题号的相应字母所属的方框涂黑。

1. 有关羊水栓塞的处理，错误的是
A. 纠正呼吸循环衰竭
B. 抗过敏
C. 抗生素预防感染
D. 防治凝血功能障碍
E. 等待自然分娩

2. 肝炎病人眼结膜黄染的原因是
A. 血中胆固醇增高
B. 血中二氧化碳增高
C. 血中氧含量增高
D. 血中胆红素增高
E. 红细胞破坏增多

3. 孕妇羊水生化测定，反映胎儿肺成熟度的指标是
A. 肌酐测定
B. 胆红素测定
C. 乳酸脱氢酶测定
D. 卵磷脂与鞘磷脂的比值
E. 尿素氮测定

4. 清创术的最好时机是伤后
A. 6~8 小时内
B. 8~10 小时内
C. 10~12 小时内
D. 24 小时内
E. 48 小时内

5. 用于胆道疾病检查的首选方法是
A. B 超
B. CT
C. MRI（磁共振）
D. PTC（经皮肝穿刺胆管造影）
E. ERCP（逆行胆胰管造影）

6. 粪便镜检大量脓细胞提示
A. 细菌性痢疾
B. 肠胃炎
C. 溃疡病
D. 胰腺炎
E. 肠炎

7. 下列关于肿瘤化疗的叙述，错误的是
A. 可大剂量冲击疗法
B. 可中剂量冲击疗法

C. 可小剂量冲击疗法
D. 多疗程治疗
E. 避免联合用药

8. 血清总胆固醇增高见于
A. 肺心病
B. 风心病
C. 冠心病
D. 心肌炎
E. 心包炎

9. 维生素 D 缺乏性手足搐搦症发作时急救处理首选的是
A. 葡萄糖酸钙静脉滴注
B. 甘露醇快递静脉滴注
C. 维生素 D_3 肌内注射
D. 高浓度氧面罩吸入
E. 地西泮肌内注射

10. 对小儿肺炎诊断最有意义的检查是
A. 血常规
B. 胸部 X 线
C. 痰细菌培养
D. 咽拭子涂片
E. 纤维支气管镜

11. 诊断肺结核的方法中最可靠的是
A. 胃液分析
B. 胸部 X 线片
C. 结核菌素试验
D. 红细胞沉降率检查
E. 痰结核菌检查

12. 新生儿颅内出血控制惊厥首选药物为
A. 苯巴比妥
B. 水合氯醛
C. 苯妥英钠
D. 地西泮
E. 氯丙嗪

13. 对肾病综合征有确诊价值的尿液检查结果是
A. 脓尿
B. 肉眼血尿
C. 管型尿
D. 24h 尿蛋白定量 > 3.5g
E. 镜下血尿

14. 对诊断再生障碍性贫血有价值的检查结果是
A. 全血细胞减少
B. 骨髓增生活跃
C. 网织红细胞增多

D.肝、脾、淋巴结肿大

E.出现小细胞低色素性贫血

15.低血容量性休克患者首选补充

A.等渗盐水

B.全血

C.血浆

D.红细胞

E.碱性液

16.吸入性麻醉病人的护理，应特别警惕发生

A.肺膨胀不全

B.肺气肿

C.胸膜渗出

D.支气管扩张

E.咯血

17.Ⅱ度烧伤诊断的主要依据是

A.烧伤的体表范围

B.烧伤表面的外观

C.感觉和运动丧失的程度

D.皮肤损伤的深度

E.烧伤的原因

18.关于器官移植保存方法的描述，不正确的是

A.常温下不超过30分钟

B.快速低温灌注

C.无菌保存

D.输注液5℃

E.塑料袋密封保存

19.新生儿缺氧缺血性脑病脑水肿严重时应选用

A.25%葡萄糖

B.10%氯化钠

C.呋塞米

D.地塞米松

E.20%甘露醇

20.难免流产一旦确诊，应采取的正确措施是

A.卧床休息、减少刺激

B.应用危害小的镇静剂

C.清除宫腔内残留组织

D.促使胚胎及胎盘组织完全排出

E.及时进行凝血功能检查

21.脊髓半切征指

A.损伤平面以下同侧肢体的运动和深感觉丧失，对侧肢体的痛觉和温度觉丧失

B.损伤平面以下同侧肢体的痛觉和温度觉丧失，对侧肢体的运动和深感觉丧失

C.损伤平面以下的感觉、运动及反射功能部分丧失

D.会阴皮肤鞍状感觉消失，括约肌功能及性功能障碍

E.损伤平面以下的感觉、运动及反射功能完全丧失

22.对阻塞性肺气肿的诊断，最有价值的是

A.肺活量低于正常

B.潮气量低于正常

C.PaO_2下降

D.$PaCO_2$升高

E.残气量占肺总量百分比增加

23.轻度高渗性脱水最早出现的症状是

A.口渴

B.皮肤弹性降低

C.高热

D.惊厥

E.昏迷

24.硬膜外阻滞麻醉最危险的并发症是

A.全脊髓麻醉

B.脊神经根损伤

C.硬膜外血肿

D.硬膜外感染

E.硬膜外导管折断

25.治疗营养性缺铁性贫血，铁剂服用的时间是

A.血红蛋白正常后停药

B.血红蛋白正常2周后停药

C.血红蛋白正常1个月停药

D.血红蛋白正常2个月停药

E.血红蛋白正常3个月停药

26.应用β₂受体激动剂控制哮喘发作时，首选的给药方法是

A.口服法

B.静滴法

C.吸入法

D.肌注法

E.舌下含化法

27.测定基础代谢率前应禁食的时间为

A.4h

B.6h

C.8h

D.10h

E.12h

28.关于协调性子宫收缩乏力，正确的是

A.子宫收缩有正常节律性、极性及对称性，仅收缩力弱

B.产妇自觉持续性腹痛，无间歇

C.容易发生胎儿宫内窘迫

D.不宜静脉滴注催产素

E.潜伏期宜使用哌替啶（杜冷丁）

29.胎盘早剥的治疗原则是

A.保胎至足月

B.催产素点滴引产

C. 及时终止妊娠

D. 评估胎儿决定分娩方式

E. 期待疗法

30. 早期肺癌首选的治疗是

A. 放疗

B. 化疗

C. 对症治疗

D. 手术治疗

E. 中医中药治疗

31. 国际上通用的肿瘤"TNM"分期法，其中"N"表示

A. 原发肿瘤

B. 骨转移

C. 肝转移

D. 肺转移

E. 区域淋巴结转移

32. 原发性肝癌最有效的治疗方法是

A. TACD

B. 免疫治疗

C. 放射性治疗

D. 冰冻治疗

E. 手术治疗

33. 下列符合Ⅱ呼吸衰竭的是

A. $PaO_2 > 60mmHg$，$PaCO_2 > 50mmHg$

B. $PaO_2 > 60mmHg$，$PaCO_2 < 50mmHg$

C. $PaO_2 < 60mmHg$，$PaCO_2 < 50mmHg$

D. $PaO_2 < 60mmHg$，$PaCO_2 > 50mmHg$

E. $PaO_2=60mmHg$，$PaCO_2=50mmHg$

34. 肺癌早期诊断简单有效的检查方法是

A. X 线检查

B. 痰脱落细胞学检查

C. 纤维支气管镜检查

D. 淋巴结活组织检查

E. CT 检查

35. 人类维生素 D 的主要来源为

A. 蛋黄中的维生素 D

B. 牛奶中的维生素 D

C. 动物肝脏中的维生素 D

D. 植物食品中的维生素 D

E. 皮肤中的 7- 脱氢胆固醇

36. 类风湿关节炎急性期时，下列采用的措施中不妥的是

A. 给予止痛消炎药

B. 注意活动四肢

C. 关节功能位

D. 按摩

E. 听音乐放松情绪

37. 急性呼吸窘迫综合征（ARDS）患者早期的

X 线表现是

A. 肺纹理增多

B. 肺内网状阴影

C. 肺内斑点状阴影

D. 肺内斑片状阴影

E. 双肺大片致密阴影

38. 应立即收治 ICU 的是

A. 肾挫伤患者

B. 冠心病患者

C. 呼吸衰竭患者

D. 轻度脱水患者

E. 阑尾切除术后患者

39. 病毒性心肌炎病人急性期最重要的治疗是

A. 补充营养

B. 绝对卧床休息

C. 静滴大剂量维生素 C

D. 静滴复方丹参注射液

E. 抗心律失常治疗

40. 患者，女，30 岁。已婚，宫内节育器避孕 2 年，现停经 48 天，尿妊娠试验（＋），少量阴道出血 3 天，突然右下腹部剧烈撕裂样疼痛。检查：血压 11/5.3kPa(80/40mmHg)，右下腹压痛，反跳痛明显。妇科检查：后穹窿饱满，宫颈举痛（＋），双附件触诊不满意，最可能的诊断是

A. 急性阑尾炎

B. 黄体破裂

C. 先兆流产

D. 输卵管妊娠破裂

E. 卵巢囊肿蒂扭转

41. 甲状腺大部切除术后，引起手足抽搐是因为损伤

A. 甲状旁腺

B. 单侧喉返神经

C. 喉上神经外侧支

D. 双侧喉返神经

E. 喉上神经内侧支

42. 对心室颤动病人进行心肺复苏的首选药物是

A. 碳酸氢钠

B. 阿托品

C. 利多卡因

D. 异丙肾上腺素

E. 氯化钙

43. 原发免疫性血小板减少症的首选治疗是

A. 脾切除

B. 输血小板

C. 大剂量免疫球蛋白

D. 糖皮质激素

E. 免疫抑制剂

44.乳癌引起局部皮肤"橘皮样"变，是因为癌细胞侵犯

A.血管

B.淋巴管

C.乳腺导管

D. Cooper 韧带

E.乳腺小叶

45.治疗充血性心力衰竭药物中，具有改善心肌收缩功能的药物是

A.速尿

B.地西泮

C.地高辛

D.硝普钠

E.卡托普利

46.痰液放置后分三层见于

A.细菌性肺炎

B.慢性支气管炎

C.支气管扩张

D.浸润型肺结核

E.支气管肺癌

47.胆道蛔虫症引起腹部剧痛时，蛔虫常在

A.十二指肠

B.胰腺管

C.胆总管内

D.胆囊内

E.胆囊管内

48.急性心肌梗死病人特有的心肌酶变化是

A.磷酸肌酸激酶

B.丙氨酸氨基转移酶

C.乳酸脱氢酶

D.转肽酶

E.胆碱酯酶

49.内囊病变引起的瘫痪表现为

A.单瘫

B.偏瘫

C.截瘫

D.四肢瘫

E.交叉瘫

50.输卵管妊娠辅助检查，最简单常用的是

A.腹腔镜

B.宫腔镜

C.B超

D. CT

E. X 线

51.颅内压增高的病因不包括

A.高碳酸血症

B.颅内血肿

C.颅中窝骨折

D.凹陷性骨折

E.颅内肿瘤

52.治疗急性肺水肿不恰当的是

A.取坐位，两腿下垂

B.口服地高辛

C.高流量吸氧

D.静滴氨茶碱

E.皮下注射吗啡

53.婴幼儿心脏按压的频率至少为

A. 60 次 / 分

B. 80 次 / 分

C. 100 次 / 分

D. 120 次 / 分

E. 150 次 / 分

54.白蛋白 / 球蛋白（A/G）比值低于 1 时，即 A/G 比值倒置，最常见于

A.肾病综合征

B.严重出血

C.慢性消耗性疾病

D.营养不良

E.肝硬化

55.属于烷化类的抗肿瘤药物是

A. 5-氟尿嘧啶

B.环磷酰胺

C.甲氨蝶呤

D.长春新碱

E.自力霉素

56.新生儿胎粪吸入性肺炎 X 线显示

A.两肺大片状阴影

B.肺门哑铃状阴影

C.两肺密布钙化点

D.两肺肺气肿

E.两肺肺不张

57.营养疗法的适应证不包括

A.短肠综合征

B.急性胰腺炎

C.多器官功能衰竭

D.大面积烧伤

E.重度休克

58.怀疑患者为壶腹部癌时，下列哪项检查对明确诊断最有针对性

A.血、尿淀粉酶

B.肝功生化

C. ERCP

D. B 超

E. CT

59.强心苷类治疗小儿心力衰竭时须立即停药的指征是

A. 心率少于 80 次 / 分

B. 心率超过 140 次 / 分

C. 心电图显示 T 波倒置

D. 心电图显示 S-T 段下移

E. 心电图显示室性期前收缩

60. 早期确定营养不良的重要检查是

A. 生长激素水平测定

B. 血清球蛋白浓度测定

C. 血清胆固醇浓度测定

D. 血清胆碱酯酶活性测定

E. 胰岛素样生长因子水平测定

61. 患者，女，32 岁。糖尿病 11 年，呼吸深大而快，且有烂苹果味。化验：尿糖（+++），尿酮（+），血糖 12.6mmol/L（226.8mg/dl），血酮增高，初步诊断为

A. 右心衰竭

B. 慢性肾功能衰竭

C. 酮症酸中毒

D. 周围神经病变

E. 植物神经病变

62. 患儿，3 个月。腹泻 2 日，呈黄绿色稀便，有奶瓣和泡沫，为纠正轻度脱水，应选择

A. 少量多次饮温开水

B. 少量多次给予糖水

C. 静脉补充林格液

D. 少量多次喂服 ORS 液

E. 静脉补充 10% 葡萄糖溶液

63. 患者，女，经产妇，39 岁。1 年来月经量增多，经期持续 4~14 天。检查：子宫如孕 3 个月大小，凹凸不平，双附件无异常，血红蛋白 90g/L，诊断为子宫肌瘤，恰当的处理为

A. 随访观察

B. 手术治疗

C. 放射治疗

D. 中药治疗

E. 激素治疗

64. 患者，男，28 岁。因突发腹痛、持续加重来院就诊。查体：上腹部腹膜刺激征明显，腹部立位 X 线平片可见膈下游离气体，初步诊断为

A. 急性胰腺炎

B. 胆石症

C. 胃穿孔

D. 肠梗阻

E. 阑尾炎穿孔

65. 初产妇，剖宫产后第六天顺利出院，护士交代其产后复查的时间是

A. 产后 2 周

B. 产后 3 周

C. 产后 4 周

D. 产后 5 周

E. 产后 6 周

66. 患者，女，停经 9 周，少量阴道流血 3 天，无腹痛，子宫符合孕月，宫口未开，B 超检查：宫内妊娠，可见胎心搏动，入院后主要的治疗原则是

A. 保胎治疗

B. 尽快清宫

C. 止血补血

D. 间断吸氧

E. 预防感染

67. 患者，女，65 岁。阴道分泌物增多伴出血 3 个月，经宫颈病理等检查临床诊断为宫颈鳞状细胞癌 I a 期，应行

A. 全身化学治疗

B. 手术治疗

C. 宫颈物理治疗

D. 宫颈局部用药

E. 肿瘤细胞减灭术

68. 双胎妊娠在分娩期，第一个胎儿娩出后，由于子宫突然缩小，容易发生

A. 前置胎盘

B. 胎盘早剥

C. 胎膜早破

D. 胎儿畸形

E. 产程缩短

69. 患者，男，34 岁。腰麻下行阑尾切除术，术后发生尿潴留，其主要原因是

A. 手术部位疼痛

B. 不习惯病室排尿

C. 不习惯卧床排尿

D. 精神紧张

E. 麻醉反应

70. 患者，男，50 岁。在田间劳动时不慎敌百虫（美曲膦酯）农药中毒，立即被送急诊。抢救时禁用的措施为

A. 清水洗胃

B. 2% 碳酸氢钠洗胃

C. 1：5000 高锰酸钾洗胃

D. 1% 盐水洗胃

E. 硫酸钠导泻

71. 患者，男，35 岁。头晕乏力、发热，皮肤出血点半个月。体检：贫血貌，心肺无异常，胸骨压痛，肝肋下 1cm，脾肋下 5cm。血常规：血红蛋白 70g/L，白细胞 20×10^9/L，血小板 20×10^9/L，首先考虑的诊断是

A. 血小板减少性紫癜

B. 再生障碍性贫血

C. 急性白血病

D. 巨幼细胞性贫血

E. 溶血性贫血

72. 患者，女，21 岁。有发热、多处关节炎、面部有蝶形红斑，诊断为系统性红斑狼疮。特异性高的检查结果是

A. 红细胞花环形成

B. 类风湿因子（+）

C. 抗核抗体（+）

D. 抗 Sm 抗体（+）

E. 血沉快

73. 患者，女，36 岁。患慢性肾炎，有眼睑水肿、血压高、大量蛋白尿，但肾功能正常，应采用

A. 低盐饮食

B. 高磷饮食

C. 高蛋白饮食

D. 高脂饮食

E. 不限制饮食

74. 患者，男，25 岁。慢性肾炎病史 7 年，近日来恶心、呕吐、气喘，血压 175/100mmHg，颈静脉怒张，双肺底闻及湿啰音，血尿素氮 30mmol/L，血肌酐 752μmol/L，血钾 7.2 mmol/L，最宜采用

A. 5% 碳酸氢钠静滴

B. 葡萄糖酸钙静推

C. 血液透析

D. 硝普钠静滴

E. 50% 葡萄糖静滴

75. 患者，女，30 岁。经常出现劳力性呼吸困难、晕厥等症状，体检：胸骨右缘第 2 肋间可闻及响亮、粗糙收缩期吹风样杂音。为明确诊断，最有价值的检查是

A. CT 检查

B. X 线检查

C. 心电图检查

D. 心肌酶学检查

E. 超声心动图检查

76. 患者，女，20 岁。头部外伤后 2 天。患者受伤时立即昏迷，20 分钟后清醒，头痛、呕吐 2 次。半小时后又出现昏迷，检查右侧瞳孔散大，对光反射消失，左侧肢体瘫痪。目前最根本的处理是

A. 应用脱水剂

B. 应用利尿剂

C. 紧急手术治疗

D. 冬眠低温治疗

E. 应用糖皮质激素

77. 患者，男，28 岁。反复出现右季肋部胀痛，并伴寒战、高热，为明确诊断首选的检查是

A. CT

B. B 超

C. 血、尿淀粉酶

D. 白细胞计数

E. 胃酸游离度

78. 初产妇，25 岁。妊娠 39 周。阴道流液 1 小时入院。产检：无宫缩，胎心 170 次 / 分，宫口未开，肩先露。羊水 Ⅱ 度污染，进一步的处理是

A. 自然分娩

B. 预防感染

C. 产钳助产

D. 立即剖宫产

E. 静点缩宫素引产

79. 患者，女，清晨未起床时测得血压 125/80mmHg，脉搏 88 次 / 分，其基础代谢率为

A. 14%

B. 16%

C. 20%

D. 21%

E. 22%

80. 患者，男，67 岁。尿频及排尿困难 5 年余，无心肺疾病，BP 160/100mmHg，诊断为良性前列腺增生，残余尿量 200ml，合适的治疗方法是

A. α 受体阻滞剂

B. 经尿道高温治疗

C. 体外高强度聚焦超声

D. 经尿道前列腺电切术

E. 开放式前列腺切除术

二、答题说明：以下提供若干个案例，每个案例下设若干道考题，请根据所提供的信息，在每一道考题下面的 A、B、C、D、E 五个备选答案中选择一个最佳答案，并在答题卡上将相应题号的相应字母所属的方框涂黑。

（81~82 题共用题干）

患者，男，50 岁。进行性吞咽困难 3 个月，现能进流质饮食，检查：锁骨上未触及肿大淋巴结。

81. 最先考虑的诊断是

A. 食管炎

B. 食管癌

C. 食管平滑肌肿瘤

D. 食管静脉曲张

E. 贲门失弛缓症

82. 首先应选择的检查是

A. 食管镜

B. 胸部及纵隔 CT

C. 食管 X 线钡餐透视

D. 胸部 X 线摄片检查

E.腹部超声波和肝功检查

（83~85题共用题干）

患者，男，42岁。左季肋部撞伤8小时，血压9.1/6kPa（68/45mmHg），脉搏120次/分，左侧腹部明显压痛，腹部紧张不明显，腹部移动性浊音阳性。

83.为明确诊断，最有意义的检查是

A.腹部平片

B.尿常规

C.腹腔穿刺

D.血生化检查

E.超声波检查

84.最可能的检查结果是

A.腹部轻度反跳痛

B.血尿

C.腹腔内有少量液体

D.血清淀粉酶明显增高

E.腹腔穿刺抽出不凝固血液

85.采取的主要措施是

A.严密观察

B.输血输液

C.快速输血补液，同时紧急手术

D.应用升压药物

E.应用抗生素

（86~87题共用题干）

患者，男，58岁。进行性贫血，消瘦，乏力半年，有时右腹有隐痛，无腹泻。查体：贫血貌，右中腹可触及肿块，肠鸣音活跃。疑为结肠癌。

86.采集病史时，要重点询问

A.有无恶心、呕吐

B.排便情况

C.既往史

D.家族史

E.腹痛情况

87.为明确诊断，应进行的检查是

A.纤维结肠镜检查

B.MRI检查

C.CT检查

D.B超检查

E.X线钡餐灌肠检查

（88~90题共用题干）

患儿，男，9个月。人工喂养，面色苍白1个月。肝脏增大，血红细胞大小不等，以小为主，中心淡染区扩大，白细胞及血小板正常。

88.最可能的疾病为

A.营养性缺铁性贫血

B.营养性巨幼细胞性贫血

C.再生障碍性贫血

D.生理性贫血

E.地中海贫血

89.应给予的最佳治疗是

A.注射铁剂

B.口服二价铁

C.口服叶酸

D.注射维生素B$_{12}$

E.输全血

90.该患儿的护理措施中不正确的是

A.及时添加绿叶蔬菜

B.及时添加动物肝脏及蛋黄

C.铁剂和牛奶、钙片同服

D.肌内注射铁剂时部位要深

E.铁剂要在两餐间服用

三、以下提供若干组考题，每组考题共同使用在考题前列出的A、B、C、D、E五个备选答案。请从中选择一个与考题关系最密切的答案，并在答题卡上将相应题号的相应字母所属的方框涂黑。每个备选答案可能被选择一次、多次或不被选择。

（91~92题共用备选答案）

A.血胆红素测定

B.胃液震荡试验

C.血常规检查

D.肝功能检查

E.血液培养

91.诊断新生儿败血症最有意义的检查是

92.诊断新生儿肺透膜病较有意义的检查是

（93~94题共用备选答案）

A.X线摄片

B.MRI检查

C.临床检查

D.CT检查

E.B超

93.颅盖线形骨折的诊断主要依靠

94.颅底线形骨折的诊断主要依靠

（95~96题共用备选答案）

A.硫酸镁

B.谷氨酸钠

C.谷氨酸钾

D.左旋多巴

E.γ-氨酪酸

95.肝昏迷伴脑水肿时**禁用**的药物是

96.肝昏迷伴肾衰竭时**禁用**的药物是

（97~98题共用备选答案）

A.脑电图

B.CT 和 MRI

C.B 超

D.脑脊液检查

E.免疫学检查

97.为明确癫痫诊断应做的检查是

98.为明确癫痫病因应做的检查是

（99~100题共用备选答案）

A.给予镇静剂

B.行剖宫产术

C.立即人工破膜

D.静脉滴注缩宫素

E.等待产程自然进展

99.不协调性宫缩乏力的首要处理措施是

100.明显头盆不称的处理措施为

专业知识

一、以下每一道题下面有 A、B、C、D、E 五个备选答案，请从中选择一个最佳答案，并在答题卡上将相应字母所属的方框涂黑。

1. 法洛四联症的病理畸形不包括

A. 肺动脉狭窄

B. 主动脉骑跨

C. 房间隔缺损

D. 室间隔缺损

E. 右心室肥厚

2. 患者，男性，36 岁，肛周溢液、流脓 1 周，伴有肛周瘙痒，检查诊断为高位肛瘘，其最佳的治疗方法是

A. 瘘管切开术

B. 切开引流

C. 挂线疗法

D. 瘘管切除术

E. 温水坐浴

3. 某孕妇，妊娠 35 周，胎膜早破入院，检查先露未入盆，护理措施中错误的是

A. 嘱绝对卧床休息

B. 取头高脚低位

C. 观察阴道流液情况

D. 指导孕妇自测胎动

E. 禁止清洁灌肠

4. 疑有乳管内乳头状瘤者，首选的检查是

A. 钼靶 X 线

B. 乳腺导管造影

C. 近红外线扫描

D. 乳头溢液涂片

E. B 型超声波

5. 结肠癌最早出现的症状是

A. 腹痛

B. 腹部肿块

C. 肠梗阻症状

D. 排便习惯及排便性状改变

E. 全身症状恶病质

6. 闭式胸腹膜腔引流时，引流管不慎脱出，护士首先应

A. 报告医生

B. 给病人吸痰

C. 嘱病人暂停呼吸

D. 把脱出的引流管重新插入

E. 用手捏紧引流口周围的皮肤

7. 水肿型胰腺炎与出血坏死型胰腺炎的主要鉴别点是

A. 发热

B. 休克

C. 剧烈腹痛，腹部体征

D. 恶心、呕吐

E. 电解质紊乱

8. 幽门梗阻患者术前 3 天洗胃应使用

A. 高渗盐水

B. 等渗盐水

C. 温开水

D. 5% 葡萄糖溶液

E. 5% 碳酸氢钠

9. 患者，男性，30 岁，右脚被图钉扎伤后 1 周出现破伤风，治疗的重要环节是

A. 应用抗生素

B. 注射 TAT

C. 注射破伤风人体免疫球蛋白

D. 将伤口敞开，用 3% 过氧化氢溶液冲洗

E. 镇静解痉

10. 瘢痕性幽门梗阻最突出的临床表现是

A. 上腹部胀痛

B. 大量呕吐宿食

C. 上腹部膨胀

D. 营养不良

E. 便秘

11. 气胸患者闭式胸腔引流装置错误的是

A. 锁骨中线第 2 肋间插管

B. 长玻璃管口在水面下 3cm

C. 短玻璃管与大气相通

D. 整个装置均需密闭

E. 水封瓶距离引流口 30cm

12. 外阴、阴道创伤的处理原则

A. 消肿、止血、导尿

B. 保持外阴部的清洁

C. 止痛、止血、抗休克和抗感染

D. 观察生命体征

E. 做好家属工作

13. 有关弥散性血管内凝血的说法，错误的是

A. 弥散性血管内凝血可由多种因素引起

B. 早期病人血液呈高凝状态

C. 主要表现为出血

D. 晚期病人血浆鱼精蛋白副凝试验阴性

E. 抗凝治疗应尽早实施

14. 放射性 ^{131}I 治疗甲亢最主要的并发症是

A. 甲状腺癌变

B. 诱发甲亢危象

C. 粒细胞减少

D. 突眼恶化

E. 永久性甲状腺功能减退

15. 糖尿病最严重而突出的并发症是

A. 心血管病变

B. 肾脏病变

C. 神经病变

D. 眼部病变

E. 糖尿病足

16. 急性肾功能衰竭少尿期出现的电解质、酸碱平衡紊乱<u>不包括</u>

A. 低钾

B. 低钠

C. 高磷

D. 代酸

E. 低钙

17. 我国胰腺炎最常见的病因是

A. 细菌感染

B. 酗酒

C. 胆道结石

D. Oddi 括约肌痉挛

E. 暴饮暴食

18. 患者，女性，54 岁，胆源性胰腺炎发作数次，对预防其胰腺炎再次发作最有效的措施是

A. 注意饮食卫生

B. 服用抗生素

C. 经常服用消化酶

D. 治疗胆道疾病

E. 控制血糖

19. 呼吸衰竭患者，气管插管后护理要特别强调

A. 持续吸氧

B. 观察患者呼吸频率

C. 及时吸痰，一般每日 6 次

D. 严格无菌操作技术

E. 插管时间不宜过长

20. 颅脑损伤病人进行冬眠低温疗法，下列护理措施中错误的是

A. 物理降温后用冬眠药物

B. 用药前测量体温，脉搏，呼吸，血压

C. 病人注射冬眠药物后半小时不宜搬运和翻身

D. 维持直肠内温度在 33℃ ~34℃

E. 维持体液平衡

21. 患者，男性，25 岁，转移性右下腹痛 12 小时，右下腹有固定压痛点、腹肌紧张及反跳痛，诊断为化脓性阑尾炎。患者出现腹肌紧张，说明炎症刺激了

A. 阑尾肌层

B. 阑尾腔黏膜

C. 脏层腹膜

D. 壁层腹膜

E. 盲肠

22. 直肠癌根治术后人工肛门开放初期，患者宜采取的体位是

A. 左侧卧位

B. 右侧卧位

C. 平卧位

D. 俯卧位

E. 仰卧中凹位

23. 气性坏疽患者的伤口特点是

A. 无痛，无液体流出

B. 无痛，可流出恶臭味

C. 轻痛，无液体流出

D. 剧痛，可流出恶臭味液体

E. 剧痛，可流出无味液体

24. 患者，男性，45 岁。2 型糖尿病，身高165cm，体重 75kg，测 FPG9.2mmol/L，P2HPG14.7mmol/L，尿糖阳性，尿酮阴性。应首选的降糖药是

A. 磺脲类降糖药

B. 双胍类降糖药

C. 葡萄糖苷酶抑制剂

D. 噻唑烷二酮

E. 胰岛素

25. 乳腺癌术后进行肘部活动的时间为

A. 术后 24 小时

B. 术后 3~5 天

C. 术后 5~7 天

D. 术后 7~10 天

E. 术后 10 天

26. 血浆占体重的比例为

A. 40%

B. 20%

C. 5%

D. 15%

E. 30%

27. 下列哪项<u>不符合</u>小儿高热惊厥的临床特点

A. 多见于 6 个月至 3 岁小儿

B. 大多发生于急骤高热开始后 12 小时之内

C. 发作时间短，在 10 分钟之内

D. 在一次发热性疾病过程中连续发作多次

E. 没有神经系统异常体征

28. 糖尿病病人多出现周围神经病变，其表现下列哪项<u>不正确</u>

A. 对称性肢端感觉异常

B. 可出现肢体麻木、刺痛感

C. 上肢较下肢严重

D. 后期可出现肌无力、肌萎缩

E. 四肢蚁走感、感觉过敏

29. 营养性缺铁性贫血，服用铁剂停药时间为

A. 血红蛋白量恢复正常后 1 个月

B. 血红蛋白量恢复正常后 2 个月

C. 血红蛋白量恢复正常后 1 个月

D. 血红蛋白量恢复正常后 1 周

E. 血红蛋白量恢复正常

30. 早产儿病室的平均室温应保持在

A. 19℃

B. 21℃

C. 23℃

D. 25℃

E. 27℃

31. 葡萄胎病人严密随诊的原因是

A. 有恶变的可能

B. 出院时未痊愈

C. 可能复发

D. 血 HCG 未降至正常

E. 观察阴道出血情况

32. 心绞痛胸痛发作持续时间一般不超过

A. 3 分钟

B. 5 分钟

C. 10 分钟

D. 15 分钟

E. 30 分钟

33. 关于病毒性脑膜炎的预后正确的是

A. 多数可留有脊髓炎

B. 多数可有癫痫

C. 多数完全恢复

D. 多数有肢体瘫痪

E. 多数暂有智力发育落后

34. 细菌性肝脓肿致病菌侵入的主要途径是

A. 肝动脉

B. 胆道

C. 门静脉

D. 开放性肝损伤

E. 肝静脉

35. 胰体部癌主要的临床表现是

A. 腹胀

B. 腹痛

C. 进行性黄疸

D. 食欲不振

E. 乏力消瘦

36. 我国泌尿及男性生殖系统最常见的肿瘤是

A. 阴茎癌

B. 前列腺癌

C. 膀胱癌

D. 输尿管癌

E. 肾癌

37. 葡萄胎的临床表现不包括

A. 腹痛

B. 阴道流血

C. 子宫异常增大

D. 呼吸困难

E. 咯血

38. 患者，女性，60 岁。患高血压心脏病 15 年，近半年病人体力活动明显受限，稍事活动即可引起呼吸困难、心悸，该病人目前心功能处于

A. 代偿期

B. 心功能 I 级

C. 心功能 II 级

D. 心功能 III 级

E. 心功能 IV 级

39. 病毒性心肌炎患者在发病前 1~3 周常有

A. 心前区隐痛

B. 胸闷、心悸

C. 各种心律失常出现

D. 轻度呼吸困难

E. 呼吸道或肠道感染病史

40. 急性肾炎恢复正常生活的指标是

A. 水肿消退

B. 肉眼血尿消失

C. 血压降至正常

D. Addis 计数正常

E. 血沉恢复正常

41. 风湿性心脏病中以下哪项瓣膜病变严重时可引起左心室排血量显著降低，出现心绞痛、眩晕，甚至猝死

A. 主动脉瓣关闭不全

B. 二尖瓣狭窄

C. 二尖瓣关闭不全

D. 主动脉瓣狭窄

E. 肺动脉瓣狭窄

42. 慢性呼吸衰竭病人最早最突出的症状是

A. 发绀

B. 呼吸困难

C. 心率加快

D. 注意力分散

E. 搏动样头痛

43. 对放疗、化疗的肿瘤病人查血常规的时间是

A. 每月 1~2 次

B. 每周 1~2 次

C. 隔天 1 次

D. 每半月 1~2 次

E. 治疗结束时查

44. 下面属于肝硬化失代偿期最突出的临床表现的是

A. 腹水

B. 蜘蛛痣及肝掌

C. 水肿

D. 贫血

E. 不规则低热

45. 腹泻患儿，预防臀红最主要的护理措施是

A. 暴露臀部皮肤

B. 大便后及时清洗臀部

C. 臀部涂氧化锌软膏

D. 会阴部红外线照射

E. 选用柔软、吸水性好的布类尿布，勤更换

46. 先天性心血管畸形发生在哪个胚胎发育时期

A. 2~8 周

B. 2~3 个月

C. 3~6 个月

D. 6~9 个月

E. 9 个月以后

47. 为防止全髋关节置换术后脱位，应将患肢保持在

A. 外展内旋位

B. 内收外旋位

C. 外展中立位

D. 外展外旋位

E. 内收内旋位

48. 疝囊高位结扎术适用于

A. 老年男性

B. 青壮年

C. 婴幼儿

D. 少年儿童

E. 中年以上妇女

49. 患者，男性，55 岁，因食管癌吞咽困难 2 个月导致高渗性脱水，输液首选的液体是

A. 0.9% 氯化钠注射液

B. 5% 葡萄糖注射液

C. 10% 葡萄糖注射液

D. 复方氯化钠注射液

E. 葡萄糖氯化钠注射液

50. 对开放性损伤早期最重要的处理措施是

A. 实施清创术

B. 应用抗生素

C. 止痛

D. 镇静

E. 补液

51. 患者，女性，15 岁，因双肘、腕、手指近端指间关节肿痛 3 年，加重 2 个月，以类风湿关节炎收入院。经休息、药物治疗后，现病情缓解，下一步最主要的护理措施是

A. 嘱患者卧床休息，避免疲劳

B. 指导病人进行功能锻炼，要循序渐进

C. 向病人做饮食指导，增进营养

D. 向患者介绍如何观察药物疗效

E. 介绍预防药物不良反应的方法

52. 患者，男性，62 岁，进行性排尿困难，夜尿次数增多，直肠指诊发现前列腺明显增大，PSA3ng/ml，应首先考虑为

A. 膀胱癌

B. 膀胱结石

C. 前列腺增生

D. 尿管狭窄

E. 膀胱结核

53. 初产妇，孕 38 周，近 1 周反复发生无痛性阴道流血，每次量不多。检查：BP 105/70mmHg，子宫大小与停经月份相符，胎位清楚，胎心 110 次/分。患者诊断可能性最大的是

A. 先兆早产

B. 正常临产

C. 胎盘早剥

D. 前置胎盘

E. 流产

54. 青春期无排卵性宫血的治疗原则是

A. 减少月经量

B. 止血、调整月经、促排卵

C. 调整垂体和性腺功能

D. 调整周期、减少月经量

E. 加强营养

55. 血栓闭塞性脉管炎晚期特有的临床表现是

A. 趾端坏死

B. 间歇性跛行

C. 游走性静脉炎

D. 趾甲增厚

E. 足背动脉搏动减弱

56. 一缺铁性贫血的患者，口服富马酸亚铁治疗，1 日后解黑色软便，无痛腹泻，下列护理措施中错误的是

A. 报告医生，留取便标本查潜血

B. 嘱患者继续观察

C. 向患者解释服用铁剂的注意事项

D. 安慰患者，勿惊慌

E. 嘱患者坚持服药

57. 护士在患者行"经尿道前列腺电切术"前，告诉患者术后会在尿道放置三腔气囊导尿管，并解

释其目的是

A. 引流尿液

B. 压迫前列腺窝防止出血

C. 膀胱冲洗

D. 排尿功能训练

E. 方便用药

58. 风湿性心脏病患者关键的健康指导措施是

A. 增强机体免疫力

B. 积极防治链球菌感染

C. 育龄女患者须避免妊娠

D. 低盐饮食

E. 适度运动

59. 在化学疗法治疗肿瘤时，当白细胞降至多少时，应予以保护性隔离

A. 5×10^9/L

B. 4×10^9/L

C. 3×10^9/L

D. 2×10^9/L

E. 1×10^9/L

60. 关于颅中窝骨折病人的护理，错误的是

A. 禁止腰椎穿刺

B. 枕部垫无菌巾

C. 禁忌堵塞鼻腔

D. 床头抬高 15°~30°

E. 用抗生素溶液冲洗鼻腔

61. Ⅱ度营养不良患儿的体重低于正常均值的

A. 5%~10%

B. 10%~20%

C. 25%~35%

D. 25%~40%

E. 50% 以上

62. 麻疹早期诊断的依据是

A. 麻疹黏膜斑

B. 未按时接种麻疹疫苗

C. 发热 3~4 天后耳后出疹

D. 接触麻疹患儿 2 天后发热

E. 结膜充血、畏光、流泪

63. 刺激性干咳或金属音的咳嗽应首先考虑

A. 左心衰竭

B. 胸膜病变

C. 支气管炎

D. 支气管肺癌

E. 上呼吸道感染

64. 肝性脑病昏迷期应

A. 暂禁食

B. 温凉流质饮食

C. 禁蛋白饮食

D. 低蛋白饮食

E. 低盐饮食

65. 下列症状中属于慢性支气管炎并发肺气肿时的主要症状的是

A. 夜间阵发性呼吸困难

B. 逐渐加重的呼吸困难

C. 喘息

D. 胸痛

E. 咳痰

66. 高渗性脱水患者早期的主要表现是

A. 皮肤弹性差

B. 口渴

C. 尿比重高

D. 烦躁

E. 血压降低

67. 某患者，进行性肝大，质硬，表面凹凸不平，呈结节状，边缘不规则，有触痛，应考虑是

A. 肝血管瘤

B. 肝炎

C. 肝硬化

D. 肝包虫病

E. 肝癌

68. 患者，男性，45 岁，腹股沟斜疝修补术后，下列健康教育中不正确的是

A. 3 个月内避免重体力劳动

B. 避免提取重物

C. 定期复查

D. 保持大便通畅

E. 用力排便

69. 下列关于 SLE 临床表现的描述，错误的是

A. 活动期病人常出现发热

B. 双面颊和鼻梁部出现紫红色蝶形红斑

C. 大多数病人有关节受累，多为不对称

D. 贫血常为正细胞正色素性

E. 几乎所有病人均有肾损伤

70. 诊断Ⅱ型呼吸衰竭的血气分析标准为

A. $PaO_2 < 60mmHg$，$PaCO_2 > 50mmHg$

B. $PaO_2 > 60mmHg$，$PaCO_2 < 50mmHg$

C. $PaO_2 > 60mmHg$，$PaCO_2 < 60mmHg$

D. $PaO_2 < 80mmHg$，$PaCO_2 > 100mmHg$

E. $PaO_2 < 100mmHg$，$PaCO_2 > 80mmHg$

二、以下提供若干个案例，每个案例下设若干个考题。请根据各考题题干所提供的信息，在每题下面的 A、B、C、D、E 五个备选答案中选择一个最佳答案，并在答题卡上将相应字母所属的方框涂黑。

（71~74 题共用题干）

患者，男，71 岁，心前区疼痛 6 小时，心电图

示急性广泛前壁心肌梗死伴室性早搏，急诊入院。查体：端坐位，血压130/80mmHg，心率108次/分，早搏7次/分，伴奔马律，两肺散在细湿啰音。

71.入院后即查血酶，下列哪种心肌酶出现升高

A.丙氨酸氨基转移酶

B.碱性磷酸酶

C.门冬氨酸氨基转移酶

D.肌酸磷酸激酶

E.乳酸脱氢酶

72.经吸氧患者仍端坐位、气急且频繁咯出粉红色泡沫痰，该患者可能发生了

A.急性右心衰竭

B.急性左心衰竭

C.急性全心衰竭

D.急性肺栓塞

E.急性上呼吸道感染

73.患者的早搏应给予哪项治疗措施

A.静点维拉帕米

B.口服苯妥英钠

C.静点利多卡因

D.口服β受体阻滞剂

E.静点钾盐

74.若经心电图监测发现患者室性早搏转为室颤，则选用哪项措施

A.静注利多卡因

B.植入临时起搏器

C.静点美西律

D.同步电复律

E.非同步电复律

（75~77题共用题干）

患儿，5岁，发热，伴头痛、结膜炎，3天后体温达40℃，出现皮疹，初见于耳后发际，为淡红色斑丘疹，压之褪色，逐渐延及面、颈、躯干、四肢和手心足底，散在分布，融合成暗红色，疹间皮肤正常。诊断为麻疹。

75.该疾病最常见的并发症是

A.喉炎

B.心肌炎

C.脑炎

D.结核恶化

E.支气管肺炎

76.该患儿应采取的隔离种类是

A.消化道隔离

B.呼吸道隔离

C.严密隔离

D.血液隔离

E.接触隔离

77.下列护理措施中，错误的是

A.绝对卧床至皮疹消退、体温正常

B.对无并发症的患儿隔离至出诊后10天

C.加强口腔护理，可用生理盐水或朵贝液含漱

D.给予清淡易消化的流质饮食

E.体温超过40℃可用少量退热剂

三、以下提供若干组考题，每组考题共同使用在考题前列出的A、B、C、D、E五个备选答案。请从中选择一个与考题关系最密切的答案，并在答题卡上将相应题号的相应字母所属的方框涂黑。每个备选答案可能被选择一次、多次获不被选择。

（78~81题共用备选答案）

A. CO

B. MAP

C. CVP

D. PVRI

E. PCWP

78.反映腔静脉或右心房内的压力

79.反映左心房平均压及左心室舒张末期压

80.反映左心室功能的最重要指标

81.反映右心室后负荷的主要指标

（82~85题共用备选答案）

A.支气管哮喘

B.支气管扩张

C.喘息型慢性支气管炎

D.支气管肺癌

E.浸润型肺结核

82.两肺散在湿啰音，伴哮鸣音及呼气延长

83.固定湿啰音

84.广泛性哮鸣音，呼气延长

85.局限性哮鸣音

（86~87题共用备选答案）

A.头低足高位，头偏向一侧

B.去枕平卧位

C.健侧卧位

D.端坐位

E.患侧卧位

86.结核大咯血取

87.窒息取

（88~91题共用备选答案）

A.声音嘶哑

B.音调降低

C.手足抽搐

D. 呛咳误咽

E. 呼吸窒息

88. 双侧喉返神经损伤

89. 单侧喉返神经损伤

90. 喉上神经外支损伤

91. 喉上神经内支损伤

（92~93 题共用备选答案）

A. 勿用力揉擦，早期冷敷

B. 血肿大时，可在 48 小时后穿刺抽吸，加压包扎

C. 现场应加压包扎，24 小时内清创

D. 加压包扎，止血，防休克，妥善保存撕脱的头皮

E. 暂不需处理

92. 头皮裂伤

93. 头皮撕脱伤

（94~95 题共用备选答案）

A. 皮牵引

B. 骨牵引

C. 枕颌带牵引

D. 骨盆带牵引

E. 骨盆悬带牵引

94. 骨盆骨折病人保守治疗时应用

95. 对于移位的外展型股骨颈骨折病人，在保守治疗时应用

（96~100 题共用备选答案）

A. 体位引流

B. 湿化呼吸道

C. 拍背与胸壁震荡

D. 机械吸痰

E. 指导患者有效咳嗽、吸痰的方法

96. 神志清醒并能咳嗽的病人

97. 长期卧床、排痰无力的病人

98. 痰液黏稠不易咳出的病人

99. 痰量较多、呼吸功能尚好的病人

100. 痰量较多、排痰困难、无力咳痰的病人

专业实践能力

一、以下每一道考题下面有 A、B、C、D、E 五个备选答案。请从中选择一个最佳答案，并在答题卡上将相应题号的相应字母所属的方框涂黑。

1. 对老年人运动的要求正确的是
A. 老年病人应停止运动
B. 老年病人可随意运动
C. 健康老年人可随意运动
D. 健康老年人运动前不用进行评估
E. 老年病人根据身体状况选择活动

2. 以人为中心，以护理程序为基础，以现代护理观为指南，对人实施从生理、心理和社会各个方面的护理，从而使人达到最佳健康状况的护理是
A. 个案护理
B. 功能制护理
C. 小组护理
D. 责任制护理
E. 整体护理

3. 不属于护理理论四个基本概念的是
A. 人
B. 健康
C. 保健
D. 环境
E. 护理

4. 静脉输液发生空气栓塞时，造成患者死亡的原因是空气阻塞了
A. 肺动脉入口
B. 肺静脉入口
C. 主动脉入口
D. 上腔静脉入口
E. 下腔静脉入口

5. 一级医院指的是
A. 农村乡、镇卫生院和城市的街道医院
B. 诊治专科疾病而设置的医院
C. 全国、省、市直属的市级大医院
D. 医学院的附属医院
E. 一般市、县医院及省辖区的区级医院

6. 强调护患关系在护理中作用的理论是
A. 保健系统模式
B. 自理模式
C. 适应模式
D. 人际间关系模式
E. 人类基本需要层次理论

7. 对危重患者的护理，下列措施正确的是
A. 保持平卧，尽量少翻动患者
B. 保持病房安静，减少家属探视
C. 保持口腔清洁，口腔护理每日 2 次
D. 发现患者心脏骤停，首先通知医生
E. 为保护患者自尊，意识丧失者不应使用保护具

8. 在大量不保留灌肠过程中，病人突然出现面色苍白、脉速、心慌、气促、出冷汗、剧烈腹痛，正确的处理是
A. 嘱病人翻身，变换体位后再灌入
B. 退管少许，再稍转动缓慢插入
C. 适当放低灌肠筒以减慢流速
D. 嘱病人张口呼吸以减轻腹压
E. 应立即停止灌肠，及时处理

9. 菌尘传播其途径是属于
A. 空气传播
B. 饮食传播
C. 生物媒介传播
D. 直接接触传播
E. 间接接触传播

10. 需要时（长期）医嘱的外文缩写是
A. hs
B. qn
C. prn
D. sos
E. st

11. 对于病人主观资料的记录，正确的是
A. 病人希望得到良好的关心和照顾
B. 家属希望能为病人提供良好的治疗药物
C. 家属说"只要康复，所有治疗建议我们都愿意考虑"
D. 病人说"记忆力差，阅读书籍常常读了后 5 行，忘了前 5 行"
E. 查体后病人感到精神好，疼痛消失

12. 初级卫生保健的承担者是
A. 基层医院
B. 社区卫生工作者
C. 卫生行政部门
D. 综合性医院的医生
E. 综合性医院的医生和护士

13. 不属于非语言性沟通的形式是
A. 面部表情
B. 手势

C. 交流的空间距离

D. 反应时间

E. 健康宣教资料

14. 能降低毛细血管和细胞通透性的物质是

A. 铁

B. 钙

C. 磷

D. 碘

E. 锌

15. 冠心病患者舌下给药时，最佳的体位是

A. 仰卧位

B. 侧卧位

C. 俯卧位

D. 半坐位

E. 端坐位

16. 在传染病区内属于半污染区的是

A. 值班室

B. 配餐室

C. 消毒室

D. 食堂

E. 医护办公室

17. 紫外线杀菌作用最强的波段是

A. 250~270cm

B. 200~275mm

C. 250~270mm

D. 200~275nm

E. 250~270nm

18. 最佳健康模式强调的是

A. 健康促进与预防疾病

B. 治疗疾病与康复护理

C. 恢复健康与减轻痛苦

D. 维持健康与预防疾病

E. 治疗疾病与减轻不适

19. 进行尸体护理的做法，错误的是

A. 撤去治疗用物

B. 放低头部

C. 装上义齿

D. 洗脸闭合眼睑

E. 用尸单包裹尸体

20. 留 24 小时尿标本时加入甲醛的作用是

A. 固定尿中有机成分

B. 防止尿液中的激素被氧化

C. 防止尿液被污染变质

D. 维持尿液中的化学成分不变

E. 防止尿液改变颜色

21. 中毒后忌用脂肪类食物的毒物种类是

A. 酸性物

B. 碱性物

C. 敌百虫

D. 氰化物

E. 灭鼠药

22. 戴无菌手套的操作方法，正确的是

A. 打开无菌手套袋后检查号码及灭菌日期

B. 手套袋的系带缠好后放在手套袋的内面

C. 用戴好手套的手捏住另一只手套的内面

D. 戴好手套的手保持在腰部以上水平视线范围

E. 脱手套时双手分别捏住手套外面翻转脱下

23. 精、气血、津液之间相互转化依靠气的

A. 推动作用

B. 温煦作用

C. 防御作用

D. 固摄作用

E. 气化作用

24. 服磺胺药需多饮水的目的是

A. 减轻服药引起的消化道症状

B. 避免结晶析出堵塞肾小管

C. 避免头晕头痛等中枢神经系统反应

D. 增强药物疗效

E. 避免影响造血功能

25. 给病人静脉注射时，抽之有回血，无肿胀，但病人有痛感，可能是

A. 针头部分阻塞

B. 针头滑出血管外

C. 针头斜面部分穿透下面血管壁

D. 静脉痉挛

E. 针头斜面紧贴血管壁

26. 根据马斯洛的理论，对人类基本需要各层次间关系的理解，正确的是

A. 需要层次上移后满足需要的差异性很小

B. 不同层次的需要会出现重叠甚至颠倒

C. 所有需要都必须立即和持续地给予满足

D. 不同层次的需要的位置是固定不变的

E. 各需要层次有其独立性，不会相互影响

27. 濒死期病人最后消失的感觉常是

A. 视觉

B. 听觉

C. 味觉

D. 嗅觉

E. 触觉

28. 护士履行给药职责的前提是

A. 严格遵守安全给药的原则

B. 熟练掌握给药技术和方法

C. 高度责任感和严谨工作作风

D. 促进疗效减轻药物不良反应

E. 指导病人合理用药

29. 指导护士评估病人健康状况，预见病人需要

的理论是

    A. 学习的理论

    B. 信息交流理论

    C. 人的基本需要层次理论

    D. 人、环境、健康与护理的理论

    E. 疾病系统论

30. 通过交谈法收集资料的方法，错误的是

    A. 让病人畅所欲言，切忌打断话题

    B. 告知交谈的目的及所需要的时间

    C. 注意倾听，及时给病人反馈

    D. 依交谈提纲收集资料

    E. 选择适宜的交谈环境

31. 护士为病人行导尿术时未用屏风遮挡，导致病人不满而投诉，护士的行为应视为

    A. 侵权

    B. 过失犯罪

    C. 故意犯罪

    D. 渎职罪

    E. 疏忽大意

32. 患者，男，55岁。近来上腹部疼痛，消瘦，大便隐血阳性，作胃镜检查后得知患了胃癌，出现心理和行为异常。有利于患者应对的转机是

    A. 出现迁怒行为不要将其个人化

    B. 不必纠正患者抑郁和退缩行为

    C. 出现愤怒时立即帮助分析结果

    D. 满足患者提出治疗的所有要求

    E. 告知患者全部病情真相

33. 库存血在4℃的环境内可保存

    A. 24h

    B. 48h

    C. 72h

    D. 1周

    E. 2~3周

34. 对奥瑞姆提出三种护理补偿系统的理解，正确的是

    A. 当病人自理能力完全丧失时，应用支持教育系统

    B. 部分补偿系统应用于病人自理能力丧失时

    C. 三种补偿系统中只有支持教育系统需病人参与自理活动

    D. 全补偿系统要求病人参与自理活动

    E. 支持教育系统是病人有能力学习自理方法，但必须在护士帮助下完成

35. 腰椎穿刺后的病人颅内压过低引起头痛是因为

    A. 脑部血液循环障碍

    B. 脑代谢障碍

    C. 脑部缺血缺氧

    D. 牵张颅内静脉窦和脑膜

    E. 脑膜受刺激

36. 代偿病人自护方面的不足属于奥伦护理系统结构的

    A. 部分补偿系统中护士的活动

    B. 全补偿系统中护士的活动

    C. 部分补偿系统中病人的活动

    D. 支持教育系统中的病人活动

    E. 支持教育系统中的护士活动

37. 佩皮劳护患关系形成过程不包括

    A. 认识期

    B. 指导期

    C. 确认期

    D. 开拓期

    E. 解决期

38. 使用无菌包的方法，错误的是

    A. 将无菌包放在清洁、干燥、平坦处

    B. 依次打开包的外角和左右角，最后打开内角

    C. 使用无菌持物钳夹取包内无菌物品，放在准备好的无菌区域内

    D. 如包内物品一次未放完，可将其按原折包好，24小时内可继续使用

    E. 如无菌包潮湿，应先烘干再使用

39. 达到分享感觉的最高境界的沟通层次是

    A. 一般性沟通

    B. 分享感觉

    C. 分享个人的想法

    D. 一致性的沟通

    E. 陈述事实的沟通

40. 肛管排气操作中，不恰当的是

    A. 肛管插入深度为15~18cm

    B. 与肛管相连的橡胶管插入盛水瓶中

    C. 在病人腹部沿顺时针方向作环形按摩

    D. 帮助病人更换体位

    E. 肛管保留1h以上

41. 使用人工呼吸机时潮气量一般为

    A. 1~5ml/kg

    B. 5~10ml/kg

    C. 10~15ml/kg

    D. 15~20ml/kg

    E. 20~25ml/kg

42. 患者，女，22岁。未婚，宫外孕10周入院。护士在收集资料时可促进有效沟通的措施是

    A. 在大病房内进行提问，不必回答任何人

    B. 告诉患者自己对婚外性行为的看法

    C. 当患者谈话离题时立即打断患者

    D. 选择在没有其他人员的房间内进行交流

    E. 用亲密距离进行交流

43. 患者，男，55岁。脑血管意外，长期卧床，

无自理能力，根据奥瑞姆的自理模式，这时护士提供的护理应属于的补偿系统是

A. 全补偿系统

B. 部分补偿系统

C. 支持系统

D. 教育系统

E. 辅助系统

44. 患者，女，24 岁。因服毒昏迷不醒，被送入医院急诊室抢救。其家属不能准确地说出毒物名称，此时护士正确的处理方法是

A. 请家属立即查清毒物名称后洗胃

B. 抽胃内容物送检后用温开水洗胃

C. 鼻饲牛奶或蛋清水，以保护胃黏膜

D. 生理盐水清洁灌肠，减少毒物吸收

E. 禁忌洗胃，待清醒后用催吐法排出毒物

45. 患者，女，80 岁。肿瘤晚期，全身极度衰竭，意识有时模糊。为安慰患者，护士与其交流时应使用的距离是

A. 亲密距离

B. 个人距离

C. 社会距离

D. 工作距离

E. 公众距离

46. 患儿，男，2 岁。因肺部感染，需肌肉注射青霉素治疗，最佳的注射部位是

A. 臀大肌

B. 臀中肌

C. 上臂三角肌

D. 股外侧肌

E. 腹部肌肉

47. 患者，女，35 岁。体温 39.2℃，注射青霉素后发生过敏性休克。最佳的处理方法是

A. 停药、平卧、注射盐酸肾上腺素、保暖、吸氧

B. 停药、平卧、注射抗组胺药、吸氧

C. 停药、平卧、测血压、注射呼吸兴奋剂、保暖

D. 停药、吸氧、保暖、注射阿拉明、平卧

E. 停药、吸氧、保暖、注射地塞米松、平卧

48. 患者，男，39 岁。因腿部被铁钉刺伤，急诊入院，医嘱破伤风抗毒素注射，破伤风抗毒素皮试药液浓度为

A. 15IU/ml

B. 50IU/ml

C. 100IU/ml

D. 150IU/ml

E. 500IU/ml

49. 患者，男，46 岁。脑外伤昏迷，$PaCO_2$

7.0kPa。为保持呼吸道通畅，护士为其实施吸痰术，下列操作中不妥的是

A. 用张口器助其张口

B. 先吸口腔内痰液，再吸气管内痰液

C. 每次吸痰时间不超过 30 秒

D. 吸痰导管必须每次更换

E. 吸痰前可先加大吸氧流量再吸痰

50. 患者，男，24 岁。行左上臂脂肪瘤切除术。护士为手术医生取用麻醉剂时，应该首先查对

A. 瓶签

B. 瓶身有无松动

C. 瓶盖有无松动

D. 溶液澄清度

E. 有效期

51. 患者，女，24 岁。长期口角糜烂。最可能缺乏的营养素是

A. 维生素 B_1

B. 维生素 B_2

C. 维生素 B_6

D. 维生素 B_{12}

E. 维生素 PP

52. 患者，男，72 岁。1 周前早晨起床发现半身肢体瘫痪，现病情稳定准备进行康复功能训练，训练前对患者进行患肢肌力程度检测为 1 级

A. 完全瘫痪，肌力完全丧失

B. 可见肌肉轻微收缩，但无肢体运动

C. 肢体可移动位置，但不能抬起

D. 肢体能抬离床面，但不能对抗阻力

E. 肢体能作对抗阻力运动，但肌力减弱

53. 患儿，男，5 岁。低钙抽搐需用钙剂治疗。护士从固定位置取出 10% 葡萄糖酸钙，凭经验不会错而未查对药物，该患儿接受静脉推注中死亡，经查实推注的是 10% 氯化钾。此行为属于

A. 侵权行为

B. 故意犯罪

C. 过失犯罪

D. 侵犯行为

E. 渎职罪

54. 患者，男，28 岁，阿米巴痢疾，护士为患者进行保留灌肠，采取右侧卧位的目的是

A. 减轻药物毒副作用

B. 有利于药物保留

C. 可提高治疗效果

D. 减少对患者的局部刺激

E. 使患者舒适安全

55. 患者，男，67 岁。病情危重，为减轻感知觉改变对患者的影响，护士应采取的正确措施是

A. 环境要热闹一些，避免患者孤独

B. 光线可适当暗一点，避免刺眼

C. 嘱咐家属不要窃窃私语，避免给患者心理压力

D. 可以用湿纱布覆盖双眼，防止角膜溃疡

E. 多与患者交谈，使其感受家人的温暖

56. 患者，女，35岁。支气管哮喘，需用手压式雾化器雾化吸入，操作中不妥的是

A. 使用前充分摇匀药液

B. 雾化器接口放于双唇间，闭嘴

C. 深吸气时喷药

D. 每次1~2喷

E. 间隔时间1~2h

57. 患者，男，20岁。因在游泳过程中不幸溺水，打捞上岸后意识丧失，大动脉搏动及呼吸消失，皮肤青紫，抢救的首要步骤是

A. 应用呼吸中枢兴奋剂

B. 给予氧气吸入

C. 胸外心脏按压

D. 清理呼吸道

E. 松开领口及腰带

58. 患者，女，62岁。慢性支气管炎，肺气肿，痰液黏稠，不易咳出。用超声雾化吸入，操作中不妥的是

A. 稀释痰液药用 α-糜蛋白酶

B. 稀释药物至50ml，放入雾化罐内

C. 水槽内放热水250ml

D. 使用时先开电源开关，再开雾化开关

E. 治疗时间15~20min

59. 患者，男，58岁。胃癌晚期，近几日反复出现呕血及黑便现象，患者情绪低落、沉默寡言，经常哭泣。其心理反应处于

A. 接受期

B. 忧郁期

C. 协议期

D. 愤怒期

E. 否认期

60. 患者，男，28岁。因食用了苍蝇叮咬过的食物。1周后出现全身不适、体温39.0℃~40.0℃呈稽留热，脉搏60~70次/分、表情淡漠。病程第2周出现玫瑰疹。对患者采取的隔离种类是

A. 严密隔离

B. 接触隔离

C. 昆虫隔离

D. 肠道隔离

E. 保护性隔离

61. 患者，男，34岁。急性肺炎，在使用青霉素后发生过敏反应，出现面色苍白，出冷汗，发绀，血压下降等循环衰竭症状的原因是

A. 胃肠道平滑肌痉挛

B. 呼吸道分泌物增多

C. 中枢系统缺氧

D. 皮肤血管收缩

E. 周围血管扩张

62. 患者，女，30岁。因乙型肝炎入传染科住院隔离治疗，限制其活动。该患者活动受限是属于

A. 焦虑造成活动无力

B. 运动系统功能受损

C. 社会因素的需要

D. 治疗措施需要

E. 疾病影响机体活动

二、以下提供若干个案例，每个案例下设若干个考题，请根据各考题题干所提供的信息，在每题下面A、B、C、D、E五个备选答案中选择一个最佳答案，并在答题卡上将相应题号的相应字母所属的方框涂黑。

（63~65题共用题干）

患者，男，50岁。2h前因突感胸闷、胸骨后疼痛就诊。心电图显示有急性前壁心肌缺血，收入院治疗。护理体检：神志清，合作，心率108次/分，律齐。

63. 患者在住院过程中，床边摆满了亲朋好友送来的鲜花，使他得到了

A. 生理的需要

B. 安全的需要

C. 爱与归属的需要

D. 尊重的需要

E. 自我实现的需要

64. 患者目前需满足的需要是

A. 生理的需要

B. 安全的需要

C. 爱与归属的需要

D. 尊重的需要

E. 自我实现的需要

65. 责任护士将患者安置在离治疗室距离较近的床位，告诉其生命体征正常，一切都在监测之中，请患者安心休息，这是为了满足患者的

A. 生理的需要

B. 安全的需要

C. 爱与归属的需要

D. 尊重的需要

E. 自我实现的需要

（66~68题共用题干）

患者，男，22岁。近日来感觉身体极度不适，伴发热，遂入院治疗。入院当日体温最高时达

39.4℃，最低时为 37.6℃。

66. 此种发热的热型为

A. 稽留热

B. 弛张热

C. 间歇热

D. 回归热

E. 不规则热

67. 该热型常见的疾病为

A. 肺炎链球菌性肺炎

B. 伤寒

C. 癌症

D. 疟疾

E. 风湿热

68. 护理该患者时，护士为其测量体温的间隔时间是

A. 2h

B. 4h

C. 6h

D. 8h

E. 12h

（69~70 题共用题干）

患者，男，40 岁。因车祸致脑外伤，出现昏迷。为保证营养的供给，需要从长期鼻饲，至去枕平卧位，准备接受插胃管。

69. 胃管的更换时间是

A. 乳胶胃管每天更换 1 次，硅胶胃管每周更换 1 次

B. 乳胶胃管每周更换 1 次，硅胶胃管每月更换 1 次

C. 乳胶胃管每周更换 1 次，硅胶胃管每月更换 2 次

D. 乳胶胃管每周更换 2 次，硅胶胃管每月更换 1 次

E. 乳胶胃管每天更换 1 次，硅胶胃管每月更换 2 次

70. 为其插胃管至 15cm 时，应采取的保护措施是

A. 使患者头后仰便于胃管插入

B. 让患者取右侧卧位使插管顺利

C. 将患者头托起，使下颌骨靠近胸骨柄

D. 将病床床头摇起，使患者呈半坐卧位

E. 使患者头偏向护士一侧方便胃管插入

（71~73 题共用题干）

患者，男，64 岁。突然出现胸骨后压迫性疼痛并放射到左肩和左侧小指，不能忍受，面色苍白、出冷汗、心率快，心电图可见 ST 段压低、T 波倒置，

使用消心痛（异山梨酯）5 分钟后疼痛缓解。

71. 对患者进行健康指导，错误的是

A. 宜摄入低脂肪低胆固醇食物

B. 不宜饮浓茶避免刺激性食物

C. 病情缓解期可适当参加活动

D. 食物中宜高糖、适量纤维素

E. 宜平时携带保健药盒以备急用

72. 引起患者疼痛的原因是

A. 温度刺激

B. 物理损伤

C. 化学损伤

D. 病理改变

E. 心理因素

73. 患者的疼痛属于世界卫生组织（WHO）对疼痛程度分级的

A. 0 级

B. 1 级

C. 2 级

D. 3 级

E. 4 级

（74~75 题共用题干）

患者，男，27 岁。急性细菌性肠炎 1 天未进食，医嘱静脉输液：5%GS1000ml、0.9%NaCl500ml、维生素、VitB$_6$、VitC、KCl。

74. 该患者静脉输液的最主要目的是

A. 治疗与补充血容量

B. 治疗与纠正酸中毒

C. 治疗与补充水分、电解质

D. 补充血容量与纠正渗透压

E. 供给热量与补充电解质

75. 输液的注意事项中，不正确的是

A. 茂菲管液面过高，拔出液体瓶内针头降液面

B. 茂菲管内液面保持 1/2~2/3 满

C. KCl 输入出现疼痛时减慢滴速

D. 更换液体时严格无菌操作

E. 按照先盐后糖的顺序

（76~77 题共用题干）

患者，女，因脑挫裂伤入院 2 天，呈持续睡眠状态，可被唤醒，能够简单回答问题，但反应迟钝，随后又很快入睡。

76. 该患者的意识障碍程度为

A. 嗜睡

B. 意识模糊

C. 昏睡

D. 浅昏迷

E. 深昏迷

77. 该患者重点观察的内容是
A. 体温
B. 脉搏
C. 呼吸
D. 血压
E. 神志

（78~79 题共用题干）

患者，女，45 岁。在为果树喷洒敌百虫农药时，出现头痛、无力、恶心、呕吐、腹痛、腹泻等中毒症状，被急送入院，医护人员立即给予洗胃。

78. 洗胃过程中，护士发现有血性液体流出，同时患者腹痛加剧，此时正确的做法是
A. 观察的同时继续洗胃
B. 继续缓慢洗胃
C. 快速洗胃
D. 立即停止洗胃
E. 休息片刻，继续洗胃

79. 应选择的洗胃溶液是
A. 蛋清水
B. 4% 碳酸氢钠
C. 淡石灰水
D. 1:15000~1:20000 高锰酸钾溶液
E. 5% 醋酸

（80~81 题共用题干）

患者，男，59 岁。患者在家时排便正常，但入院后 4 天没有排便，饮食正常。

80. 遵医嘱给予开塞露治疗，不正确的是
A. 为保护患者隐私，用屏风遮挡，拉好窗帘
B. 减去封口后，先挤出少许液体润滑开口处
C. 患者取左侧卧位
D. 轻插入肛门后将药液全部挤入直肠
E. 嘱患者无须保留，可立即排便

81. 开塞露的作用机理是
A. 在肠道内吸收水膨胀后，增加肠内容物的容积
B. 在肠腔维持高渗透压，防止肠内盐和水分的吸收
C. 润滑软化粪便，减少肠内水分被吸收
D. 使黏膜通透性增加，使电解质和水向肠腔渗透
E. 刺激十二指肠分泌缩胆囊肽，促进肠分泌肠液和蠕动

（82~83 题共用题干）

患者，女，68 岁。直肠癌，拟行直肠癌根治术，医嘱手术前肠道准备

82. 采用口服甘露醇法清洁肠道，术前何时口服
A. 术日清晨
B. 术前 1 日清晨
C. 术前 1 日中午
D. 术前 1 日下午
E. 术前 1 日晚上

83. 甘露醇与葡萄糖的量为
A. 20% 甘露醇 500ml+5% 葡萄糖 500ml
B. 20% 甘露醇 500ml+5% 葡萄糖 1000ml
C. 20% 甘露醇 500ml+10% 葡萄糖 500ml
D. 20% 甘露醇 500ml+10% 葡萄糖 1000ml
E. 20% 甘露醇 500ml+25% 葡萄糖 500ml

（84~86 题共用题干）

患者，男，32 岁。因脑外伤入院。神志不清，查体：体温 39.8℃，脉搏 65 次/分，呼吸 16 次/分，血压 160/90mmHg，医嘱给予降温，静脉滴注甘露醇。

84. 此时最主要的降温方式是
A. 乙醇拭浴
B. 温水拭浴
C. 腋窝置冰袋
D. 头部戴冰帽
E. 腹股沟置冰袋

85. 此时降温的主要目的是
A. 减轻充血
B. 减轻出血
C. 减轻脑水肿
D. 促进炎症局限
E. 加速神经冲动传导

86. 为该患者降温时应注意将肛温维持在
A. 33℃左右
B. 34℃左右
C. 35℃左右
D. 35.5℃左右
E. 36℃左右

三、以下提供若干组考题，每组考题共同使用在考题前列出的 A、B、C、D、E 五个备选答案。请从中选择一个与考题关系最密切的答案，并在答题卡上将相应题号的相应字母所属的方框涂黑。每个备选答案可能被选择一次、多次或不被选择。

（87~89 题共用备选答案）
A. 5°
B. 15°~30°
C. 30°~40°
D. 50°~60°
E. 90°

87. 皮内注射法的进针角度为

88. 皮下注射法的进针角度为

89. 肥胖患者进行静脉注射时的进针角度为

（90~91 题共用备选答案）

A. 有关个人对生活环境反应的判断

B. 有关个人对医疗技术反应的判断

C. 个人、家庭、社区对健康问题反应的判断

D. 个人身体病理生理变化的判断

E. 有关个人对生命照顾反应的判断

90. 护理诊断阐述的是

91. 医疗诊断阐述的是

（92~93 题共用备选答案）

A. 心理评估

B. 病理评估

C. 认知评估

D. 感知评估

E. 社会评估

92. 对病人进行思想、情感、动机、精神状态、人格类型、应激水平的评估属于

93. 对病人进行人际关系、经济状况、生活方式的评估属于

（94~95 题共用备选答案）

A. 浓集红细胞

B. 洗涤红细胞

C. 红细胞悬液

D. 白细胞浓缩悬液

E. 血小板浓缩悬液

94. 免疫性溶血性贫血患者适宜输入的成分血是

95. 适用于战地急救的成分血是

（96~98 题共用备选答案）

A. 细菌总数 ≤ 10CFU/cm^3

B. 细菌总数 ≤ 100CFU/cm^3

C. 细菌总数 ≤ 200CFU/cm^3

D. 细菌总数 ≤ 400CFU/cm^3

E. 细菌总数 ≤ 500CFU/cm^3

96. Ⅰ类区域空气卫生学标准为

97. Ⅱ类区域空气卫生学标准为

98. Ⅲ类区域空气卫生学标准为

（99~100 题共用备选答案）

A. 层流洁净手术室

B. 急诊室

C. 产房

D. 传染病房

E. 化验室

99. 属于Ⅳ类环境的是

100. 属于Ⅱ类环境的是

全国护士（师）资格考试预测卷系列

2025

护师技术资格考试预测卷

预测卷（四）

王　冉　主编

中国健康传媒集团

中国医药科技出版社

编委会

基础知识

一、以下每一道考题下面有 A、B、C、D、E 五个备选答案。请从中选择一个最佳答案，并在答题卡上将相应题号的相应字母所属的方框涂黑。

1. 腹外疝的常见原因不包括
A. 剧烈运动
B. 婴儿经常啼哭
C. 腹壁神经损伤
D. 老年人慢性便秘
E. 腹部切口愈合不良

2. 心跳骤停诊断的主要依据是
A. 意识丧失
B. 无呼吸动作
C. 大动脉搏动消失
D. 测不到血压
E. 瞳孔散大

3. 呼吸衰竭最常见的诱因是
A. 进食过多
B. 高热
C. 心率加快
D. 高热
E. 肺部感染

4. 老年男性尿潴留最常见的原因是
A. 膀胱结核
B. 良性前列腺增生
C. 膀胱肿瘤
D. 膀胱结石
E. 尿道狭窄

5. 护理人员在未取得执业证书期间可以独立做的临床护理工作是
A. 给患者服药
B. 过敏试验
C. 肌内注射
D. 静脉穿刺
E. 与患者沟通观察病情

6. 无形失水是指
A. 粪中水
B. 尿
C. 在常态下呼吸与皮肤排水之和
D. 皮肤蒸发的水
E. 呼吸排出的水

7. 婴幼儿最常见的贫血是
A. 慢性溶血性贫血
B. 营养性缺铁性贫血
C. 营养性混合性贫血
D. 再生障碍性贫血
E. 慢性溶血性贫血铅中毒性贫血

8. 闭合性损伤造成腹腔内出血的常见原因是
A. 膀胱破裂
B. 实质脏器破裂
C. 腹膜后血肿
D. 肠系膜损伤
E. 肠管破裂

9. 面部"危险三角区"疖的危险是
A. 易扩散为急性蜂窝织炎
B. 易形成痈
C. 易形成败血症
D. 易引起颅内海绵窦炎
E. 易引起眼球后感染

10. 心脏复苏的首选药物是
A. 糖皮质激素
B. 碳酸氢钠
C. 利多卡因
D. 阿托品
E. 肾上腺素

11. 肾盂肾炎的最常见感染途径是
A. 接触感染
B. 直接感染
C. 淋巴管感染
D. 血行感染
E. 上行感染

12. 缺铁性贫血最常见的病因是
A. 生物因素
B. 理化因素
C. 慢性失血
D. 铁吸收不良
E. 需要量增加而摄入不足

13. 短暂性脑缺血发作的主要病因是
A. 持久发作心房颤动
B. 风湿性心脏瓣膜病
C. 先天性血管畸形
D. 结节性动脉炎
E. 动脉硬化

14. 多器官功能障碍中最常见的器官是
A. 中枢神经系统
B. 肝
C. 肾
D. 肺

E. 心脏

15. 猩红热患儿进行病原学检查时，在治疗前多用

A. 皮肤渗出物培养

B. 血培养

C. 咽拭子培养

D. 尿培养

E. 大便培养

16. 临产后的主要产力是

A. 阴道收缩力

B. 子宫收缩力

C. 肛提肌收缩力

D. 膈肌收缩力

E. 腹肌收缩力

17. 目前我国孕龄妇女采用的主要避孕措施是

A. 皮下埋植缓释系统避孕药

B. 速效避孕药

C. 短效口服避孕药

D. 宫内节育器

E. 安全期避孕

18. 各类休克共同的病理生理改变是

A. 酸碱平衡失调

B. 组织细胞坏死

C. 外周血管阻力升高

D. 有效循环血量锐减

E. 心排出量减少

19. 风湿性心脏病最易受累的瓣膜是

A. 联合瓣膜

B. 肺动脉瓣

C. 二尖瓣

D. 主动脉瓣

E. 三尖瓣

20. 护理道德监督的方式不包括

A. 自我监督

B. 社会监督

C. 传统习俗

D. 制度监督

E. 舆论监督

21. 破伤风病人在应用镇静药后集中采取护理措施的目的是

A. 防止交叉感染

B. 减少刺激引起的抽搐

C. 减少播散机会

D. 增强治疗护理效果

E. 提高工作效率

22. 临床上最常见的水钠代谢紊乱是

A. 慢性水中毒

B. 急性水中毒

C. 等渗性脱水

D. 低渗性脱水

E. 高渗性脱水

23. 已证明与白血病发病有密切关系的病毒是

A. C 型 RNA 病毒

B. 埃可病毒

C. 流感病毒

D. 柯萨奇病毒

E. DNA 病毒

24. 腹部揉面感提示

A. 肝硬化腹水

B. 结核性腹膜炎

C. 急性胰腺炎

D. 急性腹膜炎

E. 急性胃扩张

25. 原发性气胸多见于

A. 瘦高体型男性青壮年

B. 肥胖体型男性儿童

C. 胖矮体型女性青年

D. 瘦弱育龄期女性

E. 瘦弱老年人

26. 社区获得性肺炎中常见的是

A. 革兰阴性杆菌肺炎

B. 衣原体肺炎

C. 军团菌肺炎

D. 肺炎球菌肺炎

E. 支原体肺炎

27. 小儿结核病的主要传播途径是

A. 血液

B. 消化道

C. 呼吸道

D. 皮肤

E. 虫媒

28. 乳房淋巴液输出的最主要途径是

A. 经深部淋巴网→肝脏

B. 经皮下交通淋巴管→对侧

C. 经胸大、小肌间淋巴结→锁骨下淋巴结

D. 经胸大肌外侧缘淋巴管→腋窝淋巴结

E. 经肋间淋巴管→胸骨旁淋巴结

29. 常温下大脑缺血缺氧持续时间超过多少分钟即可造成不可逆性损害

A. 13~15min

B. 10~12min

C. 7~9min

D. 4~6min

E. 1~3min

30. 引起甲状腺功能亢进症的主要病因是

A. 遗传因素

B. 自身免疫

C. 手术创伤

D. 理化因素

E. 病毒感染

31. 由脾破裂出血引起的休克属于

A. 心源性休克

B. 过敏性休克

C. 感染性休克

D. 创伤性休克

E. 低血容量性休克

32. 正常足月新生儿出现生理性黄疸的时间在出生后

A. 5 天以后

B. 4 天以后

C. 48~72 小时

D. 24~48 小时

E. 24 小时内

33. 慢性胃窦炎的主要病因是

A. 胆汁反流

B. 暴饮暴食

C. 烟酒过度

D. 消炎药物

E. 幽门螺杆菌感染

34. 小儿急性上呼吸道感染最常见的病原体是

A. 衣原体

B. 支原体

C. 病毒

D. 真菌

E. 细菌

35. 冠状动脉粥样硬化性心脏病发生心绞痛的原因是

A. 神经功能失调

B. 低血压

C. 心肌缺氧

D. 酶的活性增高

E. 坏死心肌刺激

36. 婴幼儿急性肾功能衰竭时少尿的诊断是 24h 尿量少于

A. 600ml

B. 500ml

C. 400ml

D. 300ml

E. 200ml

37. 护士执业注册后才能独立从事护理工作，每次注册的有效期限为

A. 注册后 6 年内有效

B. 注册后 5 年内有效

C. 注册后 4 年内有效

D. 注册后 3 年内有效

E. 注册后 2 年内有效

38. 育龄妇女放置宫内节育器的时间，不恰当的是

A. 人工流产术后出血少、宫腔长度 < 10cm 者

B. 哺乳期排除早孕者

C. 剖宫产术后 1 年

D. 产后 3 个月

E. 月经干净 3~7 天

39. 原发性肾病综合征主要的致病原因是

A. 感染因素

B. 理化因素

C. 免疫因素

D. 过敏因素

E. 遗传因素

40. 与急性肾小球肾炎发病有密切关系的病原体是

A. 真菌

B. 病毒

C. 支原体

D. 葡萄球菌

E. 链球菌

41. 不属于女性外生殖器的是

A. 前庭大腺

B. 小阴唇

C. 阴道

D. 大阴唇

E. 阴阜

42. 心脏病孕妇最易发心衰的时期是分娩期、产后最初 3 天内和

A. 妊娠 34~36 周

B. 妊娠 32~34 周

C. 妊娠 28~40 周

D. 妊娠 20~32 周

E. 妊娠 10~34 周

43. 类风湿关节炎最基本的病理损害是关节的

A. 腔隙变窄

B. 腔隙增大

C. 骨质疏松

D. 软骨炎症

E. 滑膜炎

44. 胃癌最好发的部位是

A. 胃体部

B. 胃底部

C. 胃窦部

D. 贲门部

E. 胃小弯

45. 与原发性癫痫的发生有关的因素是

A. 遗传因素

B. 颅脑外伤

C. 脑血管病

D. 脑肿瘤

E. 脑膜炎

46. 出现"熊猫眼征"的颅骨骨折是

A. 颅盖合并颅中窝骨折

B. 颅后窝骨折

C. 颅中窝骨折

D. 颅前窝骨折

E. 颅盖骨折

47. 护士发现新生儿口腔黏膜腭中线和齿龈切缘处有黄白色小斑点，正确的护理措施是

A. 用无菌针头挑破

B. 涂制霉菌素

C. 手术切除

D. 用力擦净

E. 不必处理

48. 类风湿关节炎关节疼痛的特点是

A. 固定于少数关节，剧烈难忍

B. 呈游走性

C. 关节痛于活动后减轻

D. 多呈不对称性

E. 发作急骤

49. 有关急性胰腺炎患者尿淀粉酶与血清淀粉酶描述正确的是

A. 尿淀粉酶持续增高

B. 尿淀粉酶不增高

C. 血清淀粉酶先增高

D. 尿淀粉酶先增高

E. 两者同时增高

50. 婴儿易发生溢乳的最主要原因是

A. 贲门括约肌松弛

B. 胃排空时间长

C. 胃逆蠕动

D. 胃容量小

E. 胃较垂直

51. 妇科恶性肿瘤中死亡率最高的是

A. 外阴癌

B. 前庭大腺癌

C. 子宫内膜癌

D. 子宫颈癌

E. 卵巢癌

52. 关于慢性脓胸的描述，错误的是

A. 可出现脊柱侧凸

B. 纵隔向健侧移位

C. 肋间隙变窄

D. 在壁、脏胸膜之间形成脓腔壁

E. 急性脓胸病程超过3个月

53. 慢性呼吸衰竭对机体的影响不包括

A. 脑水肿

B. 左心衰竭

C. 心律失常

D. 上消化道出血

E. 肺性脑病

54. 关于正常妊娠期妇女血液成分变化的叙述，正确的是

A. 血小板减少

B. 血沉加快

C. 中性粒细胞减少

D. 白细胞减少

E. 血浆减少

55. 高血压脑病指的是

A. 外来血栓堵塞脑动脉

B. 脑肿瘤

C. 脑血管内压高而破裂

D. 血黏稠致脑血栓形成

E. 脑小动脉严重痉挛致脑水肿

56. 属于绞窄性肠梗阻的是

A. 蛔虫性肠梗阻

B. 粘连性肠梗阻

C. 肠套叠

D. 肠扭转

E. 肠麻痹性肠梗阻

57. 慢性肾衰伴发心力衰竭的原因，一般不包括

A. 尿毒症性心肌病变

B. 消化道出血

C. 严重贫血

D. 高血压

E. 水钠潴留

58. 呼气性呼吸困难的病因是

A. 大量胸腔积液

B. 小支气管痉挛

C. 大片肺实变

D. 大气管肿瘤

E. 气管异物

59. 引起门静脉高压症的主要原因是

A. 肝外门静脉血栓形成

B. 布 – 加综合征

C. 肝炎后肝硬化

D. 血吸虫病性肝硬化

E. 酒精性肝硬化

60. 成人颅内压增高是指颅内压持续高于

A. 200mmH$_2$O

B. 150mmH$_2$O

C. 100mmH$_2$O

D. 70mmH$_2$O

E. 50mmH$_2$O

61.关于月经周期调节激素的周期性变化，说法不正确的是

A.孕激素在月经来潮前降至最低水平

B.雌激素在月经来潮前达到高峰

C.LH 在排卵 24 小时前达到高峰

D.LH 在月经来潮前达到最低水平

E.FSH 在月经来潮前达到最低水平

62.婴儿开始出现生理性流涎常在生后

A. 9~10 个月

B. 7~8 个月

C. 5~6 个月

D. 3~4 个月

E. 1~2 个月

63.不属于人体散热主要方式的是

A.呼吸

B.传导

C.对流

D.辐射

E.蒸发

64.急性呼吸窘迫综合征最基本的病理改变是

A.肺泡表面活性物质缺失

B.血管通透性增高

C.肺泡内及间质水肿

D.酸中毒

E.低氧血症

65.新生儿破伤风的感染途径一般为

A.消化道

B.呼吸道

C.脐带

D.产道

E.宫内

66.患儿，女，10 岁。给宠物犬洗澡后即出现咳嗽、咳痰伴喘息发作，诊断为哮喘。引起该患儿哮喘发作最可能的过敏原是

A.细菌感染

B.病毒感染

C.毛屑

D.尘螨

E.花粉

67.患者，女，40 岁。近一个月来发现有少量鲜血从乳头溢出，但乳房内未触及明显肿块，亦无头痛，考虑诊断为

A.乳腺癌

B.乳管内乳头状瘤

C.乳腺炎症

D.乳腺囊性增生病

E.乳腺纤维腺瘤

68.不能用于肠外营养的是

A.大分子聚合物

B.维生素

C.氨基酸

D.葡萄糖

E.脂肪乳剂

69.健康查体，小儿已萌出乳牙 18 颗，头围 48cm。估计其最可能的年龄是

A. 10 个月

B. 12 个月

C. 18 个月

D. 2 岁

E. 3 岁

70.患者，男，46 岁。乙肝病史 10 年。今进食后突然呕血 600ml。查体：右上腹部压痛，腹水征（+），肝质硬，体积变小，边缘锐利，表面有小结节。患者呕血最可能的原因是

A.食管胃底静脉破裂

B.急性糜烂性胃炎

C.肝癌结节破裂出血

D.消化性溃疡

E.应激性溃疡

71.患者，女，29 岁。婚后 4 年，性生活正常，未避孕，未孕，月经正常。经检查男方精液正常，女方宫颈糜烂，B 超检查子宫黏膜下肌瘤，双附件正常，基础体温双向，该患者不孕的原因可能是

A.黄体发育不全

B.子宫内膜异位症

C.无排卵

D.子宫肌瘤

E.黄体萎缩不全

72.患者，女，44 岁。胆石症患者。今餐后 1 小时突发恶心、呕吐、腹痛、抽搐。腹痛位于上腹正中，为持续性刀割样，阵发性加剧，向腰背部呈带状放射性疼痛，弯腰抱膝可使疼痛减轻。查血淀粉酶 680U/L，患者抽搐的原因最可能是

A.低血氯

B.高血钾

C.高血糖

D.低血钙

E.低血糖

73.患者，女，35 岁。有风湿性心脏病病史多年，近日出现胸闷、气促伴下肢浮肿，诊断为慢性心力衰竭。引起慢性心力衰竭最常见的诱因是

A.精神过度紧张

B.输液过多过快

C.严重心律失常

D.呼吸道感染

E. 严重脱水

74. 患者，男，52 岁。近年出现左小腿发凉，间歇性跛行。应考虑为

A. 脉管炎营养障碍期

B. 脉管炎局部缺血期

C. 下肢小隐静脉曲张

D. 下肢大隐静脉曲张

E. 脉管炎坏疽期

75. 病变主要在肾脏，临床表现主要在膀胱的疾病是

A. 慢性肾盂肾炎

B. 急性肾盂肾炎

C. 肾结核

D. 肾结石

E. 肾肿瘤

76. 患者，女，38 岁。患慢性肾小球肾炎不会加重肾损害的因素是

A. 心脏早搏

B. 预防接种

C. 感染

D. 劳累

E. 妊娠

77. 患者，男，50 岁。夜间上腹烧灼痛发作 2 月余。进食或服阿托品后迅速缓解，诊断为十二指肠溃疡。进食后疼痛缓解的机制是

A. 迷走神经张力增加

B. 平滑肌松弛

C. 胃酸增多

D. 胃酸被中和

E. 交感神经兴奋

78. 患者，男，35 岁。因利器损伤胸部导致血胸，胸腔穿刺抽出不凝固血，是因为

A. 胸腔内渗出液的稀释作用

B. 心、肺、膈肌活动去纤维蛋白作用

C. 凝血因子减少

D. 弥散性血管内凝血

E. 出血量太大

79. 患者，男，55 岁。被车从下腹部碾过导致骨盆骨折。来院时面色苍白、腹痛，P 124 次 / 分、BP 65/30mmHg，腹肌紧张、腹腔穿刺抽出不凝血，无小便。此时不恰当的处理是

A. 保暖

B. 搬动患者拍 X 线片检查

C. 抽取血标本备血

D. 给氧

E. 建立静脉通道

80. 患者，女，48 岁。主诉经期延长。平常月经规律，近 4 个月来月经期长达 10 天，且出血量多，妇科检查未见异常，诊断为功血，此种情况最佳的止血方法是

A. 中草药

B. 刮宫术及送病理检查

C. 雄激素

D. 雌激素

E. 止血药

81. 患儿，男，3 岁。自 1 岁起出现活动后气促、乏力，常喜下蹲位，发绀，胸骨左缘第 2~4 肋间闻及 III 级收缩期杂音，可见杵状指。最可能的原因是

A. 右位心

B. 动脉导管未闭

C. 法洛四联症

D. 室间隔缺损

E. 房间隔缺损

82. 患者，男，61 岁。风心病伴二尖瓣狭窄 6 年，伴心房颤动 5 年。1 小时前无明显原因突然出现意识障碍来诊。最可能的原因是

A. 脑血栓形成

B. 心房血栓脱落，脑栓塞

C. 心排出量减少，脑供血不足

D. 发生室颤

E. 心脏骤停

83. 患者，女，32 岁。甲亢患者。近 2 周来，眼球突出，眼裂增宽，瞬目减少，突眼度 18mm，辐辏反射减弱，双眼聚合不良。出现上述表现的原因最可能是

A. 眼外肌和上睑肌张力增高

B. 碳酸盐结石

C. 球后淋巴细胞浸润

D. 球后组织水肿

E. 眶内继发肿瘤

二、以下提供若干组考题，每组考题共同使用在考题前列出的 A、B、C、D、E 五个备选答案。请从中选择一个与考题关系最密切的答案，并在答题卡上将相应题号的相应字母所属的方框涂黑。每个备选答案可能被选择一次、多次或不被选择。

（84~85 题共用备选答案）

A. 胱氨酸结石

B. 碳酸盐结石

C. 尿酸盐结石

D. 磷酸盐结石

E. 草酸盐结石

84. 易在碱性尿液中形成的结石是

85. X 线不能显影的泌尿系统结石是

（86~87题共用备选答案）

A.黄水状白带

B.血性白带

C.豆渣样白带

D.脓性白带

E.稀薄泡沫状白带

86.滴虫阴道炎的典型症状是

87.外阴阴道假丝酵母菌感染患者白带的性状是

（88~90题 共用备选答案）

A.10~12个月

B.7~9个月

C.5~6个月

D.4~6个月

E.2~3个月

88.添加鱼肝油的月龄是

89.添加蛋黄的月龄是

90.添加肉末的月龄是

（91~93题共用备选答案）

A.复合型颈椎病

B.交感神经型颈椎病

C.椎动脉型颈椎病

D.脊髓型颈椎病

E.神经根型颈椎病

91.一过性脑缺血表现见于

92.压头试验阳性体征见于

93.随病情加重，可发生自上而下的上神经运动元性瘫痪见于

（94~95题共用备选答案）

A.化疗

B.手术切除子宫

C.药物流产

D.引产

E.清宫术

94.一旦发现葡萄胎，应尽快行

95.侵蚀性葡萄胎治疗以何种方式为主

（96~97题共用备选答案）

A.毛细血管后括约肌收缩

B.组织灌注量增加

C.静脉回心血量增加

D.血液处于高凝状态

E.微动脉、微静脉收缩

96.微循环扩张期表现为

97.微循环衰竭期表现为

（98~100题共用备选答案）

A.红外线检查

B.活组织病理学检查

C.B超

D.乳腺导管造影

E.乳腺钼靶X线

98.年轻女性乳腺检查的首选

99.单孔乳管溢液检查首选

100.老年女性乳腺肿块检查首选

相关专业知识

一、以下每一道考题下面有 A、B、C、D、E 五个备选答案。请从中选择一个最佳答案，并在答题卡上将相应题号的相应字母所属的方框涂黑。

1. 治疗慢性再生障碍性贫血的首选药物是

A. 雌激素

B. 雄激素

C. 造血因子

D. 免疫抑制剂

E. 糖皮质激素

2. 意识全部丧失，所有反射均消失的状态称为

A. 深昏迷

B. 浅昏迷

C. 意识模糊

D. 昏睡

E. 嗜睡

3. 肝炎病人眼结膜黄染的原因是

A. 红细胞破坏增多

B. 血中胆红素增高

C. 血中氧含量增高

D. 血中二氧化碳增高

E. 血中胆固醇增高

4. 有关老年高血压病人用药，正确的是

A. 可自行调整剂量

B. 间断用药

C. 降压宜快

D. 可联合用药

E. 大剂量开始

5. 对肝硬化具有确诊价值的检查是

A. 血生化检查

B. 肝穿刺活检

C. 免疫学检查

D. 肝功能检查

E. X 线检查

6. 诊断糖尿病的标准是空腹血糖值不低于

A. 9.0mmol/L

B. 8.0mmol/L

C. 7.0mmol/L

D. 6.0mmol/L

E. 5.0mmol/L

7. 皮肤出现蜘蛛痣见于

A. 肾盂肾炎

B. 严重肝硬化

C. 缺铁性贫血

D. 再生障碍性贫血

E. 肺炎

8. 决定心脏病患者是否妊娠，最重要的依据是

A. 治疗情况

B. 心功能分级

C. 心脏病的种类

D. 家族史

E. 生育史

9. 自我监测胎儿安危最适宜的方法是

A. 自测宫高和腹围

B. 胎心电子监护

C. 尿雌三醇测定

D. 胎动计数

E. 定期查尿妊娠试验

10. 心脏骤停患者最重要的诊断依据是

A. 两侧瞳孔不等大

B. 血压下降

C. 颈动脉搏动消失

D. 意识突然丧失

E. 无意识动作

11. 以非手术治疗为主的乳房疾病是

A. 乳腺囊性增生病

B. 乳管内乳头状瘤

C. 乳腺纤维腺瘤

D. Ⅱ期乳癌

E. Ⅰ期乳癌

12. 治疗产褥感染选择抗生素的依据是

A. 分娩方式

B. 细菌培养和药敏试验结果

C. 阴道分泌物性质

D. 患者全身症状

E. 感染部位、程度

13. 小细胞低色素性贫血最重要的治疗措施是

A. 增加蛋白质

B. 输入鲜血

C. 补充铁剂

D. 给予叶酸

E. 补充维生素

14. 门腔静脉吻合术的主要目的是

A. 阻断侧支循环

B. 改善肝功能

C. 消除脾功能亢进

D. 降低门静脉压力

E. 减少腹水形成

15. 肾性水肿一般最先发生的部位是

A. 双下肢

B. 胸腔

C. 心包

D. 骶尾部

E. 眼睑及面部

16. 预防运动和过敏原诱发的哮喘最有效的药物是

A. 色甘酸钠

B. 乙胺丁醇

C. 沙丁胺醇

D. 异丙基阿托品

E. 氨茶碱

17. 成人抗结核标准化疗方案的疗程一般为

A. 18~36 个月

B. 12~18 个月

C. 9~12 个月

D. 6~9 个月

E. 3~6 个月

18. 类风湿关节炎患者进行关节功能锻炼的最佳时期是

A. 晨僵期

B. 病变后期

C. 症状前期

D. 急性期

E. 恢复期

19. 感染性休克患者补液应首选

A. 新鲜血浆

B. 血浆制品

C. 平衡盐溶液

D. 5% 碳酸氢钠溶液

E. 5% 葡萄糖液

20. 血小板的正常值为

A. （300~500）× 10⁹/L

B. （100~300）× 10⁹/L

C. （50~100）× 10⁹/L

D. （40~60）× 10⁹/L

E. （10~30）× 10⁹/L

21. 支气管扩张合并咯血时治疗一般不主张应用

A. 支气管舒张药

B. 镇静药

C. 镇咳药

D. 止血药

E. 抗生素

22. 水痘患儿注射丙种球蛋白的主要作用是

A. 防止并发症

B. 防止复发

C. 预防后遗症

D. 防止继发感染

E. 缩短病程

23. 腹部空腔脏器中最容易损伤的是

A. 大肠

B. 结肠

C. 小肠

D. 胃

E. 胆囊

24. 风湿热最严重的临床表现是

A. 心脏炎

B. 关节炎

C. 腹痛

D. 舞蹈病

E. 环形红斑

25. 对开放性损伤进行清创术的时限，一般不得超过伤后的

A. 11~16h

B. 9~10h

C. 6~8h

D. 3~5h

E. 1~2h

26. 当患者出现脑疝时，不宜做的检查是

A. 颅脑多普勒检查

B. 脑血管造影

C. MRI 检查

D. 腰椎穿刺

E. CT 检查

27. 必须尽早切开引流的急性感染是

A. 脓性指头炎

B. 颈部急性淋巴结肿大

C. 蜂窝织炎

D. 急性淋巴管炎

E. 疖

28. 慢性呼吸衰竭患者出现的最早最突出的症状是

A. 心血管系统症状

B. 其他器官损害

C. 精神神经症状

D. 呼吸困难

E. 发绀

29. 原发性肝癌最有效的治疗方法是

A. 手术治疗

B. 冰冻治疗

C. 放射性治疗

D. 免疫治疗

E. TACD

30. 肝性脑病患者并发上消化道出血时，应避免输入的血液制品为

A. 血小板

B. 血浆

C. 白蛋白

D. 新鲜血

E. 库存血

31. 急性感染性多发性神经根神经炎患者脑脊液的典型改变是

A. 蛋白细胞分离

B. 糖明显增多

C. 氯化物减少

D. 均匀血性

E. 压力增高

32. 对胃酸抑制作用最强的是

A. 枸橼酸铋钾

B. 西咪替丁

C. 氢氧化铝

D. 奥美拉唑

E. 硫糖铝

33. 肝、脾破裂出血导致低血容量性休克，遵医嘱应快速输入

A. 晶体胶体液

B. 强心剂

C. 镇静剂

D. 利尿剂

E. 营养液

34. 最严重的心律失常是

A. 室性三联律

B. 心室颤动

C. 心房颤动

D. 室性二联律

E. 窦性心律失常

35. 子宫肌瘤小，无症状或已接近绝经期的病人应

A. 全子宫及双附件切除术

B. 化疗

C. 放疗

D. 全子宫切除术

E. 随访观察

36. 小儿肥胖病主要的治疗手段是

A. 多吃饱腹感明显的食物

B. 解除患儿的心理负担

C. 控制饮食，进行有效的运动

D. 培养良好的饮食习惯

E. 不控制食物总量的摄入

37. 下列不属于营养疗法适应证的是

A. 可能发生高分解代谢的应激状态病人

B. 已确诊为营养不良者

C. 连续 7 日以上不能正常进食者

D. 血清白蛋白 < 20g/L

E. 近期体重下降超过正常体重的 10%

38. 为避免手术后乳腺癌复发，应指导患者避免妊娠的期限是

A. 5 年

B. 4 年

C. 3 年

D. 2 年

E. 1 年

39. 前列腺增生患者最重要的症状是

A. 尿路刺激征

B. 血尿

C. 尿潴留

D. 排尿困难

E. 尿频

40. 冠心病外科治疗必须进行的辅助检查是

A. 选择性冠状动脉造影

B. 心脏彩色 B 超

C. 心导管检查

D. 心血管造影

E. 心脏 CT

41. 诊断肺结核的方法中，最可靠的是

A. 痰结核菌检查

B. 红细胞沉降率检查

C. 结核菌素试验

D. 胸部 X 线片

E. 胃液分析

42. 对 ARDS 的诊断和病情判断有重要意义的检查是

A. 心电图监测

B. X 线检查

C. 血气分析

D. 血流动力学监测

E. 肾功能监测

43. 不属于颅内压增高的早期临床表现是

A. 血压升高

B. 意识障碍

C. 脉搏增快

D. 呕吐

E. 头痛

44. 腰椎间盘突出症患者的临床表现不包括

A. 直腿抬高试验阳性

B. 会阴部感觉迟钝

C. 拾物试验阳性

D. 腰部活动受限

E. 腰痛

45. 正常会阴侧切切口拆线时间为产后

A. 7 天

B. 5~6 天

C. 3~5 天

D. 2~3 天

E. 1~2 天

46. 不需做造影剂过敏试验的检查是

A. 支气管造影

B. 心血管造影

C. 胃肠钡餐造影

D. 静脉肾盂造影

E. 静脉胆道造影

47. 与尖锐湿疣有关的病毒是

A. 人类免疫缺陷

B. 人乳头瘤病毒

C. 带状疱疹病毒

D. 腮腺炎病毒

E. 病毒风疹病毒

48. 高钾血症患者典型的心电图表现是

A. P-R 间期缩短

B. ST 段降低

C. U 波突出

D. T 波高尖

E. P 波高尖

49. 对系统性红斑狼疮最具有特异性的检查是

A. 抗 Sm 抗体阳性

B. C3 补体显著升高

C. 血或骨髓中发现狼疮细胞

D. 抗核抗体阳性

E. 血沉增快

50. 开放性气胸的患者首要的处理措施是

A. 纠正休克

B. 剖胸探查

C. 封闭伤口

D. 清创

E. 抽气减压

51. 简单可靠的诊断异位妊娠破裂的方法是

A. 阴道后穹隆穿刺

B. 盆腔检查

C. 腹腔镜检查

D. 宫腔镜检查

E. 查血 HCG

52. 静脉滴注 10% 葡萄糖液 200ml，其中加入 10% 氯化钾的最大量为

A. 6m

B. 5m

C. 4ml

D. 13ml

E. 12ml

53. 适用于处理肉芽过度增生的药物是

A. 3% 过氧化氢

B. 0.1% 雷佛奴尔

C. 5% 氯化钠

D. 3% 氯化钠

E. 2% 硝酸银

54. 预测直肠癌预后及监测复发的免疫学检查是

A. 癌抗原 -50（CA-50）测定

B. 组织多肽抗原（TPA）测定

C. 癌抗原 125（CA125）测定

D. 癌胚抗原（CEA）测定

E. 甲种胎儿球蛋白（AFP）测定

55. 外阴癌最常发生的部位是

A. 小阴唇

B. 大阴唇

C. 阴道

D. 阴蒂

E. 阴阜

56. 有些结肠位于腹膜后，受伤后常导致严重的

A. 腹腔内出血

B. 腹腔内积气

C. 腹腔后感染

D. 腹痛

E. 腹膜炎

57. 肝硬化的腹水属于

A. 乳糜性

B. 脓性

C. 血性

D. 渗出液

E. 漏出液

58. 重型胎盘早剥，胎盘的剥离面积为

A. 超过胎盘面积的 1/3

B. 超过胎盘面积的 1/4

C. 超过胎盘面积的 1/5

D. 超过胎盘面积的 1/6

E. 超过胎盘面积的 1/7

59. 下肢静脉曲张的病因不包括

A. 长期负重工作致腹压增高

B. 浅静脉压力升高

C. 静脉瓣膜缺陷

D. 下肢肌肉收缩减退

E. 静脉壁薄弱

60. T 型引流管拔除的时间一般为

A. 14 天

B. 10 天

C. 7 天

D. 5 天

E. 3 天

61. 自体游离皮片移植属于

A. 同种移植

B.同质移植

C.器官移植

D.组织移植

E.细胞移植

62.患者，女，36 岁。重型颅脑损伤行"血肿清除术"后 20 小时，患者清醒后，继而出现呕吐、意识障碍，GCS 评分 11 分。急诊 CT 检查，见右颞顶不规则阴影。患者可能出现了

A.帽状腱膜血肿

B.皮下血肿

C.颅内血肿

D.颅内急性脓肿

E.颅内感染

63.患儿，男，1 岁。高热惊厥入院，治疗 1 周痊愈出院。出院前对其家长进行健康教育的重点是

A.门诊复查的时间

B.预防接种的时间

C.惊厥预防及急救措施

D.体格锻炼的方法

E.合理的喂养方法

64.患儿，男，3 岁。体重超过同龄儿童 50%，所需热量应较理想体重至少减少

A.50%

B.40%

C.30%

D.20%

E.10%

65.患者，男，36 岁。突发高热，严重贫血及皮肤广泛瘀斑，最有助于确诊的检查是

A.B 超

B.骨髓象

C.尿化验

D.CT

E.大便潜血

66.患者，女，28 岁。甲状腺功能亢进病史半年，妊娠 3 个月，甲状腺功能亢进症状加重，治疗宜选用

A.碘剂

B.普萘洛尔

C.丙硫基氧嘧啶

D.放射性 ^{131}I 治疗

E.甲状腺次全切除术

67.患者，女，16 岁。青春期功血，医生给予性激素调整月经周期。护士给患者进行健康指导，正确的是

A.每次减量不超过原剂量 1/2

B.调整月经应 2 个周期

C.血止后药量每天递减

D.如感冒可暂时停服

E.按时按量服用性激素

68.患儿，男，5 岁。幼儿园老师反映上课时不停摇椅，多跑动，不专心，不能完成手工作业，但智力正常。最可能的诊断是

A.大脑发育不全

B.癫痫小发作

C.多发性神经根神经炎

D.注意缺陷多动障碍

E.脑性瘫痪

69.患者，男，20 岁。车祸后呼吸窘迫，来医院急诊。查体：右胸部饱满，呼吸音消失，叩诊呈鼓音，右胸部有骨擦音、皮下气肿。首要的急救措施是

A.胸腔穿刺排气减压

B.剖胸探查

C.闭式胸腔引流

D.镇静、吸氧抗感染

E.输血、输液抗休克

70.患儿，女，3 岁。出生时曾接种卡介苗，最近 PPD 试验局部皮肤红肿，硬结直径为 21mm。下列情况可能性较大的是

A.皮肤激惹反应

B.皮肤局部感染

C.有活动性结核

D.曾经有结核感染

E.卡介苗接种后反应

71.患儿，男，8 个月。呕吐、腹泻 3 天入院。烦躁、口渴，前囟明显凹陷，口唇黏膜干燥，皮肤弹性较差，尿量明显减少。血清钠 135mmol/L。第 1 天补液宜用

A.生理盐水

B.ORS 液

C.4∶3∶2 液

D.2∶3∶1 液

E.2∶1 液

72.患儿，男，8 岁。食欲不振，8 小时后右耳周围肿痛，同学中有类似患者。查体：肿大以右耳垂为中心，皮肤发热，触之坚韧有弹性，疼痛，张口及咀嚼时加重。最可能的诊断是

A.急性上呼吸道感染

B.流行性腮腺炎

C.急性淋巴结炎

D.化脓性中耳炎

E.麻疹

73.患者，男，35 岁。下腹外伤，可疑膀胱破裂，简单有效的检查方法是

A.腹穿

B.膀胱注水试验

C.膀胱造影

D.下腹部 X 线平片

E.耻骨上膀胱穿刺

74.患者，女，30 岁。在硬膜外麻醉下行腹股沟疝修补术后 4 小时。查体：耻骨上膨隆，扪及囊样包块，听诊呈实音。下列处置不妥的是

A.立即行导尿术

B.针刺三阴交穴

C.温水冲洗会阴

D.听流水声

E.协助患者取适当体位

75.患者，女，20 岁。发现背部肿块 1 周，伴疼痛。查体：背部可见直径约 3cm 大小肿块，表面红肿，有压痛，触摸有波动感。应采取的处理方法是

A.切开引流

B.放射治疗

C.手术切除

D.口服消炎药物

E.先抗感染，再手术切除

76.患者，男，68 岁。患心脏瓣膜病、房颤 20 年，服用地高辛 5 年。近 3 天突然出现恶心、呕吐，同时伴有心悸、头痛、头晕、视物模糊。心电图示室性早搏二联律。患者可能出现了

A.洋地黄类药物中毒

B.高血压

C.低血压

D.心力衰竭

E.消化性溃疡

77.患者，男，45 岁。突发剧烈腹痛，恶心、呕吐，体温 38.8℃，以"急性化脓性腹膜炎"收入院。入院后急查血白细胞 $18 \times 10^9/L$，患者出现里急后重感，B 超检查发现盆腔有较大的脓肿。应采取的治疗措施为

A.手术治疗

B.物理透热治疗

C.热水坐浴

D.应用抗生素治疗

E.持续胃肠减压

78.患者，男，53 岁。巩膜轻度黄染 1 周。近2 个月来感觉上腹部不适及隐痛，食欲减退和消瘦明显。血清胆红素 368μmol/L，碱性磷酸酶升高；B 超示胰头部有一 3cm×2cm 包块，胆总管轻度扩张；CT 示胰头部占位。经充分术前准备行胰十二指肠切除术。术后护理措施错误的是

A.严格记录出入量，维持水、电解质平衡

B.持续氧气吸入，鼓励患者腹式呼吸

C.密切观察腹部体征变化，防止吻合口瘘

D.给予高蛋白、高糖、高维生素、低脂饮食

E.保持各种引流管通畅，观察引流液的量和颜色

79.患者，男，50 岁。在田间劳动时不慎敌百虫农药中毒，立即被送急诊。抢救时禁用的措施为

A.硫酸钠导泻

B.1% 盐水洗胃

C.1∶5000 高锰酸钾洗胃

D.2% 碳酸氢钠洗胃

E.清水洗胃

80.患者，女，28 岁。因一氧化碳中毒送入院，护士观察病情时，应特别警惕的并发症是

A.肺水肿

B.脑水肿

C.昏迷

D.迟发性脑病

E.水、电解质紊乱

81.患儿，女，2 天。体温 38.1℃，吃奶好，精神萎靡。血常规：白细胞 $25 \times 10^9/L$，诊断为新生儿败血症。对于该患儿的治疗正确的是

A.若患儿出现并发症，则需治疗 3 周以上

B.血培养阳性，疗程至少需要 5~7 天

C.血培养阴性，病情好转即可停药

D.选用一种抗生素，避免发生菌群失调

E.做血培养，等待结果，然后选用抗生素

82.患儿，女，6 个月。高热，中毒症状明显。呻吟，双肺有中细湿啰音，诊断为支气管肺炎，其抗生素应用至体温正常后

A.11~14 天

B.8~10 天

C.5~7 天

D.3~4 天

E.1~2 天

83.患者，女，53 岁。因"腰椎间盘突出"拟行"腰椎间盘突出物摘除术"，术前护理措施不妥的是

A.可戴腰围下床活动

B.避免弯腰、长期站立或上举重物

C.保持有效牵引

D.抬高床尾 20°，屈膝，放松背部肌肉

E.绝对卧硬板床

二、以下提供若干组考题，每组考题共同使用在考题前列出的 A、B、C、D、E 五个备选答案。请从中选择一个与考题关系最密切的答案，并在答题卡上将相应题号的相应字母所属方框涂黑。每个备选答案可能被选择一次、多次或不被选择。

（84~85 题共用备选答案）

A.糖皮质激素

B. 苯丁酸氮芥

C. 三尖杉酯碱

D. 长春新碱

E. 羟基脲

84. 治疗慢性粒细胞白血病首选的药物是

85. 治疗慢性淋巴细胞白血病首选的药物是

（86~87 题共用备选答案）

A. 膀胱镜检查

B. B 超检查

C. X 线检查

D. 肾动脉造影

E. 静脉肾盂造影

86. 诊断膀胱癌最直接、可靠的检查是

87. 用于早期诊断肾癌的常用检查是

（88~89 题共用备选答案）

A. 兴奋迷走神经药物

B. 延长动作电位时程为主的药物

C. 膜稳定作用为主的药物

D. β 受体阻滞剂

E. 钙通道阻滞剂

88. 乙胺碘呋酮抗心律失常的作用机理是

89. 维拉帕米抗心律失常的作用机理是

（90~91 题共用备选答案）

A. 食物反流

B. 呛咳及肺部感染

C. 食管气管瘘

D. 大量呕血

E. 声音嘶哑

90. 食管癌肿侵入气管，可形成

91. 食管癌肿侵入主动脉，溃烂破裂，可引起

（92~93 题共用备选答案）

A. 免疫学检查

B. 脑脊液检查

C. B 超

D. CT 和 MRI

E. 脑电图

92. 为明确癫痫诊断应做的检查是

93. 为明确癫痫病因应做的检查是

（94~96 题共用备选答案）

A. 人工流产综合征

B. 羊水栓塞

C. 子宫穿孔

D. 术后感染

E. 吸宫不全

94. 人工流产术中，受术者出现面色苍白、出汗、心率缓慢，应考虑为

95. 人工流产术中，受术者感到下腹部撕裂样疼痛，术者探测宫腔有"无底"感觉，应考虑为

96. 人工流产术后 2 周仍有阴道流血，量较多，应考虑为

（97~98 题共用备选答案）

A. 胎儿娩出后，阴道间歇性流出暗红色血液，胎盘娩出延迟

B. 产后突然发生寒战，呼吸困难，发绀

C. 产妇突然感到下腹部剧痛，随即子宫收缩停止

D. 产后宫底逐渐升高，随后大量血液自阴道流出

E. 子宫出现病理缩复环，血尿

97. 先兆子宫破裂的表现是

98. 子宫破裂的表现是

（99~100 题共用备选答案）

A. 从有规律性宫缩到胎儿胎盘娩出

B. 从有规律性宫缩到胎儿娩出

C. 从有规律性宫缩到宫口开全

D. 从宫颈口开全到胎儿娩出

E. 从胎儿娩出到胎盘娩出

99. 第一产程指

100. 第二产程指

专业知识

一、答题说明：以下每一道考题下面有 A、B、C、D、E 五个备选答案。请从中选择一个最佳答案，并在答题卡上将相应题号的相应字母所属的方框涂黑。

1. 下列疫苗需要皮内注射的是
A. 麻疹减毒活疫苗
B. 百白破缓和制剂
C. 脊髓灰质炎减毒活疫苗
D. 乙肝疫苗
E. 卡介苗

2. 有机磷农药中毒后患者呼出的气体气味是
A. 粪臭味
B. 酒味
C. 苦杏仁味
D. 烂苹果味
E. 蒜臭味

3. 引起中毒的化学物质是
A. 毒素
B. 农药
C. 毒药
D. 毒物
E. 有机溶剂

4. 消化性溃疡最常见的并发症是
A. 感染
B. 癌变
C. 幽门梗阻
D. 出血
E. 穿孔

5. 各种流产的临床特点，正确的是
A. 稽留流产：胚胎或胎儿在宫中已死亡超过 10 周
B. 不全流产：宫口闭，阴道出血减少
C. 难免流产：阴道出血少，为破水
D. 先兆流产：宫口未开，阴道出血量少于月经量
E. 完全流产：腹痛，宫口松

6. 关于急性脓胸的症状及体征的叙述，错误的是
A. 杵状指
B. 胸廓饱满
C. 白细胞计数增高
D. 体温高达 40℃
E. 气促

7. 关于闭式胸膜腔引流的叙述，错误的是
A. 拔管时病人可自由呼吸
B. 气胸引流管置于患侧第 2 肋间
C. 长玻璃管水柱随呼吸波动，提示引流通畅
D. 衔接紧密，防止漏气
E. 水封瓶液面低于引流管胸腔出口平面 60~80cm

8. 股疝易嵌顿，主要是因为
A. 骨盆宽大
B. 病人多为经产妇
C. 股管解剖特点
D. 病人肥胖
E. 病人年龄大

9. 支气管肺癌最常见的早期症状是
A. 胸痛
B. 血性胸水形成
C. 持续性痰中带血
D. 发热
E. 阵发性刺激性干咳

10. 关于肠外营养的护理措施，错误的是
A. 营养液中严禁添加治疗药物
B. 必须 24 小时内输完
C. 需快速输注
D. 穿刺置管处每日消毒
E. 营养液在无菌环境下配制

11. 会阴热敷治疗时，热敷面积一般是病损范围的
A. 4 倍大小
B. 3 倍大小
C. 2 倍大小
D. 1 倍大小
E. 相等大小

12. 对低钾患者静脉补钾，最重要的参考指标是
A. 患者精神状态
B. 用药总量
C. 患者尿量
D. 药液浓度
E. 给药速度

13. 使用双气囊三腔管时，正确的护理措施是
A. 拔管后 24 小时仍需严密观察
B. 出血停止后即可拔管
C. 置管期间每隔 12 小时放气 1 次
D. 食道囊和胃囊各注气约 30ml
E. 先向食道囊注气，再向胃囊注气

14.关于慢性肾小球肾炎患者健康指导的叙述，错误的是

 A.避免一切加重疾病或使其复发的因素

 B.为避免劳累，应停止工作

 C.注意保暖，预防感冒

 D.禁烟酒

 E.进行适当锻炼

15.判断口对口人工呼吸有效的指标主要是

 A.胸廓起伏

 B.心跳恢复

 C.抽搐停止

 D.瞳孔缩小

 E.发绀减轻

16.慢性肾衰竭患者发生贫血的主要原因是

 A.红细胞寿命缩短

 B.代谢产物抑制骨髓造血

 C.叶酸缺乏

 D.肾脏产生促红细胞生成素减少

 E.铁缺乏

17.毒性弥漫性甲状腺肿患者甲状腺肿大的描述，错误的是

 A.能随吞咽运动

 B.可有震颤

 C.压痛明显

 D.双侧对称

 E.柔软

18.小儿泌尿道感染的主要途径是

 A.尿路畸形和梗阻

 B.外伤后感染

 C.直接蔓延

 D.血源性感染

 E.上行感染

19.类风湿性关节炎常见临床表现不包括

 A.高热

 B.蛋白尿

 C.肺间质病变

 D.关节痛与畸形

 E.晨僵

20.消化道手术患者，术前饮食要求为

 A.禁食1天

 B.流质饮食2天

 C.流质饮食3天

 D.流质饮食一周

 E.普食

21.胃大部切除术适宜的麻醉方式是

 A.蛛网膜下隙麻醉

 B.局部浸润麻醉

 C.硬膜外麻醉

 D.全身麻醉

 E.表面麻醉

22.胃炎患者有少量出血，适宜的饮食是

 A.少渣、半流质饮食

 B.易消化、营养丰富饮食

 C.牛奶、米汤等温凉流质饮食

 D.无特别禁忌

 E.高热量高纤维饮食

23.阻塞性肺气肿的并发症不包括

 A.急性左心衰竭

 B.呼吸衰竭

 C.慢性肺源性心脏病

 D.肺部急性感染

 E.自发性气胸

24.自发性气胸典型的临床表现是

 A.咳痰，咯血，呼吸困难

 B.咳嗽，咳痰，咯血

 C.胸痛，干咳，咯血

 D.胸痛，干咳，呼吸困难

 E.伴有哮鸣音的呼气性呼吸困难

25.肝性脑病患者需限制的食物是

 A.面食

 B.米饭

 C.肉类

 D.蔬菜

 E.水果

26.休克时体温降低，应予以保暖，一般室内温度应保持在

 A.25℃左右

 B.24℃左右

 C.22℃左右

 D.20℃左右

 E.15℃左右

27.心跳呼吸骤停复苏成功后，观察期间应使

 A.血压不考虑，常规吸氧

 B.血压维持略低水平，常规吸氧

 C.血压维持略低水平，不必吸氧

 D.血压维持略高水平，常规吸氧

 E.血压维持略高水平，不必吸氧

28.符合器官移植后慢性排斥反应的特点是

 A.组织学表现为移植器官的间质弥漫性水肿

 B.可发生在移植后数月至数年

 C.移植器官肿大，局部疼痛

 D.移植器官功能迅速衰减

 E.突发寒战，高热

29.发生大咯血时病人应当

 A.多交谈

 B.绝对卧床

C.少量流质饮食

D.屏气

E.咳嗽

30.原发性高血压最严重的并发症是

A.糖尿病

B.冠心病

C.肾功能衰竭

D.充血性心力衰竭

E.脑出血

31.心律失常患者中最易发生脉搏短绌的类型是

A.窦性心律不齐

B.室性期前收缩

C.心室颤动

D.心房颤动

E.心房扑动

32.腹膜炎术后半卧位的目的不包括

A.防止膈下感染

B.减轻中毒症状

C.有利于恢复肠蠕动

D.有利于改善呼吸和循环

E.有利于脓液局限于盆腔

33.恶性肿瘤术后第1年，随访的时间是

A.每6个月1次

B.每4~5个月1次

C.每3个月1次

D.每1~2个月1次

E.每半个月1次

34.细菌性肝脓肿患者术后拔除引流管的指征是每日引流液应少于

A.25ml

B.20ml

C.15ml

D.10ml

E.5ml

35.多器官功能不全综合征的普遍特征不包括

A.低动力型循环

B.原本健康器官迅速受累

C.耗能途径异常

D.持续高代谢

E.与创伤、休克关系密切

36.试管婴儿的主要适应证是

A.子宫发育不良

B.输卵管不通

C.免疫性不孕

D.无精症

E.无排卵

37.尿道损伤的患者首选的检查是

A.逆行尿道造影

B.尿道X线摄片

C.MRI

D.CT

E.B超

38.脑桥出血瞳孔表现为

A.双侧瞳孔散大固定

B.双侧瞳孔对光反应消失

C.针尖样瞳孔

D.一侧瞳孔缩小

E.一侧瞳孔散大

39.最能反映贫血程度的实验室指标是

A.网织红细胞计数

B.血红蛋白定量

C.血清蛋白总量

D.红细胞沉降率

E.红细胞计数

40.溃疡性结肠炎最突出的消化系统症状是

A.恶心、呕吐

B.食欲不振

C.腹胀

D.腹痛

E.腹泻

41.末次月经为2016年11月28日，推算预产期为

A.2017年8月13日

B.2017年9月7日

C.2017年8月21日

D.2017年9月5日

E.2017年8月5日

42.下肢静脉曲张中禁忌做高位结扎及剥脱术的类型是

A.交通支瓣膜闭锁不全

B.浅静脉瓣膜闭锁不全

C.深静脉阻塞

D.小腿有色素沉着

E.小腿有慢性溃疡

43.3~6个月患儿，维生素D缺乏性佝偻病多见的骨骼改变是

A.下肢畸形

B.手镯、脚镯征

C.肋骨串珠

D.颅骨软化

E.方颅

44.早期食管癌的症状有

A.进行性吞咽困难

B.吞咽哽噎感

C.持续胸背痛

D.柏油样黑便

E. 恶心、呕吐

45. 小脑幕切迹疝与枕骨大孔疝的临床表现不同的是

A. 呼吸骤停出现的时间不同

B. 血压升高，脉缓有力

C. 意识障碍出现较早

D. 呕吐频繁

E. 头痛剧烈

46. 体外循环结束时为中和肝素应选择的药物是

A. 白蛋白

B. 酚磺乙胺

C. 止血芳酸

D. 鱼精蛋白

E. 维生素 K_1

47. 引起风湿性心瓣膜病患者死亡的主要原因是

A. 亚急性感染性心内膜炎

B. 充血性心力衰竭

C. 心源性休克

D. 心律失常

E. 栓塞

48. 属于骨折早期并发症的是

A. 缺血性骨坏死

B. 创伤性关节炎

C. 畸形愈合

D. 关节僵硬

E. 脂肪栓塞

49. 糖尿病患者运动治疗的最佳时间是

A. 餐前 1 小时

B. 餐后 1 小时

C. 睡前

D. 餐后 2 小时

E. 晨起锻炼

50. 肾病综合征的治疗，不合理的措施是

A. 必要时应用环孢素 A

B. 用激素治疗，尿蛋白减少立即减量

C. 用激素治疗 4 周，无效加用环磷酰胺

D. 必要时可应用阿司匹林

E. 必要时补充白蛋白

51. 患者，女，60 岁。甲状腺肿大 20 年，下列与压迫邻近组织无关的症状是

A. 声音嘶哑

B. 咳粉红色泡沫样痰

C. 头面部淤血

D. 吞咽困难

E. 呼吸困难

52. 某产妇夏季自然分娩一足月新生儿。产后 2 天，用厚包被包裹婴儿，母乳头凹陷，未进行人工喂养。现该新生儿出现多汗，体温 39℃。首先考虑的是

A. 新生儿脱水热

B. 新生儿免疫功能不全

C. 新生儿败血症

D. 新生儿脐炎

E. 新生儿肺炎

53. 患儿，女，6 岁。因"无明显诱因出现下肢、臀部对称性皮肤紫癜，伴恶心、呕吐 1 周"就诊。查毛细血管脆性试验阳性，外周白细胞数、血小板计数、出血和凝血时间正常，骨髓检查正常。最可能的诊断是

A. 原发免疫性血小板减少症

B. 风湿性关节炎

C. 弥散性血管内凝血（DIC）

D. 血友病

E. 过敏性紫癜

54. 某新生儿，出生 1 分钟 Apgar 评分为 3 分，首要的抢救措施是

A. 保暖

B. 5% 碳酸氢钠脐静脉注入

C. 清理呼吸道

D. 胸外按压

E. 人工呼吸

55. 28 岁孕妇，妊娠 35 周，胎膜早破 12 小时收入院。产科检查：LOT，未入盆，胎心率 140 次 / 分。对该孕妇护理措施错误的是

A. 按医嘱给予抗生素

B. 保持外阴清洁

C. 密切观察生命体征变化

D. 取半坐卧位

E. 绝对卧床休息

56. 女性，30 岁。自然分娩一女婴，产后 2 日护士发现会阴侧切伤口红肿，局部湿热敷宜选择的溶液是

A. 1：5000 高锰酸钾

B. 50% 硫酸镁

C. 2% 碘酊

D. 5% 碘伏

E. 75% 酒精

57. 女婴，4 个月。足月顺产。护士在家访时，为预防小儿营养性缺铁性贫血，应重点指导家长

A. 添加水果

B. 添加蛋黄

C. 服用铁剂

D. 添加鱼肝油

E. 母乳喂养

58. 患儿，男，9 岁。智力低下，既往有"癫痫"病史。发作时出现强烈的点头、屈体样动作，持续

此姿势 5~8 秒，常摔伤头部，伴颜面青紫、瞳孔散大。该患儿的发作类型是

A. 发作性睡病

B. 全面性强直－阵挛发作

C. 复杂部分性发作

D. 强直性发作

E. 肌阵挛发作

59. 患者，女，32 岁。寒战、高热、尿频、尿急、腰痛 3 个月。镜检：尿白细胞＞5 个/高倍视野，初步诊断为

A. 慢性肾小球肾炎

B. 慢性肾炎急性发作

C. 急性肾小球肾炎

D. 急性肾盂肾炎

E. 肾结核

60. 患者，男，35 岁。走路不慎滑倒，头部触地，当即昏迷约 30 分钟，醒后头痛，恶心，50 分钟后，再次昏迷，该患者最可能是

A. 硬脑膜外血肿

B. 脑内血肿

C. 脑裂伤

D. 脑挫伤

E. 脑震荡

61. 患者，女，40 岁。咳嗽 10 余年，经常于感冒后加重，咳大量脓痰，3 天前突然咯血 150ml，查体：心肺无明显阳性体征，X 线胸片示双肺下野肺纹理增多。最可能的诊断是

A. 支气管扩张症

B. 支气管内膜结核

C. 支气管肺癌

D. 慢性肺脓肿

E. 慢性支气管炎

62. 患者，男，22 岁。一天前鼻尖处长疖，该患者不应

A. 湿热敷

B. 应用抗生素

C. 外敷鱼石脂膏

D. 挤压患处

E. 休息

63. 患者，男，50 岁。咳嗽，咳白色泡沫样痰 5 个月，胸痛半个月。X 线胸片检查提示右下肺肺叶内带近肺门处有一直径 3cm 分叶状阴影。CT 检查提示不规则高密度肿块阴影，同侧肺门淋巴结肿大，直径约 1.1cm，支气管纤维镜检查确诊为鳞癌，行全肺切除术。术后第 1 天，BP 120/75mmHg，P 86 次/分，R 20 次/分，T 37.5℃，尿量正常。以下护理措施中正确的是

A. 出院前告知患者，出院后不必再进行呼吸运动锻炼

B. 术后前 3 天以卧床休息为主，以预防引流管滑脱

C. 控制钠盐摄入，24 小时补液量应控制在 2000ml 以内，速度 20~30 滴/分

D. 侧卧位，以预防纵隔移位和压迫健侧肺而导致呼吸循环功能障碍

E. 保持胸腔引流管畅通，使之呈全程开放状态

64. 患者，女，24 岁。未婚。面部有较严重蝶形红斑，且长期不规则低热。其首选护理诊断是

A. 思维过程改变

B. 相关知识缺乏

C. 有感染的危险

D. 皮肤完整性受损

E. 体温过高

65. 患者，男，7 个月。发热、咳嗽 5 天，呕吐 2 天，抽搐 1 天。嗜睡，前囟饱满，双肺少许细湿啰音，克氏征（－）、布氏征（－）。血白细胞 17×10^9/L，中性粒细胞 0.66，淋巴细胞 0.34；脑脊液浑浊，白细胞 1000×10^6/L，中性粒细胞为多，蛋白质 2g/L，糖 2.3mmol/L，氯化物 105mmol/L。最可能的诊断是

A. 脑性瘫痪

B. 中毒性脑病

C. 结核性脑膜炎

D. 病毒性脑膜炎

E. 化脓性脑膜炎

66. 患儿，男，8 个月。室间隔缺损，因咳喘 3 日收治，半小时前患儿突发面色灰白，烦躁不安，呼吸困难，心率 180 次/分，呼吸 60 次/分，肝脏肋下可触及。最可能的原因是

A. 急性重型肝炎

B. 病毒性心肌炎

C. 肺水肿

D. 急性心力衰竭

E. 急性呼吸衰竭

67. 患者，女，65 岁。晨练时跌倒，右手掌撑地后腕部剧烈疼痛，活动受限遂来院就诊。查体：右腕部明显肿胀畸形，活动受限。侧面观腕关节呈"银叉样"畸形，正面观呈"枪刺样"畸形。最可能的诊断是

A. 盖氏骨折

B. 孟氏骨折

C. Smith 骨折

D. Colles 骨折

E. 腕骨骨折

68. 患儿，男，18 个月。多汗、烦躁。查体：方颅、鸡胸、"O"形腿。实验室检查示血钙、磷均低。

最可能的诊断是

　　A.先天性佝偻病

　　B.佝偻病后遗症期

　　C.佝偻病恢复期

　　D.佝偻病激期

　　E.佝偻病初期

　　69.患者，女，27岁。心脏病病史8年，37周妊娠，剖宫产一活男婴。现术后2小时，产妇心率126次/分，床上翻身即感胸闷、气短。护理措施中**不正确**的是

　　A.及时回乳

　　B.无盐半流质饮食

　　C.吸氧

　　D.限制静脉输液滴速

　　E.严密监测生命体征

　　70.初产妇，孕1产0，25岁。骨盆外测量正常，临产10小时，肛查：宫口开大9cm，胎先露S2+，宫缩时出现胎心率下降达110次/分，宫缩后不能迅速恢复。处理正确的是

　　A.给予温肥皂水灌肠，刺激宫缩

　　B.立即剖宫产

　　C.立即产钳助娩

　　D.催产素点滴加强宫缩

　　E.不予干涉，等待自然分娩

　　71.患者，女，35岁。单位查体可疑子宫肌瘤，到医院就诊。妇科检查：子宫处可扪及有蒂与子宫相连球状物，质地较硬。此患者的子宫肌瘤最可能是

　　A.阔韧带肌瘤

　　B.子宫颈肌瘤

　　C.浆膜下肌瘤

　　D.黏膜下肌瘤

　　E.肌壁间肌瘤

　　72.患儿，男，7个月。因肺炎住院，应用抗生素治疗2周，近2日见患儿口腔黏膜有白色乳凝状物，不易擦去，考虑为鹅口疮。其护理措施**错误**的是

　　A.护理患儿前后应洗手

　　B.食具等用后应煮沸消毒

　　C.涂药前应先清洗口腔

　　D.局部可涂制霉菌素

　　E.用5%碳酸氢钠溶液口腔护理

　　73.患者，女，43岁。铁钉刺伤足底8小时，伤口约10cm，入院时出血已止，伤口污染较重，创缘肿胀，下列处理正确的是

　　A.清创后注射破伤风抗毒血清

　　B.清创后油纱条填塞

　　C.创后一期缝合

　　D.清创后不予包扎

　　E.冲洗、消毒后包扎

　　二、以下提供若干个案例，每个案例有若干个考题。请根据提供的信息，在每题的A、B、C、D、E五个备选答案中选择一个最佳答案，并在答题卡上按照题号，将所选答案对应字母的方框涂黑。

（74~75题共用题干）

　　患者，男，39岁。因阵发性腹痛、呕吐6小时，以"肠梗阻"入院。患者烦躁，面色发绀、皮肤湿冷、脉搏细弱，血压90/70mmHg。

　　74.患者可能发生的酸碱失衡为

　　A.代谢性碱中毒合并呼吸性酸中毒

　　B.呼吸性酸中毒

　　C.代谢性碱中毒

　　D.呼吸性碱中毒

　　E.代谢性酸中毒

　　75.护理措施**不正确**的是

　　A.测尿量

　　B.监测中心静脉压

　　C.置热水袋热敷

　　D.仰卧中凹卧位

　　E.吸氧、输液

（76~77题共用题干）

　　患者，男，41岁。因车祸伤致颅内血肿，深昏迷，脑疝形成。实施颅内血肿清除，去骨瓣减压手术，术中输血3600ml，术后入ICU，患者出现皮肤紫斑，切口部位有出血。

　　76.应首先考虑的诊断是

　　A.循环功能衰竭

　　B.呼吸功能衰竭

　　C.肾功能衰竭

　　D.多器官功能衰竭

　　E.弥散性血管内凝血（DIC）

　　77.在抢救过程中应及时使用

　　A.利尿剂

　　B.抗凝剂

　　C.升压药

　　D.抗生素

　　E.止血剂

（78~79题共用题干）

　　患者，女，2岁。发热、盗汗，食欲不振、消瘦、无力来诊。胸部X线片见两侧肺野有分布均匀、大小一致粟粒状阴影，结核菌素试验阳性。

　　78.该患儿正确的诊断是

　　A.结核性胸膜炎

B.原发性肺结核

C.支气管淋巴结核

D.急性粟粒型肺结核

E.浸润型肺结核

79.该患儿抗结核治疗的时间至少是

A.2 年

B.1 年半

C.1 年

D.9 个月

E.6 个月

（80~83 题共用题干）

患者，男，50 岁。确诊乙型肝炎 20 年，长期需要家人照顾其生活起居，今日该患者因食欲不振、厌油、腹胀 3 个月。加重 1 个月入院，查体：全身散在皮肤紫癜，腹部胀痛，叩诊移动性浊音阳性，肝脏触诊质硬有结节感，边缘较薄，无压痛。实验室检查：ALT（GPT）显著升高，AFP 正常。

80.最可能的诊断是

A.腹腔内肿瘤

B.结核性腹膜炎

C.原发性肝癌

D.肝硬化

E.酒精性肝病

81.若该患者腹水诊断明确，每日摄入的钠盐应控制在

A.5~6g/d

B.4~5g/d

C.3~4g/d

D.2~3g/d

E.1~2g/d

82.若该患者入院第 3 天早饭后感腹胀不适，并呕吐咖啡渣样液体，随即出现乏力、皮肤湿冷。测 BP 80/50mmHg，HR 138 次 / 分。则该患者目前首要的护理问题是

A.潜在并发症：休克

B.营养失调：低于机体需要量

C.活动无耐力

D.焦虑

E.体液不足

83.为了早期预防患者肝性脑病的发生，最应该采取的护理措施是

A.给予高热量、高蛋白、易消化的饮食

B.放腹水时严格无菌操作

C.清理消化道内积血

D.积极补充血容量

E.指导患者禁烟、戒酒

三、以下提供若干组考题，每组考题共同使用在考题前列出的 A、B、C、D、E 五个备选答案。请从中选择一个与考题关系最密切的答案，并在答题卡上将相应题号的相应字母所属的方框涂黑。每个备选答案可能被选择一次、多次或不被选择。

（84~86 题共用备选答案）

A.给予解痉止痛

B.胆囊造瘘

C.胆囊切除

D.急症手术行腹腔引流

E.急症手术行胆总管引流

84.慢性胆囊炎需要

85.急性重症胆管炎需要

86.坏疽性胆囊炎胆囊穿孔，病情危重需要

（87~88 题共用备选答案）

A.5 年以上

B.5 年

C.4 年

D.3 年

E.2 年

87.葡萄胎的随访时间是

88.子宫颈癌术后随访时间是

（89~91 题共用备选答案）

A.粪 - 口传播

B.血液传播

C.虫媒传播

D.空气传播

E.母婴传播

89.中毒型细菌性痢疾的传播途径是

90.麻疹的主要传播途径是

91.流行性乙型脑炎的传播途径是

（92~94 题共用备选答案）

A.急性机械性肠梗阻

B.急性阑尾炎

C.急性胰腺炎

D.急性结石性胆囊炎

E.胃十二指肠穿孔

92.墨菲征阳性见于

93.腹部平片查见膈下游离气体见于

94.听诊腹部高调肠鸣音见于

（95~97 题共用备选答案）

A.淋巴结肿大

B.脾大

C. 发热

D. 出血

E. 贫血

95. 常为急性白血病病人的首发症状是

96. 常见慢性淋巴细胞白血病首发体征是

97. 慢性粒细胞白血病病人最显著的体征是

（98~100 题共用备选答案）

A. 皮肤苍白、出冷汗、血压下降、体温基本正常

B. 早期多汗，体温可达 40℃以上，继而无汗干热

C. 面色潮红、多汗、口唇呈樱桃红色

D. 头部温度高，体温基本正常

E. 面色苍白、大汗、四肢湿冷

98. 属于 CO 中毒的临床表现是

99. 属于热射病的临床表现是

100. 属于日射病的临床表现是

专业实践能力

一、以下每一道考题下面有 A、B、C、D、E 五个备选答案。请从中选择一个最佳答案，并在答题卡上将相应题号的相应字母所属方框涂黑。

1. 长期留置导尿管的患者，出现尿液浑浊、沉淀或结晶时应
A. 经常更换卧位
B. 进行膀胱冲洗
C. 热敷下腹部
D. 膀胱内用药
E. 经常清洁尿道口

2. 具有降低血液黏稠度、改善微循环作用的药物是
A. 中分子右旋糖酐
B. 水解蛋白
C. 白蛋白
D. 10% 葡萄糖
E. 低分子右旋糖酐

3. 静脉输液发生肺水肿，应立即停止输液，其后给予的最简便措施是
A. 静脉缓慢推注强心剂
B. 使病人取端坐位两腿下垂
C. 四肢轮流用止血带结扎
D. 及时与医生联系
E. 呼吸机加压给氧

4. 使用无菌溶液的方法，错误的是
A. 已开启的无菌溶液瓶内的溶液，可保存 24 小时
B. 倒液后环绕消毒瓶口，最先消毒手接触的部位
C. 冲洗瓶口时标签始终朝向掌心
D. 开启瓶塞时手不可触及瓶口
E. 使用前应核对溶液的名称、浓度、有效日期及溶液质量

5. 护理计划主要是依据下列哪项制定的
A. 护理诊断
B. 护理查体
C. 医疗诊断
D. 既往病史
E. 检验报告

6. 医院内工作人员做到"四轻"，是为了给病人
A. 树立良好的职业形象
B. 创造安全的环境
C. 建立良好的护患关系
D. 创造安静的环境
E. 创造良好的社会环境

7. 医疗文件具有法律效应，因抢救病人未能及时书写的，应在抢救结束后据实补记，补记的时限是
A. 10 小时内
B. 8 小时内
C. 6 小时内
D. 4 小时内
E. 2 小时内

8. 护士对患者进行病情观察的最佳途径是
A. 经常查看护理记录
B. 加强医护间的联系
C. 与患者日常接触中
D. 通过阅读病历
E. 进行交接班时

9. 不属于医院感染的是
A. 住院患者导尿后发生泌尿系感染
B. 患者住院第 10 天后出现上呼吸道感染
C. 新生儿脐带发炎
D. 护理"非典"患者时护士获得的感染
E. 新生儿经胎盘获得的感染

10. 关于冷疗影响因素的叙述，不正确的是
A. 老年人较年轻人对冷刺激反应迟钝
B. 皮肤较薄的区域对冷的敏感性强
C. 用冷面积越大，效果越强
D. 用冷时间越长，效果越好
E. 在相同温度下，湿冷的效果优于干冷

11. 被誉为"现代心理学之父"的是
A. 马斯洛
B. 皮亚杰
C. 艾瑞克森
D. 弗洛伊德
E. 贝塔朗菲

12. 构成甲状腺素的主要成分是
A. 钙
B. 铁
C. 锌
D. 碘
E. 磷

13. 给患者实施青霉素皮试前，最重要的准备工作是
A. 询问病人有无过敏史
B. 选择注射部位要合适

C.抽药剂量要准确

D.准备好注射用物

E.环境要清洁、宽敞

14.不符合要素饮食的特点是

A.含一定纤维素，可促进肠蠕动

B.适用于肠胃道瘘、严重烧伤病人

C.有利于纠正负氮平衡

D.无需消化也能被吸收

E.含有人体所必需的各种营养素

15.护理程序的步骤排列顺序，正确的是

A.评估—诊断—计划—评价—实施

B.评估—计划—诊断—实施—评价

C.评估—实施—计划—诊断—评价

D.评价—诊断—计划—实施—评估

E.评估—诊断—计划—实施—评价

16.关于医院的任务，错误的是

A.以科研为主

B.做好扩大预防

C.以医疗为中心

D.保证教学和科研任务的完成

E.指导基层和计划生育的技术工作

17.深昏迷患者不能将痰液咳出的主要原因是

A.咳嗽较无力

B.痰液较稀薄

C.吞咽反射消失

D.咳嗽反射消失

E.咳嗽反射迟钝

18.下列属虚证的临床症状是

A.体质多壮实

B.精神萎靡，声低气微

C.声高气粗

D.胸腹按之疼痛，胀满不减

E.脉象有力

19.中医护则中，急则护其

A.病因

B.正

C.邪

D.本

E.标

20.超声雾化吸入的目的不包括

A.间歇吸入抗癌药物治疗肺癌

B.减轻呼吸道的炎症

C.解除支气管痉挛

D.增加吸入氧浓度

E.稀化痰液

21.需要采血清标本的是

A.测定血尿素氮

B.检测血氧分压

C.测定血清酶

D.测定血氨

E.测定血沉

22.婴幼儿使用热水袋的水温应低于

A.65℃

B.60℃

C.55℃

D.50℃

E.45℃

23.给药方式吸收最快的是

A.直肠给药

B.肌内注射

C.皮下注射

D.吸入

E.口服

24.护士在执行医嘱的过程中，做法错误的是

A.护士向医生指出医嘱中的错误后，医生仍执意要求护士执行时，护士应遵医嘱执行

B.发现医嘱有明显错误时，护士有权不执行医嘱

C.患者对医嘱提出疑问时，护士应核实医嘱

D.一般不执行口头医嘱

E.不可修改医嘱

25.下列不属于输液反应的是

A.空气栓塞

B.发热反应

C.溶血反应

D.循环负荷过重反应

E.静脉炎

26.在建立护患关系初期，护患关系发展的主要任务是

A.为病人解决健康问题

B.与病人建立信任关系

C.为病人制定护理计划

D.确定病人的健康问题

E.对病人收集资料

27.“健康新视野”提出，未来工作方向的侧重点是

A.从疾病转向健康促进方面

B.晚年的生活质量

C.健康的保护

D.生命的保护

E.生命的培育

28.不符合药物管理原则的是

A.病人个人用药单独存放，并证明床号、姓名

B.药柜置于光线明亮、阳光直射处，保持整洁

C.按易挥发、易氧化、易燃易爆等分类保存

D.定期检查，如有异样，应立即停止使用

E. 按内服、外用、注射、剧毒等分类保管

29. 使用时需要观察尿量的药物是

A. 5% 碳酸氢钠

B. 50% 葡萄糖

C. 20% 甘露醇

D. 西地兰

E. 硫酸镁注射液

30. 为昏迷病人插胃管，为了提高成功率，当胃管插至 15cm 时将病人头部托起，使下颌靠近胸骨柄，其目的是增大

A. 咽喉部通道的弧度

B. 贲门口水平处弧度

C. 平气管交叉处弧度

D. 环状软骨水平弧度

E. 食管通过膈肌弧度

31. 患者因患有乳腺癌感到悲伤，护士安慰患者时，所采取的合适距离为

A. 社交距离

B. 公众距离

C. 社会距离

D. 亲密距离

E. 个人距离

32. 输液中发生肺水肿时吸氧需用 20%~30% 的乙醇湿化，其目的是

A. 降低肺泡内泡沫的表面张力

B. 降低肺泡表面张力

C. 使痰液易咳出

D. 消毒吸入的氧气

E. 使患者呼吸道湿化

33. 能降低毛细血管和细胞膜通透性的物质是

A. 锌

B. 硫

C. 磷

D. 钙

E. 铁

34. 使用冰帽物理降温，肛温不得低于

A. 30℃

B. 33℃

C. 35℃

D. 36℃

E. 37℃

35. 小儿头皮静脉穿刺如果误入动脉，局部可表现为

A. 呈树枝分布状苍白

B. 苍白、水肿

C. 条索状红线

D. 充血、发绀

E. 无大变化

36. 腰椎穿刺后的病人颅内压过低引起头痛的机制是

A. 脑膜受刺激

B. 牵张颅内静脉窦和脑膜

C. 脑部缺血、缺氧

D. 脑代谢障碍

E. 脑部血液循环障碍

37. 充血性心力衰竭患者禁忌的灌肠溶液是

A. 石蜡油

B. 肥皂水

C. 1、2、3 溶液

D. 甘油溶液

E. 生理盐水

38. 根据马斯洛的理论，对人类基本需要各层次间关系的理解，正确的是

A. 各需要层次有其独立性，不会相互影响

B. 不同层次的需要的位置是固定不变的

C. 所有需要都必须立即和持续地给予满足

D. 不同层次的需要会出现重叠甚至颠倒

E. 需要层次上移后满足需要的差异性很小

39. 应放入有色瓶或避光纸盒内，置于阴凉处保存的药物是

A. 乙醇

B. 糖衣片

C. 胃复安

D. 胎盘球蛋白

E. 氨茶碱

40. 医院内的临床护理工作主要包括基础护理和

A. 护理教育

B. 专科护理

C. 护理管理

D. 社区护理

E. 护理科研

41. 为糖尿病患者留尿作尿糖定量检查，采集尿标本的方法是

A. 留中段尿 5ml

B. 留 24h 尿

C. 饭前留尿 100ml

D. 随时留尿 100ml

E. 留清晨第 1 次尿约 100ml

42. 按皮亚杰的观点，以自我为中心，单方面考虑问题的儿童处于

A. 运思期

B. 形式运思期

C. 具体运思期

D. 前运思期

E. 感觉运动期

43. 可以防止细菌污染，延缓尿液中化学成分分

解的防腐剂是

A. 甲苯

B. 乙酸

C. 甲醛

D. 浓盐酸

E. 95% 乙醇

44. 近代护理形成的时间为

A. 20 世纪初

B. 19 世纪中叶

C. 18 世纪中叶

D. 18 世纪初

E. 17 世纪中叶

45. 肌肉等长练习的正确描述是

A. 等长运动又称动力运动

B. 增加肌肉的张力且改变肌肉的长度

C. 增加肌肉的张力而不改变肌肉的长度

D. 伴有明显的关节运动

E. 因肌肉长度改变而肢体运动

46. 对人类健康保障起决定作用的因素是优良的

A. 治疗性环境

B. 社会环境

C. 自然环境

D. 心理环境

E. 生理环境

47. 直接输新鲜血 100ml 需加入 3.8% 枸橼酸钠溶液的量是

A. 25ml

B. 20ml

C. 15ml

D. 10ml

E. 5ml

48. 下列意识障碍中，属最轻度的是

A. 意识模糊

B. 浅昏迷

C. 嗜睡

D. 昏睡

E. 烦躁

49. 最佳健康模式的提出者是

A. Orem

B. Orlando

C. Henderson

D. Dunn

E. Roy

50. 无菌持物钳的湿式保存法，消毒液应浸泡达到的深度为

A. 没过整钳

B. 持物钳的 1/2

C. 持物钳轴上 2~3cm

D. 持物钳轴下 2~3cm

E. 持物钳轴关节

51. 患儿，男，7 岁。在学校的历次考试中均不及格，常受伙伴的嘲笑和家长的责骂，按照艾瑞克森学说，长此以往患儿将出现的负性社会心理发展结果是

A. 过于依从别人

B. 自卑失望退缩

C. 纵容自己

D. 攻击他人

E. 鄙视他人

52. 患者，男，52 岁。有胃溃疡病史，近日来上腹部疼痛加剧，医嘱做粪便隐血试验，检查前 3 天能给患者食用的菜谱是

A. 青菜，炒鸡肝

B. 油豆腐，鸡血汤

C. 茭白，炒鸡蛋

D. 菠菜，红烧青鱼

E. 卷心菜，五香牛肉

53. 患者，女，50 岁。面部烧伤，恢复期，面部留有疤痕，病人常有自卑感，不愿见人。护士应特别注意满足病人需要的层次是

A. 自我实现的需要

B. 尊重的需要

C. 爱与归属的需要

D. 安全的需要

E. 生理的需要

54. 患者，女，35 岁。因车祸丈夫突然去世后患者出现一过性活动受限，生活不能自理等。其主要原因是

A. 严重疾病

B. 生理因素

C. 全身乏力

D. 心理因素

E. 神经系统功能受损

55. 患者，女，52 岁。因饮食量增加但体重减轻，多次检查空腹血糖均≥ 8.5mmol/L，按糖尿病进行治疗，病情好转，准备近日出院，护士对其进行血糖仪使用方法的指导，属于自理理论的

A. 支持 – 教育系统

B. 部分代偿护理系统

C. 部分补偿护理系统

D. 全代偿护理系统

E. 全补偿护理系统

56. 患者，女，52 岁。需肠道抗感染治疗，护士遵医嘱给其行保留灌肠，下列正确的是

A. 液面距离肛门高度 40~60cm

B. 肛管插入直肠长度 20~25cm

C. 臀部抬高 20cm 防药液溢出

D. 阿米巴痢疾取左侧卧位

E. 晚上睡觉前灌肠为宜

57. 患者，女，29 岁。呼吸道感染，咳嗽，咳痰。护士为其进行雾化吸入，可选择的化痰药物是

A. 舒喘灵

B. 氨茶碱

C. α－糜蛋白酶

D. 庆大霉素

E. 地塞米松

58. 孕妇，尿潴留，护士准备为其行导尿术。下列操作欠妥的是

A. 用无菌持物镊夹取棉球消毒外阴

B. 检查导尿包的名称及灭菌日期

C. 将无菌非无菌物品分别放置.

D. 关闭门窗，保护患者隐私

E. 戴口罩，帽子并清洗双手

59. 患者，男，72 岁。1 周前早晨起床发现半身肢体瘫痪，现病情稳定准备进行康复功能训练。训练前对患者进行患肢肌力程度监测为 1 级，该肌力程度的表现是

A. 肢体能作对抗阻力运动，但肌力减弱

B. 肢体能抬离床面，但不能对抗阻力

C. 肢体可移动位置，但不能抬起

D. 可见肌肉轻微收缩，但无肢体运动

E. 完全瘫痪，肌力完全丧失

60. 患者，男，58 岁，长期卧床。护士为预防其发生便秘而制定如下护理计划，其中不妥的措施是

A. 如需泻药应选择作用缓和的药物

B. 排便时可配合做腹部按摩

C. 禁用油脂类食物

D. 排便时可抬高床头

E. 每天液体摄入量不少于 2000ml/L

61. 患者，男，46 岁。便秘，护士遵医嘱直肠插入甘油栓剂，软化粪便。操作错误的是

A. 若栓剂滑脱出肛门外，应予重新插入

B. 操作后患者如有便意，即可上厕所

C. 插入肛门，并用示指将栓剂沿直肠壁朝脐部方向进入 6~7cm

D. 护士戴上手套或指套，以避免污染手指

E. 患者取侧卧位，膝部弯曲，暴露肛门

62. 患者，女，61 岁。因头昏摔倒致 L_2 右侧横突骨折而急诊入院，经积极治疗，现病情已稳定。护士协助患者改变体位的方法正确的是

A. 两人协助患者轴线翻身法

B. 一人协助患者轴线翻身法

C. 一人协助患者取端坐位法

D. 两人协助患者取半坐卧位法

E. 一人协助患者取半坐卧位法

63. 患者，女，25 岁，妊娠 39 周，于 2：30pm 正常分娩。6：40pm 患者主诉腹胀、腹痛。视诊：下腹膀胱区隆起。叩诊：耻骨联合上浊音。该患者存在的健康问题是

A. 有子宫内膜感染的可能

B. 尿潴留

C. 便秘

D. 体液过多

E. 分娩后疼痛

64. 患者，女，60 岁。腹胀、腹痛、嗳气近日下蹲或腹部用力时，出现不由自主的排尿。对新出现症状正确的护理诊断是

A. 压迫性尿失禁：与膀胱括约肌功能减退有关

B. 完全性尿失禁：与神经传导功能减退有关

C. 有反射性尿失禁：与膀胱收缩有关

D. 功能性尿失禁：与腹压升高有关

E. 功能性尿失禁：与膀胱过度充盈有关

65. 患者，男，44 岁。因食入烙饼，食管静脉破裂出血约 1000ml。输入大量库存血后，出现心率缓慢、手足搐搦、血压下降、伤口渗血，出现以上症状的有关因素是

A. 血钠降低

B. 血钙降低

C. 血钙升高

D. 血钾降低

E. 血钾升高

66. 患者，男，57 岁。因心肌梗死入院。主管护士评估后确定其有一以下健康问题。应优先解决的问题是

A. 知识缺乏

B. 气体交换受损

C. 活动无耐力

D. 营养失调：低于机体需要量

E. 舒适改变：心前区疼痛

67. 患者，女，24 岁。长期口角糜烂，最可能缺乏的营养素是

A. 维生素 PP

B. 维生素 B_{12}

C. 维生素 B_6

D. 维生素 B_2

E. 维生素 B_1

68. 患者，男，36 岁。右上腹腹痛，腹胀，嗳气，准备做胆囊造影，检查前 1 天午餐应进食

A. 低脂肪饮食

B. 高脂肪饮食

C. 高蛋白饮食

D. 无脂肪饮食

E. 低蛋白饮食

69. 患者，女，19 岁。爬山时左踝部扭伤，导致局部肿胀、疼痛，立即来医院就诊，正确的处理措施是

A. 用红外线烤灯照射

B. 局部用热水袋热敷

C. 局部用冰块冷敷

D. 热湿敷

E. 按摩患处

70. 患者，男，59 岁。心肌梗死，经抢救病情稳定，平时饮食精细，时常便秘，为其讲解预防便秘的知识，该患者复述的内容应予纠正的是

A. 每晚睡前使用开塞露

B. 摄入足够的水分

C. 多食蔬菜，水果和粗粮

D. 适当翻身或下床活动

E. 每日定时排便一次

71. 患者，女，45 岁。左脚被钉子刺破，遵医嘱肌肉注射破伤风抗毒素，护士配制的 1ml TAT 过敏试验溶液里，含 TAT 的剂量是

A. 2500U

B. 250U

C. 1500U

D. 150U

E. 15U

二、以下提供若干个案例，每个案例有若干个考题。请根据提供的信息，在每题的 A、B、C、D、E 五个备选答案中选择一个最佳答案，并在答题卡上按照题号，将所选答案对应字母的方框涂黑。

（72~73 题共用题干）

患者，男，37 岁。胃大部切除手术后第 7 天，有一定的自理能力。

72. 按照奥伦的护理理论，护士可给予

A. 健康 – 教育系统

B. 部分补偿护理系统

C. 支持教育系统

D. 全补偿护理系统

E. 基本护理系统

73. 护士在实施护理过程中，对奥伦的护理理论观点体会，不妥的是

A. 护理活动随着一个人的健康状况而适当改变

B. 护理技术包括人际交往与对机体进行调整的技术

C. 护理是帮助病人克服影响实现自理能力的阻力

D. 自理是人本能的行为

E. 其基本精神是研究人的自理需要

（74~75 题共用题干）

患者，男，65 岁。因直肠癌入院。患者步入病房，精神和睡眠较差。3 天后在全麻下行直肠癌根治术。有腹部人工肛门。经治疗和护理于手术后第 10 天出院。

74. 患者术前主要的护理问题是

A. 焦虑

B. 有受伤的危险

C. 排便失禁

D. 完全性尿失禁

E. 自理缺陷

75. 患者术后 1 周主要的护理问题是

A. 尿潴留

B. 自理缺陷

C. 排便失禁

D. 有受伤的危险

E. 有误吸的危险

（76~78 题共用题干）

患者，男，70 岁。因患有吉兰 – 巴雷综合征引起呼吸肌麻痹行气管切开。

76. 在护理该患者时，病室温度应保持在

A. 25℃ ~27℃

B. 22℃ ~24℃

C. 18℃ ~20℃

D. 15℃ ~17℃

E. 12℃ ~14℃

77. 病室湿度应保持在

A. 65%~70%

B. 50%~60%

C. 35%~40%

D. 25%~30%

E. 10%~20%

78. 病室内噪音的控制应低于

A. 45 分贝

B. 50 分贝

C. 65 分贝

D. 90 分贝

E. 120 分贝

（79~80 题共用题干）

患者，男，6 岁。突起高热入院，查体：精神萎靡，面色青灰，四肢厥冷，反复抽搐。T 40℃，P152 次 / 分，R 32 次 / 分，肛门拭子镜检可见大量脓细胞和红细胞。

79.患儿应采取的隔离种类为

A.呼吸道隔离

B.昆虫隔离

C.接触隔离

D.消化道隔离

E.分泌物隔离

80.关于穿脱隔离衣的注意事项，不正确的是

A.保持隔离衣衣领清洁

B.隔离衣需掩盖工作服

C.无潮湿或污染时不更换隔离衣

D.穿好隔离衣后不得进入清洁区

E.双手应保持在腰平面以上

（81~85题共用题干）

患者，男，30岁。患"化脓性扁桃体炎"，医嘱青霉素皮试，护士在做青霉素皮试后约5分钟，患者突感胸闷，面色苍白，出冷汗，脉细速，血压下降，呼之不应。

81.此时患者最可能发生的是

A.感染性休克

B.过敏性休克

C.心源性休克

D.低血容量性休克

E.心绞痛

82.抢救时首选的药物为

A.去甲肾上腺素

B.多巴胺

C.地塞米松

D.肾上腺素

E.异丙肾上腺素

83.抢救中患者突发心跳骤停，首选的急救方法为

A.注射洛贝林以兴奋呼吸

B.给予氧气吸入，纠正缺氧

C.行心脏胸外按压建立循环

D.心内注射异丙肾上腺素

E.立即静脉注射肾上腺素

84.胸外心脏按压的频次至少为

A.100次/分

B.90次/分

C.80次/分

D.70次/分

E.60次/分

85.抢救过程中，该患者发生了室颤，护士采取的处理措施中正确的是

A.立即给予患者心脏按压

B.立即肌注阿托品

C.心内注射利多卡因

D.非同步电复律

E.同步电复律

三、以下提供若干组考题，每组考题共同使用在考题前列出的A、B、C、D、E五个备选答案。请从中选择一个与考题关系最密切的答案，并在答题卡上将相应题号的相应字母所属的方框涂黑。每个备选答案可能被选择一次、多次或不被选择。

（86~87题共用备选答案）

A.头低足高位

B.倒卧位

C.半坐卧位

D.去枕仰卧位

E.头高足底位

86.脾切除术后1天应采取的体位是

87.脑外伤开颅术后1天应采取的体位是

（88~89题共用备选答案）

A.50°~60°

B.40°~50°

C.30°~40°

D.15°~30°

E.5°~15°

88.一般患者静脉注射时进针角度是

89.肥胖患者静脉注射时进针角度是

（90~91题共用备选答案）

A.被褥

B.穿刺针

C.口罩

D.压舌板

E.衣服

90.属于高度危险物品的是

91.属于中度危险物品的是

（92~94题共用备选答案）

A.24小时

B.20小时

C.12~16小时

D.2~4小时

E.1~3小时

92.尸僵出现的时间是患者死亡后

93.尸斑出现的时间是患者死亡后

94.尸体腐败出现的时间是患者死亡后

（95~96题共用备选答案）

A.过氧乙酸

B.氯己定

C.戊二醛

D.甲醛

E.乙醇

95.需现配现用的消毒剂是

96.不能与肥皂、洗衣粉混用的消毒剂是

（97~98 题共用备选答案）

A.氧气枕法

B.头罩法

C.面罩法

D.鼻塞法

E.鼻导管法

97.主要用于小儿的吸氧方法是

98.可用于病情较重，氧分压明显下降者的吸氧方法是

（99~100 题共用备选答案）

A.四级预防

B.三级预防

C.二级预防

D.一级预防

E.初级预防

99.按纽曼健康系统模式，当怀疑或发现压力源确实存在而压力反应尚未发生时，应采取的预防措施是

100.按纽曼健康系统模式，护士发现护理对象已出现疾病的症状和体征，应采取的预防措施是

2025

护师技术资格考试预测卷

预测卷（五）

王 冉 主编

中国健康传媒集团

中国医药科技出版社

编委会

基础知识

一、以下每一道考题下面都有 A、B、C、D、E 五个备选答案，请从中选择一个最佳答案，并在答题卡上将相应题号的相应字母所属的方框涂黑。

1. 老年男性尿潴留最常见的原因是
A. 尿道狭窄
B. 膀胱结石
C. 膀胱肿瘤
D. 良性前列腺增生
E. 膀胱结核

2. 有关婴儿期辅食添加原则，错误的是
A. 循序渐进
B. 由单一到多种
C. 由稀到稠
D. 由粗到细
E. 由少到多

3. 系统性红斑狼疮发病机制是
A. 药物过敏
B. 劳累过度
C. 烟酒过多
D. 烈日暴晒
E. 自身免疫

4. 妊娠最早、最重要的症状是
A. 乳房胀痛
B. 乳头刺痛
C. 停经
D. 呕吐
E. 尿频

5. 婴幼儿最常见的贫血是
A. 慢性溶血性贫血
B. 营养性缺铁性贫血
C. 营养巨幼红细胞性贫血
D. 再生障碍性贫血
E. 铅中毒性贫血

6. 面部"危险三角区"疖的危险性在于
A. 易扩散为急性蜂窝织炎
B. 易形成痈
C. 易形成败血症
D. 易引起颅内海绵窦炎
E. 易引起眼球后感染

7. 下列不属于术前用药的是
A. 抗组胺药
B. 抗胆碱能药
C. 静脉麻醉药
D. 镇痛药
E. 镇静催眠药

8. 肺癌主要的治疗方法是
A. 免疫治疗
B. 中医中药
C. 手术治疗
D. 放射治疗
E. 化学治疗

9. 心肺复苏首选的药物是
A. 糖皮质激素
B. 碳酸氢钠
C. 利多卡因
D. 阿托品
E. 肾上腺素

10. 子宫颈癌的好发部位是
A. 子宫颈外口
B. 子宫峡部
C. 子宫颈管内
D. 宫颈鳞–柱状上皮交界处
E. 宫颈阴道部

11. 关于阻塞性肺气肿的病因及发病机理，错误的是
A. 抗胰蛋白增多
B. 长期吸烟
C. 大气污染
D. 慢性感染
E. 由慢支演变

12. 有关胎盘早剥的叙述，正确的是
A. 对孕妇无影响
B. 分娩期不易发生
C. 是指正常位置胎盘在胎儿娩出前从子宫壁剥离
D. 是指前置胎盘在胎儿娩出后从子宫壁剥离
E. 多发生于妊娠 28 周后

13. 静脉补钾时，在 500ml 液体中加入 10% 氯化钾，一般不超过
A. 30ml
B. 20ml
C. 15ml
D. 10ml
E. 5ml

14. ICU 专科护士应具备的条件错误的是
A. 能诊断及处理一般心律失常
B. 能识别正常和异常心电图

C. 掌握心肺脑复苏及监护等技术

D. 经 ICU 专科培训

E. 从事临床工作至少 1 年

15. 肾单位的组成是

A. 皮质和髓质

B. 肾小体和肾小管

C. 肾小球和肾小管

D. 肾小体和集合管

E. 肾小球和肾小囊

16. 引起急性脓胸最主要的原发病灶是

A. 化脓性心包炎

B. 纵隔脓肿

C. 膈下脓肿

D. 肝脓肿

E. 肺脓肿

17. 类风湿关节炎最基本的病理损害是关节的

A. 腔隙变窄

B. 腔隙增大

C. 骨质疏松

D. 软骨炎症

E. 滑膜炎症

18. 正常小儿前囟闭合的时间最迟为

A. 24 个月

B. 18 个月

C. 12 个月

D. 5~6 个月

E. 3~4 个月

19. 脑出血最常见的部位是

A. 小脑

B. 内囊

C. 大脑半球

D. 脑干

E. 脑桥

20. 交界性肿瘤的特征是

A. 包膜不完整的良性肿瘤

B. 良性肿瘤偶有远处转移

C. 形态上良性，浸润性生长，切除后易复发

D. 良性肿瘤来源于 2 种组织

E. 良性肿瘤位于 2 个脏器的交界处

21. 我国急性胰腺炎最常见的病因是

A. 药物因素

B. 特异性感染疾病

C. 酒精中毒

D. 代谢异常

E. 胆道疾病

22. 自发性气胸常继发于

A. 肺脓肿

B. 支气管哮喘

C. 肺结核

D. 肺癌

E. 大叶性肺炎

23. 女性受孕的最佳时间是排卵后

A. 60h 内

B. 48h 内

C. 36h 内

D. 24h 内

E. 12h 内

24. 急性排斥反应一般出现在

A. 3 个月内

B. 1 个月内

C. 1~2 周

D. 5 天内

E. 24 小时内

25. 麻醉前使用抗胆碱类药物的主要作用是

A. 强化麻醉效果

B. 预防局部麻药中毒

C. 催眠

D. 稳定情绪

E. 减少呼吸道分泌物

26. 急性上呼吸道感染最常见的病因是

A. 支原体

B. 真菌

C. 衣原体

D. 细菌

E. 病毒

27. 急性乳腺炎多发生于

A. 乳腺较大的妇女

B. 青年产妇

C. 任何哺乳期的妇女

D. 产后哺乳期的初产妇

E. 产后哺乳期的经产妇

28. 左心功能不全所致呼吸困难是由于

A. 肺循环淤血

B. 下静脉淤血

C. 门静脉淤血

D. 体静脉淤血

E. 上腔静脉淤血

29. 婴幼儿尿路感染最主要的途径是

A. 邻近器官蔓延

B. 直接感染

C. 淋巴感染

D. 上行感染

E. 血源感染

30. 属于肿瘤二级预防的措施是

A. 化疗

B. 放疗

C.手术

D.积极治疗癌前病变

E.环境保护

31.正常足月儿出现生理性黄疸的时间是在出生后

A.5天以后

B.4天以后

C.48~72小时

D.24~48小时

E.24小时内

32.对胆道梗阻患者的处理措施中，错误的是

A.应用抗生素

B.吗啡止痛

C.低脂饮食

D.肌注维生素K及保肝药物

E.PTCD

33.肾盂肾炎最常见的致病菌是

A.粪链球菌

B.厌氧菌

C.葡萄球菌

D.大肠埃希菌

E.变形杆菌

34.小儿营养性缺铁性贫血最常见的病因是

A.肝脏疾病

B.慢性腹泻

C.慢性失血

D.铁吸收不良

E.铁摄入不足

35.羊水栓塞多发生在

A.产后24小时内

B.分娩期破膜后

C.妊娠晚期流产

D.妊娠中期流产

E.妊娠早期流产

36.出生时存在，而数月后消失的神经反射是

A.膝腱反射

B.吞咽反射

C.握持反射

D.腹壁反射

E.角膜反射

37.脂溶性维生素包括维生素

A.A、B、C、D

B.E、B、K、D

C.A、K、C、D

D.A、E、C、D

E.A、D、E、K

38.胎儿宫内窘迫的基本病理生理变化是

A.脐带和胎盘异常

B.胎儿心血管系统功能障碍

C.底蜕膜出血

D.全身小动脉痉挛

E.缺血缺氧

39.属于癫痫发作持续状态的是

A.连续发作

B.强直阵挛发作间歇期患者仍意识障碍

C.在两次服药期间发作

D.尖叫一声后意识丧失

E.一侧肢体有节律性地抽搐

40.2岁以内小儿乳牙数目正确的计算方法是

A.月龄 -（6~12）

B.月龄 -（2~10）

C.月龄 -（2~8）

D.月龄 -（4~6）

E.月龄 -（2~4）

41.与消化性溃疡发病相关的损害性因素中，占主导地位的是

A.胃酸、胃蛋白酶

B.精神因素

C.吸烟

D.饮食失调

E.幽门螺杆菌感染

42.消化性溃疡患者出现黑便，估计其每日出血量至少为

A.70ml

B.60ml

C.50ml

D.40ml

E.30ml

43.腹外疝的常见原因不包括

A.剧烈运动

B.婴儿经常啼泣

C.腹壁神经损伤

D.老年人慢性便秘

E.腹部切口愈合不良

44.关于感染性休克，正确的是

A.应早期应用血管收缩药升高血压，保证重要器官灌注

B.其发生的病理生理基础与低血容量性休克不同

C.又叫内毒素性休克

D.治疗以抗感染为主，同时抗休克

E.以继发革兰阳性杆菌的感染为主

45.下列哪项不是引起原发性下肢静脉曲张的病因

A.长期负重

B.深静脉梗阻

C. 长时间站立

D. 静脉瓣膜功能不全

E. 静脉壁薄弱

46. 急性肾小球肾炎属于下列哪种性质的疾病

A. 双侧肾脏化脓性炎症

B. 单侧肾脏化脓性炎症

C. 病毒直接感染肾脏

D. 细菌直接感染肾脏

E. 细菌感染后免疫反应性疾病

47. 关于急性上呼吸道感染的描述，错误的是

A. 细菌性咽、扁桃体炎时扁桃体常有黄色渗出物

B. 急性病毒性喉炎以声音嘶哑为主

C. 急性病毒性咽炎以咽部发痒和烧灼感为主

D. 普通感冒以鼻咽部症状为主

E. 普通感冒常有高热、畏寒

48. 上消化道出血最常见的病因是

A. 食管 – 胃底静脉曲张破裂出血

B. 贲门黏膜撕裂综合征

C. 胃癌

D. 急性糜烂性胃炎

E. 消化性溃疡

49. 最多见的肛管直肠周围脓肿是

A. 直肠黏膜下脓肿

B. 直肠后间隙脓肿

C. 骨盆直肠间隙脓肿

D. 坐骨肛管间隙脓肿

E. 肛门周围脓肿

50. 肾小球滤过膜损伤、通透性增加时可发生

A. 尿频

B. 蛋白尿

C. 夜尿多

D. 少尿

E. 多尿

51. 原发性肾病综合征病人水肿的主要原因是

A. 肾小管重吸收蛋白障碍

B. 循环血容量不足

C. 高脂血症

D. 低白蛋白血症

E. 蛋白质合成障碍

52. 胆囊结石最易嵌顿的部位是

A. 胆总管

B. 胆囊管

C. 胆囊颈

D. 胆囊体

E. 胆囊底

53. 甲亢术前药物准备的目的是

A. 预防甲状腺危象

B. 降低基础代谢率

C. 减少术中出血

D. 预防术后复发

E. 减轻甲亢症状

54. 有关孕激素的作用，正确的是

A. 使子宫内膜转化为分泌期

B. 促进阴道上皮角化

C. 使宫颈黏液变稀薄

D. 促使乳腺管增生

E. 促进子宫发育

55. 子宫内膜不规则脱落的直接发病机制是

A. 无排卵

B. 无黄体形成

C. 黄体发育不良

D. 黄体萎缩不全

E. 黄体过早衰退

56. 妊娠期母体生殖系统的生理变化是

A. 足月时子宫容积可达 1000ml

B. 子宫体明显变软

C. 子宫颈分泌物减少

D. 阴道皱襞减少

E. 外阴变薄，弹性增加

57. 人体在术后早期应激状态下出现的代谢改变是

A. 胰岛素水平升高

B. 大量脂肪分解

C. 肌肉蛋白质分解增强

D. 高血糖

E. 肝糖原合成增加

58. 腰椎间盘突出症最易发生的部位是

A. 骶 1~2 间隙

B. 腰 4~5 间隙

C. 腰 3~4 间隙

D. 腰 2~3 间隙

E. 腰 1~2 间隙

59. 关于麻疹病毒的生物学特性，正确的是

A. 对一般消毒剂不敏感

B. 不耐寒

C. 加热易被破坏

D. 血清型不稳定

E. 是 DNA 病毒

60. 慢性肾衰伴发心力衰竭的原因一般不包括

A. 尿毒症性心肌病

B. 消化道出血

C. 严重贫血

D. 高血压

E. 水钠潴留

61. 与腹膜强大的吸收能力无关的解剖特点是

A. 面积大与全身皮肤面积相等

B. 腹膜腔可分为大、小腹腔两部分

C. 含有血管丰富的结缔组织

D. 腹膜是双向半透膜

E. 腹膜有很多皱襞

62. 在碱性溶液中可使毒性增强的有机磷农药是

A. 敌敌畏

B. 乙硫磷

C. 氧乐果

D. 乐果

E. 敌百虫

63. 良性葡萄胎病变局限于

A. 子宫肌层

B. 腹腔

C. 盆腔

D. 宫腔

E. 肺

64. 引起腹外疝的两个主要原因是

A. 腹股沟管和股管宽大

B. 外伤和感染造成的腹壁缺损

C. 腹壁强度低和腹内压增高

D. 腹水和便秘

E. 妊娠和体力劳动

65. 与肝硬化患者出现持续性白细胞减少关系最大的是

A. 血小板减少

B. 肝肾综合征

C. 上消化道出血

D. 营养吸收障碍

E. 脾功能亢进

66. 不属于弥漫性甲状腺肿的诱发因素是

A. 劳累

B. 精神刺激

C. 贫血

D. 创伤

E. 感染

67. 引起门静脉高压症的主要原因是

A. 肝外门静脉血栓形成

B. 布加综合征

C. 肝炎后肝硬化

D. 血吸虫病肝硬化

E. 酒精性肝硬化

68. 原发免疫性血小板减少症发病机制不包括

A. 白细胞计数减少

B. 形成血小板的巨核细胞减少

C. 血小板相关免疫球蛋白增高

D. 血小板寿命缩短

E. 血小板计数减少

69. 小儿秋季腹泻最常见的病原体是

A. 柯萨奇病毒

B. 轮状病毒

C. 耶尔森菌

D. 大肠埃希菌

E. 金黄色葡萄球菌

70. 血栓闭塞性脉管炎的好发部位是

A. 下腔静脉

B. 上腔静脉

C. 髂 – 股深静脉

D. 上肢中小动静脉

E. 下肢中小动静脉

71. 与系统性红斑狼疮发病可能有关的激素是

A. 肾上腺素

B. 肾素

C. 生长激素

D. 性激素

E. 甲状旁腺素

72. 注意缺陷多动障碍的病因是

A. 与教育有关

B. 与环境有关

C. 与遗传有关

D. 与受惊有关

E. 病因不明确

73. 婴儿的呼吸类型是

A. 点头样呼吸

B. 抽泣样呼吸

C. 胸式呼吸

D. 胸腹式呼吸

E. 腹膈式呼吸

74. 引起急性脓胸最主要的原发病灶是

A. 化脓性心包炎

B. 纵隔脓肿

C. 膈下脓肿

D. 肝脓肿

E. 肺脓肿

75. 属于不稳定型骨折的是

A. 裂缝骨折

B. 嵌插骨折

C. 横行骨折

D. 螺旋骨折

E. 青枝骨折

76. 除水外，人体构成的主要成分是

A. 维生素

B. 电解质

C. 蛋白质

D. 脂肪

E. 糖类

77.二尖瓣狭窄并发栓塞的患者最常见的栓塞部位是

A.四肢动脉

B.脑动脉

C.肾动脉

D.脾动脉

E.肺动脉

78.急性心肌梗死发生休克的主要原因是

A.左心室输出量下降

B.左心室输出量增加

C.心脏前后负荷加重

D.心脏后负荷加重

E.心脏前负荷加重

79.病理检查可见绒毛结构的疾病是

A.外阴癌

B.绒毛膜癌

C.侵蚀性葡萄胎

D.子宫内膜癌

E.宫颈癌

80.关于健存肾单位学说的叙述，正确的是

A.机体在纠正肾衰竭出现的病态现象时，产生各系统间新的不平衡

B.随着肾单位破坏增加，残余健全肾单位代偿性发生高灌注、高过滤

C.肾单位一部分受损，又再生一批肾单位代偿

D.相当数量肾单位破坏，残余健全肾单位代偿

E.每个肾单位中，肾小球受累时所属肾小管也受累

81.肾结核的早期表现特点是

A.膀胱挛缩

B.肾型肾功能不全

C.尿失禁

D.急性尿潴留

E.顽固性膀胱刺激征

82.关于正常妊娠期妇女血液成分变化的叙述，正确的是

A.血小板减少

B.血沉加快

C.中性粒细胞减少

D.白细胞减少

E.血浆减少

83.患儿，女，12岁。背部有一脓肿，切开后，脓液稠厚、黄色、无臭味。感染的细菌可能是

A.变形杆菌

B.绿脓杆菌

C.溶血性链球菌

D.金黄色葡萄球菌

E.大肠埃希菌

84.患儿，男，7岁。三天前右中指被竹签刺伤。今诉手指疼痛。检查见右中指红肿明显，原刺伤部位中间发白，手指无法弯曲，患儿体温38℃。最可能的诊断是

A.指头炎

B.甲沟炎

C.疖

D.痈

E.蜂窝组织炎

85.患者，女，23岁。生长在高原缺碘地区。一年前发现颈前部节状肿物，现肿物变化不大，无任何不适。最可能的诊断是

A.桥本甲状腺肿

B.甲状腺功能亢进

C.单纯性甲状腺肿

D.甲状腺癌

E.甲状腺腺瘤

86.护士以下行为违反了法律法规的职业要求的是

A.对突发大出血患者先建立静脉通路

B.患者病情紧急时先行处置

C.替医师书写口头医嘱

D.遵医嘱给患者服药

E.抢救时独立执行医嘱

87.以下哪项行为不属于护士行为规范要求的内容

A.积极协助患者进行康复

B.积极帮助患者选择治疗方案

C.积极化解患者与医务人员的矛盾

D.积极与患者亲属进行沟通

E.积极与患者进行有效的沟通

88.患者，男，30岁。因高热肺部感染入院。责任护士在评估患者时发现患者有吸毒史，患者要求护士保密不要告诉别人。护士正确的做法是

A.保护患者隐私，告诉患者的单位要求他们保密

B.保护患者隐私，告诉患者亲属不告诉医师

C.保护患者隐私，不告诉亲属而要告诉医师

D.保护患者隐私，不告诉患者的配偶和亲属

E.保护患者隐私，不告诉任何人包括其他医务人员

89.护理义务论分为行为义务论和

A.执行义务论

B.规则义务论

C.职业义务论

D.实践义务论

E.理论义务论

二、以下提供若干组考题，每组考题共用 A、B、C、D、E 五个备选答案。请从中选择一个与问题关系最密切的答案，并在答题卡上将相应题号的相应字母所属的方框涂黑。某个备选答案可能被选择一次、多次或不被选择。

（90~92 题共用备选答案）

A. 不完全性肠梗阻

B. 麻痹性肠梗阻

C. 绞窄性肠梗阻

D. 结肠梗阻

E. 高位梗阻

90. 有少量排便排气可见于

91. 呕吐频繁可见于

92. 血性呕吐物可见于

（93~94 题共用备选答案）

A. 0.5% 碘伏溶液

B. 0.9% 生理盐水

C. 1：5000 高锰酸钾溶液

D. 1% 乳酸溶液

E. 2%~4% 碳酸氢钠溶液

93. 滴虫性阴道炎患者行阴道冲洗时应选用

94. 外阴阴道假丝酵母菌患者行阴道冲洗应选用

（95~97 题共用备选答案）

A. 复合型颈椎病

B. 交感神经型颈椎病

C. 椎动脉型颈椎病

D. 脊髓型颈椎病

E. 神经根型颈椎病

95. 一过性脑缺血表现于

96. 压头试验阳性体征见于

97. 随病情加重，可发生自上而下的上运动神经元性瘫痪见于

（98~100 题共用备选答案）

A. 气管向健侧偏移

B. 呼吸时可闻及吸吮样音

C. 颈部皮下可触及捻发音

D. 伤侧胸部听诊呼吸音消失

E. 伤侧胸部叩诊呈鼓音

98. 损伤性气胸患者共同的体征是

99. 张力性气胸患者特有的体征是

100. 开放性气胸患者特有的体征是

相关专业知识

一、以下每一道考题下面都有 A、B、C、D、E 五个备选答案。请从中选择一个最佳答案，并在答题卡上将相应题号的相应字母所属的方框涂黑。

1.关于催产素静脉滴注，正确的是
A.用于经产妇引产更敏感
B.教会孕妇自己调节滴速
C.滴注速度及剂量始终保持一致
D.用于胎儿窘迫，需尽快结束分娩的产妇
E.用于协调性子宫收缩乏力，以加强宫缩

2.脓肿形成后首要的处理是
A.应用抗生素
B.外敷消炎膏
C.切开引流
D.理疗热敷
E.全身支持

3.腹膜刺激征是指
A.发热、腹痛、压痛
B.恶心、呕吐、腹泻、压痛
C.腹胀、压痛反跳痛
D.压痛、反跳痛、腹肌紧张
E.腹痛、腹胀、肠鸣音亢进

4.静脉输液补钾的先决条件是
A.总量在 4~5g/d 以下
B.总量在 4~5g/d 以下
C.速度在 60 滴 / 分以下
D.浓度在 0.3% 以上
E.尿量在 40ml/h 以上

5.确诊甲状腺功能亢进的指标是
A.谷丙转氨酶减少
B.磷酸肌酸激酶减少
C.β_1 微球蛋白增高
D.三碘甲状腺原氨酸增高
E.三脂酰甘油（甘油三酯）增高

6.治疗重度妊娠高血压疾病，首选的药物是
A.异戊巴比妥
B.苯巴比妥
C.氯丙嗪
D.异丙嗪
E.硫酸镁

7.属于 ICU 基础监护的内容是
A.血尿素氮测定
B.出凝血时间
C.血气分析

D.持续心电图、心率、呼吸
E.瞳孔大小，对光反射

8.心跳骤停病人最重要的诊断依据是
A.两侧瞳孔不等大
B.血压下降
C.颈动脉搏动消失
D.意识突然丧失
E.无呼吸动作

9.确诊肿瘤最可靠的检查是
A.核素扫描
B.内镜
C.病理
D.X 线
E.B 超

10.厌氧菌感染伤口换药，应选用
A.3% 过氧化氢
B.优琐溶液
C.1 : 1000 新洁尔灭
D.等渗盐水
E.5% 氯化钠

11.治疗系统性红斑狼疮的药物是
A.普鲁卡因酰胺
B.肼苯达嗪
C.强的松
D.避孕药
E.氯丙嗪

12.确诊中毒型细菌性痢疾最有价值的检查是
A.血清特异性抗体检查
B.咽拭子细菌培养
C.粪便细菌培养
D.血白细胞计数
E.粪便镜检

13.抗甲状腺药物的副作用主要是
A.粒细胞减少
B.心绞痛
C.中毒性肝炎
D.剥脱性皮炎
E.皮肤瘙痒

14.大便隐血试验前 3 天可以摄取
A.动物内脏
B.瘦肉
C.牛奶
D.大量绿叶蔬菜
E.动物血

15.颅内压增高明显时，应避免
A.颅脑多普勒检查
B.脑血管造影
C.腰椎穿刺
D.MRI 检查
E.CT 检查

16.基础代谢率（BMR）测定前的准备不包括
A.清晨醒来后静卧状态
B.不能服用镇静剂
C.至少睡眠 8 小时
D.排空膀胱后
E.禁食 12 小时

17.对放射疗法最敏感的肺癌类型是
A.黏液癌
B.大细胞癌
C.小细胞癌
D.腺癌
E.鳞癌

18.下肢静脉曲张的病因不包括
A.长期负重工作致腹压增高
B.浅静脉压力升高
C.静脉薄膜缺陷
D.下肢肌肉收缩减退
E.静脉壁薄弱

19.骨筋膜室综合征的主要治疗措施是
A.彻底切开筋膜减压
B.密切观察有无肾功能损害
C.应用扩血管药物
D.手术探查血管
E.抬高患肢

20.目前原发性肝癌最有效的治疗方法是
A.肝动脉结扎术
B.肝移植术
C.肝切除术
D.放射疗法
E.化学疗法

21.关于上腹部手术的备皮范围，错误的是
A.下至髂前上棘连线
B.左侧至腋后线
C.右侧至腋后线
D.下至耻骨联合
E.上自乳头连线

22.患者，女性，45 岁，感染性休克，处于 DIC 早期，行肝素抗凝治疗，在用药前后要测定
A.红细胞比积
B.红细胞计数
C.白细胞计数
D.出血时间

E.凝血时间

23.肾移植术前，组织配型的检查项目不包括
A.淋巴细胞毒性试验
B.混合淋巴细胞培养
C.3P 试验
D.HLA 抗原
E.ABO 血型

24.确诊肿瘤最可靠的检查是
A.核素扫描
B.内镜
C.病理
D.X 线
E.B 超

25.关于颅内高压病人的处理措施，错误的是
A.呼吸不畅可行气管切开
B.限制液体入量
C.应用脱水剂
D.便秘时高压灌肠
E.密切观察病情变化

26.患者，男性，26 岁，因颅脑外伤昏迷入院，当患者出现清醒后又再次昏迷，其有效的处理是
A.应用肾上腺皮质激素
B.给氧
C.手术
D.脱水
E.降温

27.患儿，女，8 岁，在颈前中线出现一球形囊性肿块，表面光滑，边界清楚，伸舌时能牵动，无痛苦，考虑为
A.恶性淋巴瘤
B.甲状舌管囊肿
C.颈淋巴结核
D.淋巴结转移癌
E.甲状腺腺癌

28.对张力性气胸的现场抢救，首先应
A.快速输液、吸氧
B.胸腔穿刺排气
C.人工呼吸
D.闭式胸膜腔引流
E.厚敷料加压包扎

29.患者，男性，58 岁。肺癌术后化疗，当血白细胞降至 3.5×10^9/L（3500/mm³），首先要
A.减少抗癌药量
B.少量输血
C.加强营养
D.停用化疗药
E.用生血药

30.筛查食管癌简单易行的方法是

A. 钡餐 X 线检查

B. 食管拉网脱落细胞学检查

C. 食管镜

D. MRI

E. CT

31. 患者，男性，36 岁，溃疡病合并瘢痕性幽门梗阻，为减轻黏膜水肿，术前应

A. 持续胃肠减压

B. 灌肠

C. 胃液分析

D. 输血

E. 每晚温盐水洗胃

32. 患者，女性，50 岁。因内痔住院治疗，经检查发现直肠后正中位有一痔核，在截石位是

A. 12 点

B. 9 点

C. 6 点

D. 4 点

E. 3 点

33. 对诊断原发性肝癌具有较高特异性的检查是

A. 选择性肝动脉造影

B. 血清甲胎蛋白测定

C. 放射性核素肝扫描

D. B 超

E. CT

34. 患者，女性，55 岁，有胆石症多年，3 天前因急性腹痛、寒战、高热、黄疸来门诊治疗，无好转，现神志不清，血压 10.6/6.7kPa（80/50mmHg），考虑为

A. 急性梗阻性化脓性胆管炎

B. 胆总管结石

C. 急性胰腺炎

D. 急性胆囊炎

E. 胆道蛔虫病伴感染

35. 放置"T"管的适应证是

A. 胆道结石病人

B. 胆总管探查术后

C. 胆道蛔虫病

D. 胆囊造瘘术后

E. 胆囊切除术后

36. 患者，男性，56 岁。近 1 个月来腹部隐痛，纳差，消瘦，乏力，全身黄染，瘙痒。查体：腹软，右上腹轻压痛，可触及包块，肝肋下 5cm，质中；胆囊及脾脏未触及。初步诊断应考虑是

A. 横结肠癌

B. 胰头及壶腹癌

C. 胆囊癌

D. 肝癌

E. 胃癌

37. 患者，男性，42 岁，因尿痛、血尿入院，经检查为初始血尿，考虑病变在

A. 后尿道

B. 前尿道

C. 膀胱

D. 输尿管

E. 肾

38. 诊断膀胱癌最可靠的方法是

A. 膀胱镜检查

B. MRI 检查

C. 膀胱触诊

D. CT 检查

E. B 超检查

39. 患儿，男，8 岁，胫骨中段骨折。拆除石膏绷带后发现小腿肌萎缩，膝关节屈伸范围变小，应考虑为

A. 神经损伤

B. 关节强直

C. 关节僵硬

D. 缺血性肌挛缩

E. 骨化性肌炎

40. B 超显像检查，妊娠几周可见到妊娠环

A. 6 周

B. 5 周

C. 4 周

D. 3 周

E. 2 周

41. 血小板减少见于

A. 再生障碍性贫血

B. 脾切除后

C. 急性中毒

D. 急性出血

E. 溶血性贫血

42. 网织红细胞减少见于

A. 维生素 B_2 缺乏性贫血

B. 叶酸缺乏性贫血

C. 再生障碍性贫血

D. 出血性贫血

E. 溶血性贫血

43. 营养疗法的适应证不包括

A. 休克

B. 多系统器官功能衰竭

C. 骨髓移植

D. 重症胰腺炎

E. 大面积烧伤

44. 对急性非淋巴细胞性白血病目前常用标准的化疗诱导缓解方案是

A. VDP 方案

B. VADP 方案

C. DA 方案

D. VP 方案

E. VAP 方案

45.了解中晚期食管癌的侵犯范围，选用的检查是

A.食管胃钡 X 线造影

B.放射性核素扫描

C.纤维食管镜

D. CT

E. B 超

46.蛋白尿是指尿液蛋白含量每日超过

A. 150mg

B. 125mg

C. 100mg

D. 95mg

E. 80mg

47.少儿肥胖症减轻体重的重要手段是

A.高蛋白饮食

B.药物治疗

C.心理治疗

D.运动疗法

E.少量多餐

48.门静脉高压的实验室检查结果中不会出现

A.血清球蛋白升高

B.血清白蛋白降低

C.血小板增多

D.白细胞减少

E.红细胞减少

49.可疑宫颈癌患者进行碘试验的目的是

A.确定活组织取材部位

B.确定肿瘤的临床分期

C.筛查早期宫颈癌

D.选择治疗方法

E.预防碘过敏

50.早期改善类风湿病患儿症状的主要药物是

A.非甾体类抗炎药

B.慢作用抗炎药

C.免疫增强剂

D.免疫抑制剂

E.类固醇激素

51.患者，男，56 岁。有胃溃疡病史 5 年，突然呕血 1500ml，血压 60/30mmHg，心率 150 次 / 分。此时首先应采取的措施是

A.准备给予止血药物

B.立即开放静脉补充血容量

C.准备急查 B 超

D.胃肠减压

E.禁食

52.初产妇，33 岁，妊娠 39 周。不规律宫缩 3 小时。B 超检查：胎头双顶径为 10cm，该孕妇空腹血糖为 8.2mmol/L。该孕妇最适合的分娩方式是

A.产钳助产

B.胎头吸引

C.自然分娩

D.剖宫产

E.会阴侧切

53.产妇，28 岁。胎膜早破，自然分娩后第 3 天。查体：体温 39℃，下腹疼痛，恶露血性、浑浊。有臭味，宫底平脐，宫体压痛。白细胞 17×10^9/L，中性粒细胞 80%。最主要的处理原则是

A.严密观察

B.高热护理

C.控制感染

D.加强营养

E.心理护理

54. 25 岁妇女，已婚，原发性痛经史，1 年内不考虑生育，其原发性痛经的治疗用药最好是

A.注射麻醉药

B.口服前列腺素合成酶抑制剂

C.口服避孕药

D.口服镇痛药

E.口服镇静药

55.患者，男，32 岁。于午饭后突然发热 38.3℃，腹痛。随即排便，大便呈脓样，有里急后重，诊断为菌痢。大便化验结果可用于确诊本病的是

A.鲜血便

B.米泔水样

C.柏油样

D.白细胞＞15 个 / 高倍视野

E.红细胞满视野

56.患儿，4 岁。诊断为原发型肺结核。服利福平治疗 1 个月后出现食欲下降，疲乏无力，巩膜稍黄染。此时应

A.加用保肝药物，并改用其他抗结核药物

B.利福平的正常治疗反应，不必处理

C.加用升白细胞药物

D.加用利尿药物

E.输新鲜全血

57.患者，男，因冠心病需做冠状动脉造影术，进行造影检查前，必须做好

A.血压监测

B.心电图监测

C.造影剂过敏试验

D. 抗生素过敏试验

E. 凝血试验

58. 患者，男，30 岁。左胸肋部撞伤 6 小时，持续腹痛。B 超见腹内有少量积液，腹穿抽到少量不凝固血液。患者可能的诊断是

A. 胰腺损伤

B. 肾脏损伤

C. 空肠破裂

D. 脾破裂

E. 肝破裂

59. 患者，男，50 岁。因机械性肠梗阻入院，出现最早和最主要的病理生理改变是

A. 心功能不全

B. 呼吸困难

C. 体液紊乱

D. 中毒

E. 感染

60. 患者，男，72 岁。既往有排尿困难史多年。受凉感冒后下腹胀痛，不能排尿，直肠指诊前列腺肥大，该患者首要的处理措施是

A. 急诊耻骨上膀胱造瘘术

B. 急诊前列腺切除术

C. 抗感染

D. 导尿

E. 止痛

61. 控制小儿风湿热复发首选的药物是

A. 长效青霉素

B. 阿司匹林

C. 链霉素

D. 氯霉素

E. 红霉素

62. 麻疹的隔离期是

A. 隔离至疹退后 14 天

B. 隔离至疹退后 10 天

C. 隔离至疹退后 5 天

D. 隔离至出疹后 10 天

E. 隔离至出疹后 5 天

63. 结核性脑膜炎脑脊液的典型改变是

A. 蛋白升高

B. 糖和氯化物同时降低

C. 白细胞分类以淋巴细胞为主

D. 白细胞升高

E. 外观透明或毛玻璃样

64. 控制子痫的首选药物是

A. 氢氯噻嗪（双氢克尿塞）

B. 20% 甘露醇

C. 肼酞嗪

D. 硫酸镁

E. 冬眠 I 号

65. 孕妇，孕 38 周，突然感到剧烈腹痛伴有少量阴道流血。检查：血压 20/14.6kPa（150/110mmHg），子宫似足月妊娠大小，硬如木板、有压痛，胎位不清，最大的可能是

A. 不完全性子宫破裂

B. 胎盘早期剥离

C. 前置胎盘

D. 临产

E. 早产

66. 有关妇科双合诊检查，错误的是

A. 是妇科最常用检查方法

B. 用具一定消毒，防止交叉感染

C. 适于所有妇科病人

D. 取膀胱截石位

E. 先排空膀胱

67. 患者，女性，28 岁，停经 12 周，阴道不规则流血 10 余天，量不多暗红色，血中伴有小水泡物。妇科检查：BP 150/90mHg，子宫前倾，如孕 4 个月大，两侧附件可触到鹅卵大、囊性、活动良好、表面光滑的肿物。考虑为

A. 葡萄胎

B. 先兆流产

C. 妊娠合并卵巢囊肿

D. 妊娠合并子宫肌瘤

E. 双胎妊娠

68. 某孕妇，停经 40 天，下腹部阵发性腹痛及阴道流血 1 天。量多伴有血块。妇科检查：子宫稍大，宫口有胚胎组织堵塞。最有效的紧急止血措施是

A. 纱布填塞阴道，压迫止血

B. 注射止血药

C. 输血

D. 刮宫术

E. 腹部压迫，排出胚胎组织

二、以下提供若干个案例，每个案例下设若干道考题，请根据所提供的信息，在每一道考题下面的 A、B、C、D、E 五个备选答案中选择一个最佳答案，并在答题卡上将相应题号的相应字母所属的方框涂黑。

（69~71 题共用题干）

患者，女性，26 岁，自去年冬季以来每日发生空腹痛，进食后疼痛缓解。平时伴恶心、打嗝、反酸，查体：剑突右侧有局限压痛，无反跳痛。

69. 该患者可能诊断为

A. 食管憩室

B.十二指肠溃疡

C.胃溃疡

D.慢性胃窦炎

E.急性胃炎

70. 做何种检查可以确诊

A.化验血常规

B.B超

C.CT

D.胃镜

E.化验胃酸

71. 目前认为是何种细菌感染

A.幽门螺杆菌

B.化脓球菌

C.肺炎球菌

D.铜绿假单胞菌

E.链球菌

（72~73题共用题干）

患者，女性，66岁，因肺炎住院，既往有慢性肺源性心脏病病史，输液过程中突然出现呼吸困难、气促、咳嗽，咳出粉红色泡沫样痰。

72. 考虑病人发生了

A.肺不张

B.支气管哮喘

C.肺气肿

D.右心衰竭

E.急性肺水肿

73. 下列急救措施中，正确的是

A.采取左侧卧位和头低足高位

B.给予利尿剂

C.给予血管收缩药

D.给予呼吸兴奋剂

E.继续输液

（74~76题共用题干）

患者，男，33岁，长期大量饮酒、暴饮暴食，昨天于酗酒后上腹剧烈疼痛并向腰部放射阵发加剧，T 38.8℃，BP 80/50mmHg。

74. 如怀疑是急性胰腺炎可做哪项检查

A.血沉

B.血磷酸肌酸激酶

C.血淀粉酶

D.血肌酐

E.血清转氨酶

75. 病人出现 T 38.8 ℃，BP 80/50mmHg 的原因是

A.上感

B.出血坏死

C.伴胃溃疡

D.食道静脉破裂

E.合并感染

76. 患者禁食、禁饮水的原因是

A.避免腹水发生

B.减轻腹胀

C.减轻疼痛

D.减少胃酸、胰液分泌

E.避免胃炎

（77~78题共用题干）

患者，女性，30岁。发育良好。婚后2年未孕，经检查基础体温双相，子宫内膜病理为分泌期改变。男方精液常规检查为正常。

77. 该病人需要做的进一步检查是

A.B超监测卵泡发育

B.腹腔镜检查

C.阴道镜检查

D.女性激素测定

E.输卵管通畅检查

78. 上述检查发现有异常，应采用的治疗方案是

A.服己烯雌酚

B.输卵管通液治疗

C.抗炎治疗

D.氯米芬促排卵

E.异常部位送病理活检

（79~80共用题干）

某新生儿家长向护士咨询如何服用维生素 D 预防佝偻病，护士的正确回答是

79. 小儿开始服用维生素 D 的时间是

A.生后半年

B.生后4个月

C.生后2个月

D.生后2周

E.生后立即

80. 每日服用维生素 D 的剂量是

A.1000 IU

B.400 IU

C.300 IU

D.200 IU

E.100 IU

三、以下提供若干组考题，每组考题共用 A、B、C、D、E 五个备选答案。请从中选择一个与问题关系最密切的答案，并在答题卡上将相应题号的相应字母所属的方框涂黑。某个备选答案可能被选择一次、

多次或不被选择。

（81~84 题共用备选答案）

A. 大量管型尿

B. 血红蛋白＜ 110g/L

C. 柏油样便

D. 尿中白细胞＞ 5 个 / 高倍镜视野

E. 尿酮体（＋）

81. 泌尿系感染可发现

82. 上消化道出血可发现

83. 酮症酸中毒可发现

84. 贫血可发现

（85~86 题共用备选答案）

A. 消化与吸收功能障碍，病情严重者

B. 休克晚期 DIC 病人

C. 急性肾衰、水中毒

D. 消化道功能基本正常，病情严重而不能进食者

E. 长期禁食、低钾血症

85. 经胃肠营养支持适宜

86. 经全胃肠外营养支持适宜

（87~89 共用备选答案）

A. 给予解痉止痛

B. 胆囊造瘘

C. 胆囊切除

D. 急诊手术留置腹腔引流

E. 急诊手术行胆总管引流

87. 慢性胆囊炎需要

88. 急性重症胆管炎需要

89. 坏疽性胆囊炎胆囊穿孔，病情危重需要

（90~92 题共用备选答案）

A. 稀脓性，有臭味液体

B. 黄色浑浊状，无臭味液体

C. 粪臭味液体

D. 不凝固血液

E. 血性液体

90. 急性化脓性阑尾炎腹腔穿刺液

91. 胃溃疡穿孔时腹腔穿刺液

92. 肝、脾破裂腹腔穿刺液

（93~94 题共用备选答案）

A. 肾绞痛

B. 镜下血尿

C. 膀胱刺激症状

D. 排尿困难

E. 尿流突然中断

93. 膀胱结石的典型症状是

94. 输尿管结石梗阻时会出现

（95~97 题共用备选答案）

A. 产后 6 周

B. 产后 4~6 周

C. 产后 3~4 周

D. 产后 3 周

E. 产后 10 天

95. 除胎盘附着处外，子宫腔表面内膜修复所需时间为

96. 正常产褥期的时间为

97. 产后子宫进入盆腔，在腹部摸不到宫底的时间为

（98~100 题共用备选答案）

A. 妊娠 42 周以后分娩

B. 妊娠满 37 周不满 42 周分娩

C. 妊娠满 37 周不满 40 周分娩

D. 妊娠满 28 周不满 37 周分娩

E. 妊娠 28 周以前分娩

98. 早产

99. 过期产

100. 足月产

专业知识

一、以下每一道考题下面都有 A、B、C、D、E 五个备选答案。请从中选择一个最佳答案，并在答题卡上将相应题号的相应字母所属的方框涂黑。

1. 有机磷农药中毒时出现烟碱样症状的表现是

A. 肌纤维颤动

B. 瞳孔缩小

C. 腹痛

D. 多汗

E. 头晕

2. 急性心肌梗死时最早最突出的症状是

A. 气促

B. 呃逆

C. 呕吐

D. 心悸

E. 疼痛

3. 护士指导肝硬化病人禁食硬食、油炸、粗纤维食物的原因是

A. 减少肠道氮的吸收

B. 减轻肝脏解毒功能

C. 抑制假性神经递质

D. 严格限制钠的摄入

E. 预防上消化道大出血

4. DIC 早期及时应用的药物是

A. 维生素 K

B. 肝素

C. 鱼精蛋白

D. 6- 氨基己酸

E. 止血芳酸

5. 判断口对口人工呼吸有效的指标主要是

A. 胸廓起伏

B. 面色红润

C. 心跳恢复

D. 瞳孔缩小

E. 发绀减轻

6. 法洛四联症的主要临床特征不包括

A. 右心室肥厚

B. 房间隔缺损

C. 主动脉骑跨

D. 室间隔缺损

E. 肺动脉狭窄

7. 造成乳头皲裂的主要原因是

A. 乳头凹陷

B. 乳头肿胀

C. 未做到按需哺乳

D. 分娩后开奶晚

E. 婴儿含接姿势不良

8. 胰头癌患者主要的症状和体征是

A. 消瘦

B. 腹泻

C. 进行性黄疸

D. 上腹饱胀不适

E. 上腹痛

9. 宫口开大 5cm 不再扩张超过 2 小时，应诊断为

A. 胎头下降停滞

B. 活跃期停滞

C. 第二产程延长

D. 活跃期延长

E. 潜伏期延长

10. 阻塞性肺气肿时强调低流量吸氧的理由主要是

A. 高流量氧引起支气管痉挛

B. 高流量氧抑制呼吸中枢

C. 高流量氧抑制黏膜细胞纤毛运动

D. 高流量氧对肺实质有毒性作用

E. 流量高低一样

11. 肾盂肾炎最简单的预防措施是

A. 每天尿道口消毒

B. 每天冲洗膀胱

C. 保持外阴清洁

D. 多饮水

E. 抗生素隔日口服

12. 先兆流产最早出现的症状是

A. 子宫颈口扩张

B. 少量阴道流血

C. 阵发性腹痛

D. 尿妊娠试验阴性

E. 子宫停止增大

13. 端坐位可减轻左心衰竭引起呼吸困难的原因是

A. 减轻肺淤血

B. 减轻门静脉淤血

C. 减轻肠系膜静脉淤血

D. 减轻下腔静脉淤血

E. 减轻上腔静脉淤血

14. 脑脊液漏禁忌耳鼻冲洗的目的是避免

A. 昏迷

B. 颅内继发感染

C. 颅内压下降

D. 头痛

E. 脑疝

15. 支气管哮喘发作时呼吸的特点是

A. 间停呼吸

B. 混合性呼吸困难

C. 呼气性呼吸困难

D. 吸气性呼吸困难

E. 潮式呼吸

16. 复苏时应用肾上腺素的作用<u>不包括</u>

A. 增加心率

B. 纠正酸中毒

C. 可使细颤变粗颤

D. 增加心肌收缩力

E. 增强心脏自律性

17. 慢性肾功能衰竭最早出现的症状是

A. 骨酸痛

B. 食欲不振

C. 呼吸深长

D. 胸痛

E. 皮肤瘙痒

18. 经接触传染的感染性疾病是

A. 急性淋巴结炎

B. 气性坏疽

C. 蜂窝织炎

D. 痈

E. 疖

19. 一氧化碳中毒病人皮肤最常见的颜色改变是

A. 樱桃红色

B. 深黄色

C. 苍白色

D. 青紫色

E. 深红色

20. 维生素D缺乏性手足搐搦症患儿使用钙剂时，静脉推注时间应

A. 大于3分钟

B. 大于5分钟

C. 小于5分钟

D. 大于10分钟

E. 小于10分钟

21. 护士夜间巡视病房发现尿毒症病人烦躁不安，主诉胸闷、心悸、咳嗽、咳白色泡沫样痰，体检：双肺底有湿啰音，考虑为

A. 尿毒症所致心律失常

B. 尿毒症引起的心力衰竭

C. 尿毒症性心包炎

D. 尿毒症性胸膜炎

E. 尿毒症性肺炎

22. 有关出血倾向的护理措施，<u>错误</u>的是

A. 床单平整，被褥轻软

B. 注意口腔清洁，不吃坚硬食物

C. 绝对卧床，限制肢体活动

D. 尽可能避免注射治疗

E. 避免皮肤摩擦，操作轻柔

23. 对甲状腺功能亢进伴突眼的护理，<u>不包括</u>

A. 抗生素眼膏涂眼

B. 生理盐水纱布局部湿敷

C. 外出时用眼罩

D. 鼓励多食略咸食品

E. 抬高头部

24. 糖尿病患者在家注射胰岛素后出现极度饥饿、软弱、手抖、出汗、头晕等，此时应

A. 立即送至附近医院

B. 立即打电话询问保健医生

C. 给患者口服糖水

D. 让患者平卧并协助活动四肢

E. 让患者卧床休息至症状消失

25. 类风湿关节炎关节病变的特点是

A. 关节肿胀

B. 对称性改变

C. 游走性疼痛

D. 关节畸形

E. 大关节

26. 关于系统性红斑狼疮病人的皮肤护理，<u>不妥</u>的是

A. 10℃水局部湿敷

B. 避免阳光暴晒

C. 忌用化妆品

D. 忌用碱性肥皂

E. 常用清水清洗

27. 某下肢瘫痪患者，检查肢体可在床面移动，但不能自行抬起，判断此肌力为

A. 4级

B. 3级

C. 2级

D. 1级

E. 0级

28. 对感觉障碍病人的护理，<u>不妥</u>的是

A. 衣服应柔软宽松，以减少对皮肤的刺激

B. 避免搔抓患处，以防损伤造成感染

C. 对感觉障碍的患肢，使用暖水袋保暖

D. 避免患处重压，防止压疮

E. 缓解病人紧张不安的情绪

29. 急性感染性多发性神经炎的首发症状为

A. 复视

B.一侧肢体抽搐

C.一侧肢体感觉障碍

D.双侧下肢无力

E.大小便失禁

30.一休克患者在抢救过程中出现呼吸困难、发绀，吸氧无效，PaO_2 持续降低。诊断为急性呼吸窘迫综合征，护理措施应首先采取

A.气管切开

B.给血管活性药物

C.快速输液

D.持续吸纯氧

E.呼气终末正压给氧

31.口对口人工呼吸的操作方法，错误的是

A.对准病人的口吹气，每分钟 30 次

B.将口唇张开

C.以右手捏住其鼻子，以免气体从鼻孔漏出

D.以左手将其下颌托起，防止舌根后坠

E.病人仰卧，头部后仰

32.患者，女性，50 岁。胆囊切除术后右下肢多次输液，发生了血栓性静脉炎，下列护理方法不妥的是

A.局部制动

B.理疗

C.局部按摩

D.局部热敷

E.右下肢抬高

33.患者，男性，20 岁，破伤风患者，抽搐频繁，引起肘关节脱位，呼吸道分泌物多，此时首先应采取的措施是

A.给大量青霉素

B.快速应用 TAT

C.气管切开

D.止痛

E.脱位整复

34.有关癌肿局部特征的描述，错误的是

A.早期有疼痛

B.质地坚硬

C.固定，不活动

D.界限不清

E.表面高低不平

35.下列关于冬眠低温治疗期间的护理措施，错误的是

A.复温时应先停止使用冬眠药物

B.收缩压低于 80mmHg 应停药

C.冬眠期间不宜翻身或移动体位

D.降温前先给病人使用冬眠药物

E.通常体温降至 32℃~34℃

36.乳腺癌术后进行健康指导，对预防复发有直

接作用的是

A.定期复查

B.参加体育活动

C.5 年内避免妊娠

D.继续功能锻炼

E.加强营养

37.关于闭式胸膜腔引流装置的描述，错误的是

A.换瓶时用双钳夹闭引流管近端

B.引流管在床上妥善固定

C.水封瓶应低于胸腔导管出口 30cm

D.水封瓶塞上长管须在水平面下 3~4cm

E.水封瓶装置密封

38.Horner 综合征的表现不包括

A.对侧上肢麻木

B.患侧面部无汗

C.患侧眼球内陷

D.患侧上睑下垂

E.患侧瞳孔缩小

39.食管癌病人术前减轻食管黏膜水肿的措施是

A.术前 3 天温盐水洗胃

B.加强口腔卫生

C.纠正水电解质酸碱失衡

D.营养支持

E.术前禁食

40.嵌顿性疝和绞窄性疝的主要区别是

A.疝内容物有无血运障碍

B.有无肠梗阻表现

C.疝内容物多少

D.疝内容物能否回纳

E.疝环大小

41.孕期未达 35 周出现胎膜早破，最恰当的处理是

A.监测感染状态，一旦发现感染，及时终止妊娠

B.不必用糖皮质激素催胎肺成熟

C.应用宫缩抑制剂延长孕期

D.立即剖宫产

E.立即引产

42.胃大部切除术后最严重的并发症是

A.倾倒综合征

B.吻合口梗阻

C.十二指肠残端破裂

D.切口感染

E.胃出血

43.可导致婴幼儿表现楔状齿、鞍鼻的是

A.细菌性阴道炎

B.尖锐湿疣

C.艾滋病

D.淋病

E.梅毒

44.全肺切除的患者输液速度宜控制在

A.40~45 滴 / 分

B.35~40 滴 / 分

C.20~30 滴 / 分

D.20~25 滴 / 分

E.15~20 滴 / 分

45.躯体性疼痛的特点是

A.对张力、压力性刺激敏感

B.伴有焦虑不安

C.过程缓慢而持久

D.定位正确，感觉敏锐

E.痛觉迟钝，痛感弥散

46.颅内压增高病人的护理措施，正确的是

A.成人保持每日尿量不少于 600ml

B.成人每日输入的等渗盐水不超过 1000ml

C.成人每日输液量控制在 1500ml 以内

D.不需要控制输液速度

E.平卧位

47.下肢静脉曲张剥脱术后护理，正确的是

A.一周后方可行走

B.早期下床活动

C.只允许床上活动

D.患肢制动

E.卧床休息 10 天

48.常以性激素分泌紊乱为首发症状，为低度恶性的卵巢肿瘤，多发于 45~55 岁妇女，其病理改变为

A.浆液性囊腺瘤

B.黏液性囊腺癌

C.未成熟畸胎瘤

D.颗粒细胞瘤

E.无性细胞瘤

49.35 岁产妇，妊娠 36 周胎膜早破，3 天前自然分娩，今早发热。腹痛、恶露增加。检查：T38.5℃，P85 次 / 分，R22 次 / 分，宫底平脐。下腹压痛，恶露量多，鲜红色。急查 WBC12.8×10⁹/L。中性粒细胞 0.80。该产妇应取的最佳体位是

A.俯卧位

B.右侧卧位

C.左侧卧位

D.半卧位

E.平卧位

50.患者，女性，28 岁。足月顺产一男婴，产后半月，产妇寒战，高热，右乳红肿热痛，局部压痛。诊为乳腺炎，下列护理措施不妥的是

A.绝对卧床

B.给高热量高蛋白易消化饮食

C.局部热敷

D.吸引器吸尽患乳乳汁

E.患乳托起

51.患儿，女，4 岁。面色苍白。辅助检查示：Hb85g/L，血清铁蛋白减少。诊断为小细胞低色素性贫血。对该患儿应用铁剂治疗时，错误的是

A.为防止牙齿被染黑，服药后应漱口

B.为促进铁的吸收，可与牛奶同服

C.为促进铁的吸收，可与果汁同服

D.为减少对胃的刺激，应在两餐之间服用

E.应从小剂量开始，逐渐增加到全量

52.患者，女，30 岁。在局麻下行右乳房纤维腺瘤切除术，麻醉后患者出现胸闷、气短、心率增快。处理措施不正确的是

A.应用镇静剂

B.监测血压

C.静脉输液

D.加大麻醉药剂量

E.吸氧

53.患者，女，58 岁。双上肢麻木，无力，放电样疼痛，感觉减退，肌力下降，腱反射消失，压头试验阳性，其颈椎病的类型是

A.混合型

B.交感神经型

C.椎动脉型

D.脊髓型

E.脊神经根型

54.患者，女，45 岁。急性腹膜炎入院已休克，现取中凹卧位，具体的卧姿是头、躯干（上身）和下肢分别抬高

A.上身 20°~25°、下肢 20°~25°

B.上身 15°~20°、下肢 15°~25°

C.上身 10°~20°、下肢 20°~30°

D.上身 5°~10°、下肢 20°~30°

E.上身 5°~10°、下肢 10°~20°

55.患者，女，38 岁。每次餐后 30~60 分钟上腹部有烧灼感，持续 1~2 小时，此腹痛特点应考虑是

A.胰腺炎

B.十二指肠溃疡

C.胃溃疡

D.食管炎

E.慢性胃炎

56.患儿，男，生后第 10 天发现口腔黏膜出现小片状白色乳凝块样物，不易擦拭，周围黏膜正常。进食，精神尚可。引起该病的病原微生物是

A.白色念珠菌

B.肺炎链球菌

C. 金黄色葡萄球菌

D. 链球菌

E. 单纯疱疹病毒

57. 患者，女，70岁。有高血压病史25年，突然出现剧烈头痛伴左侧上下肢瘫痪，诊断为"脑出血"。此时正确的护理措施是

A. 12小时后给予鼻饲流质饮食

B. 发病48小时内避免搬动

C. 去枕平卧位

D. 补充血容量

E. 头部热敷

58. 患者，女，24岁，未婚，面部有较严重蝶形红斑，且长期不规则低热，其首选护理诊断是

A. 思维过程改变

B. 相关知识缺乏

C. 有感染的危险

D. 皮肤完整性受损

E. 体温过高

59. 患儿，6个月。患支气管肺炎，半天来突然烦躁不安。喘憋加重，口周青紫。体检：呼吸68次/分，心率180次/分，心音低钝，两肺细湿啰音增多，叩诊无异常，肝肋下3.5cm。最可能发生

A. 肺不张

B. 肺大疱

C. 脓气胸

D. 脓胸

E. 急性心力衰竭

60. 患儿，男，1岁半。因低热、流涕1天，咳嗽、烦躁半小时就诊。呈犬吠样咳，伴有声音嘶哑、吸气性喉鸣。T38.1℃，咽部充血，心肺无异常。首先应考虑

A. 先天性喉喘鸣

B. 急性感染性喉炎

C. 支气管哮喘

D. 支气管肺炎

E. 急性支气管炎

61. 子宫颈癌的早期症状是

A. 腹痛

B. 阴道排液

C. 接触性出血

D. 绝经后出血

E. 腹部包块

62. 护士指导妇女放置宫内节育器的时间，正确的是

A. 非月经期的任何时间

B. 月经干净后3~7天

C. 月经干净后1天

D. 月经来潮前3~7天

E. 月经来潮前1天

63. 放置宫内节育器的处理措施，错误的是

A. 术后于1、3、6个月及1年，分别复查1次

B. 1周内禁止性生活

C. 术后休息3天

D. 嘱术者如有出血多、腹痛、发热等情况随时就诊

E. 术中随时观察受术者的情况

64. 某小儿，体重9.6kg，身长75cm，头围46cm，其年龄应是

A. 16个月

B. 14个月

C. 12个月

D. 10个月

E. 8个月

65. 蓝光照射的护理，不正确的是

A. 要正确记录蓝光灯管的使用时间

B. 患儿需系好尿布，脱光衣服

C. 患儿需戴护眼罩

D. 若单面光照，不要勤翻身

E. 保证液体补给，不能经口喂养者保证静脉输液

66. 营养不良的并发症不包括

A. 自发性低血糖

B. 大脑发育不全

C. 多种维生素缺乏

D. 营养不良性水肿

E. 缺铁性贫血

67. 肺炎患儿宜采取的体位是

A. 左侧卧位

B. 半卧位

C. 头部抬高20~30cm，下肢抬高10~20cm

D. 去枕仰卧位

E. 平卧位

68. 属于右向左分流型先心病的是

A. 右位心

B. 动脉导管未闭

C. 室间隔缺损

D. 法洛四联症

E. 房间隔缺损

69. 符合单纯性肾病典型临床表现的是

A. 常伴持续性血尿

B. 可有补体下降

C. 常伴血压升高

D. 非凹陷性水肿

E. 多见于2~7岁小儿

70. 水痘为自限性疾病，其病程一般为

A. 15天

B. 10 天

C. 7 天

D. 5 天

E. 3 天

二、以下提供若干个案例，每个案例下设若干道考题，请根据所提供的信息，在每一道考题下面的 A、B、C、D、E 五个备选答案中选择一个最佳答案，并在答题卡上将相应题号的相应字母所属的方框涂黑。

（71~72 题共用题干）

患儿，男，10 岁，因双下肢皮肤出现紫红色出血点来院就诊，经检查确诊为过敏性紫癜。

71. 目前该患儿双下肢及臀部出现大量紫癜，此时护士除应采取措施保护患儿皮肤外，还应当注意预防

A. 淋巴结肿大

B. 消化道出血

C. 口唇干裂

D. 体温过高

E. 心脏损害

72. 近日该患儿主诉腹痛、恶心。同时发现大便变黑，护士指导患儿进食

A. 低蛋白饮食

B. 低盐饮食

C. 无渣饮食

D. 半流食

E. 禁食

（73~74 题共用题干）

患者，男，60 岁，因夜间突然呼吸困难、咳嗽、咳白色泡沫样痰而坐起，查体：心率 120 次 / 分，律齐，双肺底有湿啰音，两肺哮鸣音。

73. 该病人可能发生了

A. 急性左心衰竭

B. 右心衰竭

C. 支气管哮喘

D. 肺炎

E. 支气管阻塞

74. 护士应立即采取的处理措施是

A. 立即通知值班医师处理

B. 立即给予心电监护

C. 安置病人两腿下垂坐位或半坐位，6~8L/min 氧气吸入

D. 西地兰 0.4mg 缓慢静脉推注

E. 皮下注射吗啡 5mg

（75~76 题共用题干）

患者，男性，62 岁，因患糖尿病 9 年而长期接受胰岛素治疗，尿糖基本控制在（+~++）。昨晚因多食后，今上午尿糖定性试验为（+++），自行增加了胰岛素剂量，1 小时后突然感到心悸、饥饿、出冷汗，随即昏迷。

75. 该病人入院后，为明确诊断应立即进行下列哪项检查

A. 血气分析

B. 尿酮

C. 血酮

D. 尿糖

E. 血糖

76. 针对上述患者的情况，应立即给予下列哪项处理措施

A. 静脉滴注复方氯化钠溶液

B. 静脉滴注 50g/L 碳酸氢钠 100ml

C. 静脉推注氯化钾

D. 静脉滴注小剂量胰岛素

E. 静脉注射 50% 葡萄糖溶液

（77~79 题共用题干）

患者，男性，35 岁，因车祸导致肝破裂，面色苍白，脉搏快弱，四肢冰冷，血压 11.2/6.7kPa（84/50mmHg），呈休克状态。

77. 有助于确诊的检查是

A. 腹腔穿刺

B. B 超检查

C. 测肝功能

D. 测红细胞比积

E. 测血红蛋白

78. 该病人的休克类型是

A. 神经性休克

B. 心源性休克

C. 过敏性休克

D. 失液性休克

E. 失血性休克

79. 有效的治疗是

A. 输血止血

B. 边抗休克边手术

C. 手术

D. 休克好转后手术

E. 抗休克

（80~83 题共用题干）

患者，男性，65 岁。慢性便秘多年。近半年来发现站立时阴囊部位出现肿块，呈梨形，平卧时可还纳。体检发现外环扩大，嘱病人咳嗽时指尖有

冲击感。平卧回纳肿块后，手指压迫内环处，站立咳嗽，肿块不再出现，诊为腹外疝，拟行疝成形术。

80. 该病人诊断为
A. 切口疝
B. 脐疝
C. 股疝
D. 腹股沟直疝
E. 腹股沟斜疝

81. 为避免术后疾病复发术前准备中最重要的是
A. 麻醉前用药
B. 治疗便秘
C. 排尿
D. 备皮
E. 灌肠

82. 术后当天病人宜采用的体位是
A. 平卧位，膝、髋关节微屈
B. 头低脚高位
C. 斜坡卧位
D. 端坐位
E. 半卧位

83. 术后预防阴囊血肿的主要措施是
A. 托起阴囊、伤口用沙袋压迫
B. 保持敷料清洁，干燥
C. 不可过早下床活动
D. 应用止血药物
E. 保持适当卧位

（84~86 题共用题干）
患者，女性，28 岁。右前臂骨折石膏绷带固定。

84. 护士协助医师包扎时，不正确的护理是
A. 石膏固定当日即可做患肢肌肉舒缩运动
B. 石膏包扎后 10~20 分钟内避免肢体活动
C. 用手掌扶托肢体石膏型
D. 石膏绷带紧贴皮肤沿肢体滚动缠绕
E. 清洁患肢皮肤，有伤口者先换药

85. 如病人石膏绷带固定后，诉肢体疼痛难忍，错误的处理是
A. 立即给予药物镇痛
B. 发现异常报告医生
C. 观察肢端肤色和体温
D. 询问病人肢端感觉、运动情况
E. 观察桡动脉搏动

86. 病人石膏绷带固定后护理，错误的是
A. 保持石膏清洁，免受潮
B. 疼痛难忍勿自行服用止痛剂
C. 患肢手指可随意做伸屈运动

D. 患肢常做握拳动作
E. 肢体平放于体侧

（87~89 题共用题干）
孕妇，34 岁。初次怀孕，孕 16 周发现心慌、气短，经检查发现心功能属于 Ⅱ 级。经过增加产前检查次数，严密监测孕期经过等，目前孕 37 周，自然临产。

87. 该产妇在分娩期的注意事项，错误的是
A. 注意保暖
B. 注意补充营养
C. 采取产钳助产
D. 胎盘娩出后腹部放置沙袋
E. 常规吸氧

88. 该产妇的卧位最好是
A. 随意卧位
B. 左侧半卧位
C. 左侧卧位
D. 右侧卧位
E. 平卧位

89. 该产妇的产褥期护理，正确的是
A. 住院观察 2 周
B. 积极下床活动，防止便秘
C. 为了早期母子感情的建立，不要让别人帮忙
D. 产后的第 5 天，最容易发生心衰
E. 为避免菌群失调，不得使用抗生素治疗

（90~91 题共用题干）
患儿，男，3 岁，因肾病综合征入院，表现有水肿、蛋白尿，目前无感染迹象。

90. 患儿入院后，护士为他制订护理计划，不妥的是
A. 蛋白摄入量为每天 2g/kg
B. 不限制液体摄入量
C. 详细记出入量
D. 绝对卧床休息
E. 每日测量体重

91. 为了帮助患儿减轻眼睑水肿，适宜的方法是
A. 建议患儿多卧床休息
B. 冷敷双眼，每日数次
C. 用生理盐水冲洗眼睛
D. 缩短看电视的时间
E. 抬高患儿床头

三、以下提供若干组考题，每组考题共用 A、B、C、D、E 五个备选答案。请从中选择一个与问题关系最密切的答案，并在答题卡上将相应题号的相应字母所属的方框涂黑。某个备选答案可能被选择一次、

多次或不被选择。

（92~93 题共用备选答案）

A. 大量粉红色泡沫样痰

B. 痰恶臭

C. 大量脓痰分 3 层

D. 铁锈色痰

E. 黏液痰

92. 肺炎链球菌肺炎病人其痰液呈

93. 支气管扩张症病人其痰液呈

（94~95 题共用备选答案）

A. 多累及单一关节

B. 有关节畸形

C. 关节疼痛发作突然

D. 无关节畸形

E. 关节疼痛呈游走性

94. 类风湿关节炎病人

95. SLE 病人

（96~98 题共用备选答案）

A. 周期性疼痛，乳房内有大小不等的结节，质韧，边界不清

B. 病程缓慢，乳房有单个包块，边界清楚，活动度好

C. 病程短，乳房可扪及肿块，表面充血、红、肿、热、胀痛、压痛

D. 病程短，乳房有单个包块，边界不清，活动不大，腋下淋巴结肿大

E. 病程短，乳房可扪及单个拳头大小的包块，边界清楚，胸透肺有实质阴影

96. 乳腺癌

97. 乳腺囊性增生

98. 乳腺纤维腺瘤

（99~100 题共用备选答案）

A. 发热后第 2 天出疹，全身皮肤充血，疹退后有大片脱皮

B. 发热 3~4 天后出斑丘疹，疹退后米糠样脱屑，色素沉着

C. 发热 1~2 天后出斑丘疹，枕后淋巴结肿大

D. 发热当天出疹，之后伴有水疱疹

E. 发热 3~4 天，热退疹出

99. 麻疹

100. 水痘

专业实践能力

一、以下每一道考题下面都有 A、B、C、D、E 五个备选答案。请从中选择一个最佳答案，并在答题卡上将相应题号的相应字母所属的方框涂黑。

1. 危险的护理诊断常用的陈述方式是
A. PSE 公式
B. PE 公式
C. SE 公式
D. PS 公式
E. P 公式

2. 严禁用于静脉注射的药物是
A. 5% 碳酸氢钠
B. 10% 氯化钾
C. 10% 氯化钙
D. 10% 葡萄糖酸钙
E. 50% 葡萄糖

3. 人际关系模式的提出人是
A. 佩皮劳
B. 马斯洛
C. 奥伦
D. 罗伊
E. 纽曼

4. 禁忌洗胃的中毒毒物是
A. 生物碱
B. 重金属
C. 浓硫酸
D. 安眠药
E. 有机磷

5. 不属于压力源中心理社会因素的是
A. 搬迁
B. 发热
C. 结婚
D. 火灾
E. 考试

6. 肾脏移植手术后病人应采取
A. 保护性隔离
B. 消化道隔离
C. 接触隔离
D. 呼吸道隔离
E. 严密隔离

7. 罗伊适应模式对四个护理学基本概念的阐述，正确的是
A. 人是通过生理调节维持身体平衡而达到适应
B. 人是一个适应系统，具有生物、心理和社会属性
C. 护理的目标是促进人在生理功能时的适应
D. 人在适应环境变化时无须付出能量
E. 健康是一种完整的适应状态

8. 新生儿病室适应的温度是
A. 26℃ ~28℃
B. 24℃ ~26℃
C. 22℃ ~24℃
D. 18℃ ~22℃
E. 16℃ ~18℃

9. 股动脉注射拔针后局部加压时间是
A. 12~15min
B. 10~12min
C. 5~10min
D. 3~5min
E. 1~2min

10. 阿米巴痢疾病人留取粪便标本的容器是
A. 加温容器
B. 无菌容器
C. 蜡纸盒
D. 玻璃瓶
E. 硬纸盒

11. 关于尿液颜色的描述，正确的是
A. 溶血反应的尿液呈红色
B. 脓尿呈酱油色
C. 肾病尿液呈黄褐色
D. 乳糜尿呈乳白色
E. 胆红素尿呈棕红色

12. 给患者服用铁剂时，正确的做法是
A. 宜饭前服用
B. 可用饮水管吸
C. 服药后不宜饮水
D. 服用前应常规测心率
E. 服用茶水可促进其吸收

13. 通过分散病人注意力的方法达到消除紧张情绪，减轻疼痛，缓解和促进睡眠的目的，称为
A. 控制术
B. 松弛术
C. 运动治疗
D. 无痛治疗
E. 心理治疗

14. 肠套叠病人的粪便呈
A. 鲜红色便
B. 果酱样便

C. 暗红色便

D. 柏油样便

E. 陶土色便

15. 可出现尿频、尿急、尿痛的病人是

A. 急性肾炎

B. 膀胱结核

C. 膀胱炎症

D. 妊娠压迫

E. 膀胱造瘘

16. 容易潮解的口服药物是

A. 硝酸甘油

B. 阿司匹林

C. 安定

D. 胃蛋白酶

E. 酵母片

17. 灌肠前后分别排便一次在体温单上的记录方法是

A. 1 1/E

B. 1

C. 1/2E

D. 2/E

E. 2

18. 发生青霉素过敏性休克时，临床常最早出现的症状是

A. 皮肤瘙痒、呼吸道症状

B. 发绀、面色苍白

C. 腹痛、腹泻

D. 四肢麻木，头晕眼花

E. 烦躁不安，血压下降

19. 长期行鼻饲饮食的病人应定期更换胃管。胃管更换的时间是

A. 每半年一次

B. 每两个月一次

C. 每月一次

D. 每周一次

E. 每天一次

20. 关于使用紫外线灯管消毒法，描述错误的是

A. 定时监测灭菌效果

B. 消毒时间从紫外线灯亮可开始计时

C. 照射时病人须戴防护镜、穿防护衣

D. 可用乙醇棉球擦拭，以保持灯管清洁

E. 用于室内空气消毒时，距离小于 2 米，时间30~60min

21. 护士与昏迷患者间适用的关系模式是

A. 被动参与型模式

B. 共同参与型模式

C. 指导 – 被动型模式

D. 指导 – 合作型模式

E. 主动 – 被动型模式

22. 禁忌酒精擦拭的部位是

A. 足底

B. 肘窝

C. 腹股沟

D. 腋窝

E. 颈前颌下

23. 铺无菌盘的操作方法正确的是

A. 铺好的无菌盘 12h 内有效并注明铺盘日期及时间

B. 双手捏住治疗巾上层两角内外面下拉覆盖无菌物品

C. 折叠治疗巾上层呈扇形开口边缘向内放入无菌物品

D. 操作者的双手不可触及无菌治疗巾的内面

E. 用手取出无菌治疗巾后将剩余无菌治疗巾包好注明开包日期时间

24. 最佳健康模式强调的是

A. 治疗疾病与减轻不适

B. 维持健康与预防疾病

C. 恢复健康与减轻痛苦

D. 治疗疾病与康复护理

E. 促进健康与预防疾病

25. 护士的首要职责是

A. 进行沟通交流

B. 护理研究工作

C. 传授健康知识

D. 协调护理工作

E. 提供健康照顾

26. 关于 ROM 练习的叙述，正确的是

A. 活动时比较两侧关节活动情况

B. 每个关节每次做 20~30 下

C. 患者疼痛时加快操作速度

D. 每天坚持练习 5~10 次

E. 尽早、频繁 ROM 练习

27. 关于医院清洁、消毒、灭菌措施的叙述，错误的是

A. 灭菌是指用物理或化学方法杀灭一切微生物包括芽孢

B. 消毒是指用物理或化学方法杀灭除芽孢以外的所有病原微生物

C. 清洁可达到杀灭少量病原微生物的效果

D. 清洁常常是物品消毒、灭菌的前期步骤

E. 清洁是用清水等清除物品表面的污垢、尘埃

28. 经启用后不能维持 24 小时内有效的物品是

A. 持续使用的留置导尿引流装置

B. 持续进行静脉输液的输液器

C. 打开过的无菌溶液瓶

D. 铺好的无菌盘

E. 开启过的无菌包

29. 发生溶血反应时，患者出现黄疸和血红蛋白尿的机制是

    A. 肾小管内皮细胞坏死脱落，阻塞肾小管

    B. 血红蛋白遇酸性物质变成结晶体，阻塞肾小管

    C. 凝集的红细胞溶解，大量血红蛋白散布到血浆中

    D. 血红蛋白进入肾小管

    E. 红细胞凝集成团，阻塞部分小血管

30. 病房湿度过低时患者表现为

    A. 尿量增多

    B. 憋气、闷热

    C. 肌肉紧张

    D. 食欲不振、耳鸣

    E. 呼吸道黏膜干燥、咽痛

31. 对护理工作中护士法律责任的叙述，<u>不正确</u>的是

    A. 护士应认真、准确地做好临床护理记录

    B. 护士如发现医嘱有错误应马上修改

    C. 患者对医嘱有质疑时，护士应核实

    D. 护士要慎重对待"必要时"医嘱

    E. 护士要慎重对待口头医嘱

32. 使用时需要观察尿量的药物是

    A. 5% 碳酸氢钠

    B. 50% 葡萄糖

    C. 20% 甘露醇

    D. 西地兰

    E. 硫酸镁注射液

33. 患者出于安全的需要最希望的是

    A. 获得一个安静的休养环境

    B. 尽量不要用药物治疗

    C. 家属经常来院陪伴自己

    D. 了解有关用药方面的知识

    E. 由有知识、负责的护士照顾

34. 艾瑞克森认为个体解决自我认同与角色紊乱危机的主要时期是

    A. 老年期

    B. 成人期

    C. 成人早期

    D. 青春期

    E. 潜在期

35. 收集资料进行记录时应注意的是

    A. 客观资料的记录应尽量用患者的原话

    B. 主观资料的记录应使用专业术语

    C. 记录必须反映护士的主观判断

    D. 记录应准确、全面、简洁

    E. 记录应清晰、简洁、生动

36. 应放入有色瓶或避光纸盒内、置于阴凉处保存的药物是

    A. 乙醇

    B. 糖衣片

    C. 胃复安

    D. 胎盘球蛋白

    E. 氨茶碱

37. 误服硫酸后需保护胃黏膜时可选用的溶液是

    A. 碳酸氢钠

    B. 过氧化氢

    C. 高锰酸钾

    D. 白醋

    E. 镁乳

38. 为伤寒患者灌肠时，液体量和高度分别是

    A. 700ml，小于 20cm

    B. 600ml，小于 20cm

    C. 500ml，小于 30cm

    D. 400ml，小于 30cm

    E. 300ml，小于 30cm

39. 进行氧气雾化吸入时的正确方法是

    A. 治疗时间 10~15min

    B. 呼气时按住出气口

    C. 吸气时松开出气口

    D. 药液稀释到 10ml

    E. 湿化瓶内放水

40. 做血液气体分析的血标本采集后应密封放置于

    A. 肝素抗凝注射器中

    B. 枸橼酸钠试管中

    C. 无菌试管中

    D. 草酸钾抗凝试管中

    E. 清洁试管中

41. 关于舌下给药的描述，<u>错误</u>的是

    A. 冠心病患者舌下给药时宜取半坐卧位

    B. 可以将药片嚼碎吞下

    C. 不可将药片吞服

    D. 将药片置于舌下，任其自然溶解

    E. 具有药物吸收迅速、生物利用度高的特点

42. 对整体护理的正确理解是

    A. 把病人看作统一的功能整体

    B. 为病人提供全面的帮助和照顾

    C. 为病人提供健康促进服务

    D. 贯穿于人生命的全过程

    E. 服务对象是生病的人

43. 可用于黏膜消毒的溶液是

    A. 0.5% 碘酊

    B. 70% 乙醇

C. 0.1% 氯胺

D. 2% 戊二醛

E. 0.02% 过氧乙酸

44. 在收集病人资料时，关于客观资料的记录正确的是

A. 发热已经两天，午后发热明显

B. 每餐主食一碗米饭，一日三餐

C. 每天饮开水 5 次，每次 200ml

D. 咳嗽剧烈，咳出大量泡沫样痰

E. 每天排尿 4~5 次，量中等

45. 医疗文件具有法律效应，因抢救病人未能及时书写的，应在抢救结束后据实补记，记录的时间限制是

A. 10 小时内

B. 8 小时内

C. 6 小时内

D. 4 小时内

E. 2 小时内

46. 控制医院感染的关键措施<u>不包括</u>

A. 定期进行消毒灭菌效果监测

B. 加强预防性用药

C. 保护易感人群

D. 切断传播途径

E. 隔离传染源

47. 压力反应警告期的临床表现是

A. 血糖减轻

B. 呼吸减慢

C. 血压下降

D. 心肌减慢

E. 肌紧张度增加

48. 病人臀部肌肉注射进针后抽吸有回血，处理措施是

A. 无需处理

B. 将药物丢弃

C. 拔出针头后重新进针

D. 将针头向外拔出一点后推注药物

E. 将针头插得深一点后推注药物

49. 在病情观察中，中医的"四诊"方法是

A. 望、闻、问、切

B. 望、叩、问、切

C. 叩、闻、问、切

D. 视、闻、问、叩

E. 望、闻、问、叩

50. 一氧化碳中毒病人需输注的血液制品是

A. 纤维蛋白原

B. 血小板浓缩悬液

C. 白细胞浓缩悬液

D. 洗涤红细胞

E. 浓缩红细胞

51. 患者，女，66 岁。病人因胸闷气短，杵状指，桶状胸，叩诊过清音，听诊呼吸音减弱，第二心音亢进，胸透见右心室大。最佳的吸氧方式是

A. 间断低流量吸氧

B. 间断高流量吸氧

C. 持续低流量吸氧

D. 间断中流量吸氧

E. 持续高流量吸氧

52. 患者，男，65 岁。脑出血昏迷，病人咳嗽反射迟钝，导致痰液沉积较深，需要给病人气管内吸痰，下列方法正确的是

A. 吸痰后将管内痰液吸水冲净后再用

B. 一次吸痰不超过 30s

C. 吸痰时从深部向上提拉，左右旋转

D. 插管时打开负压吸引

E. 吸净口腔痰液后继续吸气管内痰

53. 患者，女，29 岁。是位优秀的舞蹈演员，一次车祸造成下肢骨折入院治疗。经诊治病情稳定，但情绪低落，很少与人交往。护士发现病人常望着自己的腿暗自流泪。她目前未满足的需要是

A. 自尊需要

B. 爱与归属需要

C. 自我实现需要

D. 安全需要

E. 生理需要

54. 患者，男，40 岁。车祸伤及双腿，入院后医生立即给予伤口处理、骨折固定。护士给予吸氧，建立静脉通路，测量生命体征，配合医生实施救护，实施系统的整体护理，这属于哪个阶段护理的特点

A. 以人的健康为中心阶段

B. 以"人"为中心阶段

C. 以医生为中心阶段

D. 以病人为中心阶段

E. 以疾病为中心阶段

55. 某社区卫生服务站，负责社区内居民的预防、保健、医疗、康复和健康教育及计划生育，这属于社区护理的

A. 整体性

B. 实用性

C. 连续性

D. 综合性

E. 广泛性

56. 患者，女，29 岁。呼吸道感染，咳嗽、咳痰。护士为其进行雾化吸入，可选择的祛痰药是

A. 舒喘灵

B. 氨茶碱

C. α-糜蛋白酶

D. 庆大霉素

E. 地塞米松

57. 孕妇，因尿潴留，护士准备为该孕妇行导尿术。下列叙述不妥的是

A. 用无菌持物镊夹取棉球消毒外阴

B. 检查导尿包的名称及灭菌日期

C. 将无菌与非无菌物品分别放置

D. 关闭门窗、保护患者隐私

E. 戴口罩、帽子并清洗双手

58. 患者，女，47岁。腰椎损伤2个月，长期留置导尿管，今晨护士发现病人尿液浑浊有沉淀。护士应该采取的护理措施是

A. 膀胱内滴药消除炎症

B. 鼓励病人多饮水，促进排尿

C. 热水袋热敷下腹部

D. 为病人翻身更换卧位

E. 用0.1%苯扎溴铵消毒尿道口

59. 患者，男，甲型肝炎住院20天治愈出院。护士为其进行终末消毒处理，错误的是

A. 病床、桌椅用消毒液擦拭

B. 室内空气可用喷雾消毒

C. 被服及时送洗衣房清洗

D. 个人用物经消毒后带出病区

E. 患者洗澡、换清洁衣裤

60. 患者，男，25岁。患化脓性扁桃体炎，在注射青霉素数秒钟后出现胸闷、气促、面色苍白、出冷汗及濒危感，血压75/50mmHg，护士应首先采取的急救措施是

A. 报告医师

B. 给予静脉输液

C. 皮下注射0.1%盐酸肾上腺素1ml

D. 针刺人中、内关等穴位

E. 给予氧气吸入

61. 用格拉斯哥昏迷评分量表测定意识障碍程度，昏迷评分是

A. < 3分

B. < 7分

C. < 8分

D. < 12分

E. < 15分

62. 为糖病患者留尿作尿糖定量检查，采集尿标本的方法是

A. 留中段尿5ml

B. 留24h尿

C. 饭前留尿100ml

D. 随时留尿100ml

E. 留清晨第1次尿约100ml

63. 能产生新生态氧将菌体蛋白质氧化，使菌体死亡的化学消毒灭菌剂是

A. 碘伏

B. 过氧乙酸

C. 环氧乙烷

D. 福尔马林

E. 戊二醛

64. 全国范围举行首届护士执业考试的时间是

A. 1998年6月

B. 1995年6月

C. 1993年6月

D. 1980年6月

E. 1954年6月

65. 不属于心理素质的是

A. 乐观、情绪稳定

B. 胸怀宽容、豁达

C. 有事业心和进取心

D. 有较强的适应能力

E. 自尊、自爱、自律

66. 患儿，女，6个月。因支气管炎住院治疗。护士帮助患儿服用止咳嗽药，正确的做法是

A. 喂服止咳糖浆后立即喂奶

B. 最后喂服止咳糖浆，之后不宜立即喂水

C. 止咳糖浆与牛奶混匀后一起喂服

D. 服止咳糖浆后，喂少量温水

E. 先服止咳糖浆，后服维生素

67. 患者，女，68岁。因腹泻待查收入院。患者四肢冰冷，护士用热水袋进行保暖。正确的操作措施是

A. 使用过程中发现皮肤潮红、疼痛，应暂停10分钟后使用

B. 使用时将热水袋与患者皮肤直接接触

C. 热水袋放置时，袋口朝向身体内侧

D. 调节热水袋水温至60℃～70℃

E. 热水袋灌入水至1/2~2/3满

二、以下提供若干个案例，每个案例下设若干道考题，请根据所提供的信息，在每一道考题下面的A、B、C、D、E五个备选答案中选择一个最佳答案，并在答题卡上将相应题号的相应字母所属的方框涂黑。

（68~69题共用题干）

患者，男，36岁。因车祸导致脑外伤，出现昏迷，为保证营养的供给，需要长期鼻饲，取去枕平卧位，准备接受插胃管。

68. 胃管更换的时间是

A. 乳胶胃管每天更换1次，硅胶胃管每月更换2次

B. 乳胶胃管每周更换2次，硅胶胃管每月更换

1 次

C. 乳胶胃管每周更换 1 次，硅胶胃管每月更换 2 次

D. 乳胶胃管每周更换 1 次，硅胶胃管每月更换 1 次

E. 乳胶胃管每天更换 1 次，硅胶胃管每周更换 1 次

69. 为其插胃管至 15cm 时，应采取的护理措施是

A. 使患者头偏向护士一侧方便胃管插入

B. 将病床床头摇起，使患者呈半坐卧位

C. 将患者头托起，使下颌骨靠近胸骨柄

D. 让患者取右侧卧位使插管顺利

E. 使患者头后仰便于胃管插入

（70~71 题共用题干）

患儿，女，9 岁。急性扁桃体炎，医嘱给予青霉素治疗。用药数天后出现发热、皮肤瘙痒、关节肿痛、淋巴结肿大、腹痛等症状。

70. 考虑该患儿出现的情况可能是

A. 消化道过敏反应

B. 血清病型反应

C. 皮肤过敏反应

D. 风湿性关节炎

E. 淋巴结炎

71. 该患儿发生的情况常出现在使用青霉素后

A. 14~17 天

B. 12~14 天

C. 7~12 天

D. 4~7 天

E. 1~4 天

（72~73 题共用题干）

患者，男，60 岁。因经常夜间睡眠时下床到院子里活动，醒后对所发生的事情不能回忆，诊断为梦游症。

72. 该患者夜晚出来活动可能发生于

A. 异相睡眠

B. NREM 第时Ⅳ相

C. NREM 第时Ⅲ相

D. NREM 第时Ⅱ相

E. NREM 第时Ⅰ相

73. 该患者梦游所处睡眠分期的特点是

A. 极难唤醒

B. 很难唤醒

C. 难以唤醒

D. 易被唤醒

E. 睡眠最浅

（74~76 题共用题干）

患者，女，68 岁。患糖尿病两年。住院治疗。医嘱：胰岛素 8U，三餐前 15 分钟皮下注射。

74. 实习护士准备执行注射胰岛素医嘱。需带教教师纠正的操作是

A. 针头与皮肤呈 40° 角进针

B. 注射部位选择上臂三角肌下缘

C. 进行三查七对

D. 选用 2ml 注射器

E. 常规消毒注射处皮肤

75. 符合无痛技术的一项是

A. 进针后，注射前无须抽动活塞

B. 严格执行无菌技术

C. 经常更换注射部位

D. 做到"两快一慢"

E. 加强核对

76. 实习护士为该患者进行胰岛素皮下注射时，针头刺入的深度应是针梗的

A. 针尖斜面

B. 全部刺入

C. 3/4

D. 2/3

E. 1/3

（77~78 题共用题干）

患者，男，50 岁。心绞痛史 5 年，未规律用药。2 小时前劳累时出现心前区压榨样疼痛，伴濒死感，舌下含化硝酸甘油，疼痛未缓解，诊断为急性心肌梗死。给予吸氧，重症监护，绝对卧床休息等措施，3 小时后病情稳定。

77. 此时首要的护理诊断是

A. 活动无耐力

B. 自理缺陷

C. 知识缺乏

D. 恐惧

E. 疼痛

78. 确定该护理诊断的主要依据是

A. 心前区压榨性疼痛

B. 绝对卧床休息

C. 未规律用药

D. 心肌缺血缺氧

E. 有濒死感

（79~80 题共用题干）

患者，男，22 岁。白血病，血红蛋白 50g/L，胸痛伴全身软弱无力，皮肤、黏膜、指甲苍白。

79. 为该患者输血的主要原因是

A. 凝血功能异常

B. 低蛋白血症

C. 严重感染

D. 贫血

E. 大出血

80. 护士为患者输血时的操作，<u>错误</u>的是

A. 两袋血之间输入少量生理盐水

B. 为达到治疗效果，开始时速度宜快

C. 输血前先输入少量生理盐水

D. 护士操作时戴上手套

E. 严格执行"三查八对"

（81~83 题共用题干）

患者，男，24 岁。暴饮暴食后出现上腹正中刀割样剧痛，不能忍受，并伴有恶心、呕吐，急送至医院，诊断为急性胰腺炎。给予禁食、胃肠减压，肠外营养支持治疗。2 周后病情稳定，改为要素饮食，鼻饲提供营养。

81. 给该患者要素饮食过程中的正确做法是

A. 长期使用时无须补充维生素

B. 若停用应逐渐减量

C. 鼻饲过程中出现恶心立即停用

D. 溶液温度应保持在 35℃

E. 从高浓度、大剂量开始

82. 该患者要素饮食的特点<u>不包括</u>

A. 肠道直接吸收

B. 不需经过消化

C. 含少量纤维素

D. 营养成分全面

E. 营养价值高

83. 根据世界卫生组织（WHO）对疼痛程度的分级，该患者发病时的疼痛属于

A. 4 级

B. 3 级

C. 2 级

D. 1 级

E. 0 级

三、以下提供若干组考题，每组考题共用 A、B、C、D、E 五个备选答案。请从中选择一个与问题关系最密切的答案，并在答题卡上将相应题号的相应字母所属的方框涂黑。某个备选答案可能被选择一次、多次或不被选择。

（84~85 题共用备选答案）

A. 交流信息可靠、随机

B. 语句表达随意、开放

C. 交谈气氛轻松、自然

D. 谈话主题明确

E. 谈话环境安静

84. 和患者正式交谈的主要特点是

85. 和患者非正式交谈的主要特点是

（86~87 题共用备选答案）

A. 帮助系统

B. 预防系统

C. 支持教育系统

D. 部分补偿系统

E. 全补偿系统

86. 根据自理模式理论，对糖尿病患者进行护理时应采用

87. 根据自理模式理论，对昏迷患者进行护理时应采用

（88~89 题共用备选答案）

A. 头高脚低位

B. 头低脚高位

C. 端坐位

D. 半坐卧位

E. 中凹卧位

88. 面及颈部手术后患者可取的卧位是

89. 十二指肠引流时患者可取的卧位是

（90~91 题共用备选答案）

A. 陶土色

B. 柏油色

C. 无光样黑色

D. 暗红色

E. 暗绿色

90. 胆道完全阻塞时，粪便呈

91. 下消化道出血时，粪便呈

（92~93 题共用备选答案）

A. 膝胸卧位

B. 头低足高位

C. 半坐位

D. 右侧卧位

E. 左侧卧位

92. 为阿米巴痢疾患者进行保留灌肠时患者的体位是

93. 为慢性细菌性痢疾患者行保留灌肠时患者的体位是

（94~96 题共用备选答案）

A. 24h

B. 12~16h

C. 6~8h

D. 2~4h

E. 1h

94. 尸斑开始出现的时间是死亡后

95. 尸僵发展至高峰的时间是死亡后

96. 尸僵缓解发生在死亡后

（97~98 题共用备选答案）

A. 巴比妥类

B. 敌百虫

C. 氰化物

D. 灭鼠药

E. 敌敌畏

97. 可用 2%~4% 碳酸氢钠洗胃的毒物是

98. 可服用 3% 过氧化氢溶液后引吐的毒物是

（99~100 题共用备选答案）

A. 解决期

B. 开拓期

C. 确认期

D. 认识期

E. 熟悉期

99. 患者，男，61 岁。确诊直肠癌入院治疗。入院后护士热情接待病人，详细介绍病房的环境及注意事项等。根据佩皮劳人际关系模式，这一阶段属于

100. 患者在直肠癌根治术后不接受造瘘口，经过护士的沟通鼓励后，患者积极主动参与到造瘘口的护理中，逐渐建立自我责任感，自信乐观。根据佩皮劳人际关系模式，患者现在这一阶段属于

全国护士（师）资格考试预测卷系列

2025

护师技术资格考试预测卷

预测卷（六）

王　冉　主编

中国健康传媒集团

中国医药科技出版社

编委会

主　编　王　冉

编　者（以姓氏笔画为序）

基础知识

一、以下每一道考题下面都有 A、B、C、D、E 五个备选答案。请从中选择一个最佳答案，并在答题卡上将相应题号的相应字母所属的方框涂黑。

1. 急性腹膜炎的标志性体征是

A. 持续高热

B. 腹胀明显

C. 肠鸣音消失

D. 腹膜刺激征

E. 移动性浊音

2. 关于麻疹流行病学特点的叙述，错误的是

A. 患者是唯一的传染源

B. 主要通过飞沫传播

C. 发病高峰在 7~9 个月

D. 病后能获得持久免疫

E. 出疹前 5 天至出疹后 5 天均有传染性

3. 下列属于构成骨髓微环境的细胞是

A. 浆细胞

B. 巨核细胞

C. 巨噬细胞

D. 单核细胞

E. 造血干细胞

4. 黑便常见于

A. 痔

B. 直肠癌

C. 痢疾

D. 上消化道出血

E. 直肠炎

5. 脑出血最常见的原因是

A. 肺心病

B. 高血压

C. 心肌炎

D. 风心病

E. 冠心病

6. 慢性胃炎常见的病原菌是

A. 幽门螺杆菌

B. 四联球菌

C. 链球菌

D. 支原体

E. 衣原体

7. 预防小儿结核病的最有效的方法为

A. 隔离患儿

B. 禁止随地吐痰

C. 预防性服药

D. 接种卡介苗

E. 定期查体

8. 引起细菌性肺炎最常见的病菌是

A. 肺炎杆菌

B. 肺炎球菌

C. 葡萄球菌

D. 肺炎克雷伯杆菌

E. 白色念珠菌

9. 5 岁小儿，按年龄阶段划分应属于

A. 婴儿期

B. 幼儿期

C. 学龄前期

D. 学龄期

E. 青春期

10. 不属于肾盂肾炎易感因素的是

A. 妊娠

B. 尿路结石

C. 留置尿管

D. 尿路畸形

E. 紧张性尿频

11. 颅底骨折患者，预防颅内感染的措施，错误的是

A. 为估计漏出的脑脊液量，在外耳道口或鼻前庭疏松处放置干棉球

B. 预防气颅要避免用力咳嗽、打喷嚏、排便

C. 可通过腰椎穿刺测颅内压

D. 消毒鼻前庭或外耳道

E. 鼻腔、耳道禁忌冲洗和滴药

12. 患者，女，15 岁。月经来潮 1 年，周期不规则，2~3 个月行经 1 次，经期 8~10 天，经量多，无经期疼痛，呈贫血貌，应首先考虑为

A. 排卵型功血

B. 卵巢肿瘤

C. 无排卵性功血

D. 子宫肌瘤

E. 子宫内膜炎

13. 患者，男，46 岁。车祸致右上腹损伤 2 小时，面色苍白、四肢湿冷、腹痛，腹膜刺激征明显，脉搏 120 次 / 分、血压 70/50mmHg，该患者出现腹膜刺激征的原因可能是

A. 胃酸刺激

B. 胰液刺激

C. 胆汁刺激

D. 血液刺激

E. 尿液刺激

14. 患者，男，34岁。1周前左足底被钉子刺伤，自行包扎，昨夜突感胸闷、紧缩感，晨起张口困难、抽搐，诊断为破伤风。引发上述症状的直接原因是

A. 破伤风杆菌在体内迅速繁殖

B. 破伤风杆菌产生的外毒素作用

C. 破伤风杆菌侵入机体

D. 患者免疫力低下

E. 破伤风杆菌的菌体蛋白

15. 患者，女，36岁，诊断为 Graves 病，口服丙硫氧嘧啶治疗1年半，目前症状控制，甲状腺缩小，考虑停药，需进行的监测项目为

A. TSAb 测定

B. 基础代谢测定

C. T3 抑制试验

D. 甲状腺摄 ^{131}I 率

E. 放射性核素扫描

16. 导致慢性肾小球肾炎病情发展加速的饮食因素是

A. 低必需氨基酸饮食

B. 高蛋白高脂饮食

C. 低钾饮食

D. 低钠低蛋白饮食

E. 高纤维饮食

17. 缺铁性贫血发病率最高的年龄段为

A. 2~3 岁

B. 新生儿

C. 出生 6 个月 ~2 岁

D. 出生 6 个月内

E. 3~5 岁

18. 小儿呼吸心跳骤停的主要直接原因是

A. 电解质紊乱

B. 窒息

C. 严重外伤

D. 急性失血

E. 心肌炎

19. 下列可引起心跳、呼吸骤停的是

A. 心房扑动

B. 窦性早搏

C. 心室颤动

D. 心房颤动

E. 房性早搏

20. 膀胱结石患者主要的临床表现是

A. 膀胱刺激征

B. 发热、盗汗等全身症状

C. 血尿

D. 洗米水样脓尿

E. 肾区疼痛

21. 患者，男，57岁。胃大部切除术后出现头晕、乏力，查 Hb 80g/L。其贫血的原因是

A. 铁需要量增加

B. 铁摄入不足

C. 铁吸收不良

D. 铁利用障碍

E. 铁损失过多

22. 患者，女，36岁。因"消瘦、乏力、怕热、多汗4个月"就诊，检查：体温37.6℃，心率116次/分，血压145/90mmHg，甲状腺弥漫性、对称性肿大，质软，随吞咽上下活动，伴有震颤，并可闻及血管杂音，首先考虑的诊断是

A. 单纯性甲状腺囊肿

B. 皮质醇增多症

C. 甲亢危象

D. 甲状腺功能减退

E. 甲状腺功能亢进症

23. 患者，男，56岁。诊断肾功能衰竭，伴有高尿酸血症。医嘱每周行血液透析治疗3次。第二次行透析治疗过程中。患者诉头痛、恶心伴呕吐，继而出现抽搐、意识不清。此时患者可能出现

A. 透析反应

B. 空气栓塞

C. 肌肉痉挛

D. 低血压

E. 失衡综合征

24. 下列最易发生关节脱位的部位是

A. 肘关节

B. 肩关节

C. 踝关节

D. 膝关节

E. 髋关节

25. 窦性心动过缓不发生于

A. 运动员

B. 甲状腺功能亢进者

C. 病态窦房结综合征者

D. 洋地黄中毒者

E. 甲状腺功能减退者

26. 支气管哮喘反复发作的关键因素是

A. 气道变应性炎症

B. 缺氧

C. 感染

D. 免疫缺陷

E. 精神紧张

27. 急性脓胸的主要致病菌是

A. 肺炎链球菌

B. 金黄色葡萄球菌

C. 绿脓杆菌

D. 大肠埃希菌

E. 溶血性链球菌

28. 患者，女，58 岁。便秘多年，近半年来站立时右侧腹股沟区出现一半球形肿块。平卧时可消失，诊为腹股沟直疝，该疝的类型是

A. 难复性疝

B. 绞窄性疝

C. 嵌顿性疝

D. 滑动性疝

E. 易复性疝

29. 阿托品作为麻醉前用药，错误的是

A. 常用剂量为 0.5mg

B. 麻醉前半小时肌注

C. 心动过速者不宜应用

D. 可减少呼吸道的分泌

E. 可预防局麻药中毒

30. 以下原因引起的急性尿潴留中，属于非机械性梗阻引起的是

A. 前列腺增生

B. 膀胱结石

C. 不习惯卧床排尿

D. 尿道结石

E. 尿道狭窄

31. 腹膜透析治疗的绝对禁忌证是

A. 慢性阻塞性肺疾病

B. 腹腔内有新鲜异物

C. 腹膜有严重缺损

D. 椎间盘疾病

E. 肠梗阻

32. 关于血栓闭塞性脉管炎的病因病理，错误的是

A. 与男性激素紊乱有一定关系

B. 长期在湿冷环境下工作可诱发

C. 多发生在下肢血管

D. 与吸烟有关

E. 是一种周围血管慢性化脓性病变

33. 小儿头围与胸围几乎相等的月龄是

A. 18 个月

B. 6 个月

C. 8 个月

D. 10 个月

E. 12 个月

34. 患者，男，8 岁。2 周前患上呼吸道感染，近 2 日来颜面浮肿，尿少，尿为浓茶色。诊断为急性肾小球肾炎。患儿感染的致病菌可能是

A. 草绿色链球菌

B. 粪链球菌

C. 甲型链球菌

D. 肺炎链球菌

E. A 组 β 溶血性链球菌

35. 已婚女性，月经规律。月经周期第 26 天取子宫内膜检查所见：腺体缩小，内膜水肿消失，螺旋小动脉痉挛性收缩，有坏死，内膜下血肿，该内膜为月经的

A. 分泌早期

B. 月经前期

C. 分泌期

D. 增生期

E. 月经期

36. 患者，男，55 岁。被车从下腹部碾过导致骨盆骨折。来院时面色苍白、腹痛，P 124 次 / 分，BP 65/30mmHg，腹肌紧张、腹腔穿刺抽出不凝血，无小便，此时不恰当的处理是

A. 建立静脉通道

B. 保暖

C. 搬动患者做 X 线检查

D. 给氧

E. 抽取血标本备血

37. 血浆蛋白质水平降低属于

A. 消瘦型营养不良

B. 能量缺乏型营养不良

C. 低蛋白型营养不良

D. 混合型营养不良

E. 蛋白质 – 能量缺乏型营养不良

38. 风湿性心脏病最易受累的瓣膜是

A. 二尖瓣

B. 主动脉瓣

C. 三尖瓣

D. 联合瓣膜

E. 肺动脉瓣

39. 胆管结石所致的病理生理改变不包括

A. 肝胆管癌

B. 胆囊穿孔

C. 肝硬化

D. 胰腺炎

E. 肝脓肿

40. 人体细胞外主要的阳离子是

A. Mg^{2+}

B. K^+

C. Ca^{2+}

D. NH_4^+

E. Na^+

41. 患者，男，55 岁。火灾时事故中大面积烧伤后 1 天入院，约占全身 35% 的面积为大小水疱，血压偏低。患者主要的病理生理改变是

A. 休克

B.心功能衰竭

C.肾衰竭

D.肝功能衰竭

E.感染

42.子宫肌瘤发生的相关因素是

A.高血压，糖尿病，肥胖

B.环境因素

C.早婚早育，性生活紊乱

D.饮食因素

E.体内雌激素水平过高

43.患者，女，30岁，卵巢囊肿剥除术后8小时，肛门未排气，该患者目前可进食的是

A.米汤

B.糖水

C.面条

D.牛奶

E.汤圆

44.关于肿瘤一级预防的描述，错误的是

A.纠正不良饮食习惯

B.加强放射防护

C.治疗慢性炎症

D.慎用药物，特别是激素类药物

E.目的是降低癌症死亡率

45.早产儿易出现体温降低的原因是

A.皮下脂肪多

B.汗腺功能旺盛

C.棕色脂肪少

D.肌肉组织少

E.体表面积小

46.下列居我国产妇死亡原因首位的是

A.妊娠高血压综合征

B.羊水栓塞

C.妊娠合并心脏病

D.产褥感染

E.产后出血

47.慢性心力衰竭常见的诱因是

A.分娩

B.呼吸道感染

C.输液过多过快

D.贫血

E.情绪激动

48.慢性肺心病最常见的病因是

A.肺动脉痉挛

B.支气管扩张

C.Ⅴ型肺结核

D.脊柱畸形

E.慢性阻塞性肺疾病

49.患儿，女，10岁。给宠物犬洗澡后即出现

咳嗽、咳痰伴喘息，诊断为支气管哮喘。引起患儿哮喘发作最可能的因素是

A.花粉

B.细菌感染

C.尘螨

D.毛屑

E.病毒感染

50.关于类风湿关节炎的叙述，正确的是

A.多累及大关节，愈合不佳

B.肾脏损害少见

C.是一种自身免疫性疾病

D.多数急性起病

E.男性发病多于女性

51.在我国，门静脉高压症的主要原因是

A.先天性门静脉狭窄

B.血吸虫病

C.胰腺肿瘤压迫

D.肝炎后肝硬化

E.门静脉血栓

52.胎儿窘迫的基本病理是

A.底蜕膜出血

B.胎儿心血管系统功能障碍

C.脐带和胎盘异常

D.全身小动脉痉挛

E.缺血缺氧引起一系列变化

53.乳房脓肿切开引流的切口选择应该是

A."++"字切口

B."+"字切口

C.弧形切口

D.放射状切口

E.低位横切口

54.有机磷农药中毒导致机体受抑制的酶是

A.氧化酶

B.黄嘌呤氧化酶

C.过氧化物酶

D.胆碱酯酶

E.色素氧化酶

55.导致心脏压力负荷过重的病因是

A.高血压

B.甲状腺功能亢进症

C.二尖瓣关闭不全

D.主动脉瓣关闭不全

E.慢性贫血

56.关于护士的行为规范，叙述错误的是

A.工作严谨、慎独，对执业行为负责

B.没有对医嘱的审查责任

C.密切观察病情变化

D.为患者提供优质服务

E. 尊重关心爱护患者

57. 正常小儿前囟闭合的时间最迟为

A. 12 个月

B. 18 个月

C. 24 个月

D. 34 个月

E. 56 个月

58. "肛裂" 三联征是指同时存在

A. 肛裂、前哨痔及肛乳头肥大

B. 肛裂、直肠肛周脓肿、肛瘘

C. 肛裂、肛瘘及肛乳头肥大

D. 肛裂、肛瘘、痔

E. 肛裂、混合痔及肛乳头肥大

59. 社区获得性肺炎常见的是

A. 军团菌肺炎

B. 肺炎球菌肺炎

C. 支原体肺炎

D. 衣原体肺炎

E. 革兰阴性杆菌肺炎

60. 6 个月小儿已加菜汁、米汤，母亲带其到儿保门诊健康咨询，此时应指导家长给该小儿添加的辅食是

A. 蛋黄

B. 馒头

C. 肉末

D. 饼干

E. 软饭

61. 患者，男，51 岁，肝癌。今晨突发右上腹胀痛明显，迅速蔓延至全腹，难以忍受，腹水呈血性。患者出现此状况的最大可能是

A. 静脉血栓形成

B. 原发性腹膜炎

C. 急性消化道穿孔

D. 急性肝坏死

E. 癌结节破裂出血

62. 控制癫痫持续状态最佳的给药途径是

A. 肌内注射

B. 舌下含化

C. 静脉注射

D. 皮下注射

E. 口服

63. 关于小儿心率的叙述，正确的是

A. 新生儿正常心率为 140~150 次 / 分

B. 1 岁以内小儿正常心率为 130~140 次 / 分

C. 2~3 岁小儿正常心率为 120~130 次 / 分

D. 4~7 岁小儿正常心率为 100~120 次 / 分

E. 8~14 岁小儿正常心率为 70~90 次 / 分

64. 下列情况一般不会发生新生儿寒冷损伤综合征的是

A. 新生儿败血症

B. 早产低体重儿

C. 窒息

D. 保暖不当

E. 母乳性黄疸

65. 引起继发性腹膜炎最常见的致病菌是

A. 厌氧杆菌

B. 肺炎链球菌

C. 大肠埃希菌

D. 脑膜炎球菌

E. 溶血性链球菌

66. 某医院准备设置一综合性 ICU，目前已配备了多功能监测仪、心电图机、呼吸机、除颤器及急救用具，还需要配置的基本监测治疗设备有

A. MRI 机

B. 麻醉机

C. B 超机

D. 血气分析仪

E. CT 机

67. 正常人体甲状旁腺个数是

A. 1

B. 2

C. 3

D. 4

E. 5

68. 各类休克共同的病理生理改变是

A. 心排出量减少

B. 外周血管阻力升高

C. 有效循环血量锐减

D. 组织细胞坏死

E. 酸碱平衡失调

69. 老年男性尿潴留最常见的原因是

A. 膀胱结石

B. 尿道狭窄

C. 膀胱结核

D. 膀胱肿瘤

E. 前列腺增生

70. 自发性气胸常继发于

A. 肺炎球菌肺炎

B. 原发性支气管肺炎

C. 支气管扩张症

D. 支气管哮喘

E. 慢性阻塞性肺疾病

71. 冠状动脉粥样硬化性心脏病发生心绞痛的原因是

A. 低血压

B. 神经功能失调

C. 坏死心肌刺激

D. 酶的活性增高

E. 心肌缺氧

72. 胚胎后期至出生后，人体最主要的造血器官是

A. 胸腺

B. 淋巴结

C. 肝

D. 脾

E. 骨髓

73. 麻疹病毒主要的传播途径是

A. 消化道

B. 血液

C. 接触

D. 呼吸道

E. 虫媒

74. 急性一氧化碳的中毒机制是

A. 细胞中毒

B. 大脑受抑制

C. 气道通气受阻

D. 呼吸中枢受抑制

E. 碳氧血红蛋白不能携氧

75. 外阴阴道术后患者应采取半卧位的是

A. 外阴癌术后

B. 盆腔修补术后

C. 外阴根治术后

D. 处女膜闭锁及有子宫的先天性无阴道术后

E. 阴道前后壁修补术后

76. 导致急性呼吸衰竭的病因不包括

A. 气胸

B. 脑出血

C. 阻塞性肺气肿

D. 重症肌无力

E. 大量胸腔积液

77. 护士在呼吸病区进行护理质量问卷调查，某患者拒绝填表，但是护士坚持要该患者填写，其行为违反患者的

A. 自主权

B. 匿名权

C. 公平权

D. 知情权

E. 隐私权

78. 门静脉正常压力为

A. 6~12 cmH$_2$O

B. 13~24 cmH$_2$O

C. 25~35 cmH$_2$O

D. 36~50 cmH$_2$O

E. 60~80 cmH$_2$O

79. 下列护士的做法符合护理道德原则的是

A. 对患者及家属隐瞒病情以保证工作不受干扰

B. 满足患者需求，对其言听计从，以保证患者利益

C. 护理患者时从实际出发，重点考虑医疗效率及经济效益

D. 发扬尊老爱幼道德风尚，优先护理年老及儿童患者

E. 按照法律要求，给患者提供适度信息供其选择

80. 颈椎病发生发展最基本的原因是

A. 椎动脉解剖异常

B. 先天性颈椎管狭窄

C. 颈椎急性损伤

D. 颈椎慢性损伤

E. 颈椎间盘退行性变

81. 足月儿生理性黄疸持续时间应小于

A. 2 周

B. 3 周

C. 4 周

D. 5 周

E. 6 周

82. 心脏病孕妇最易发生心衰的时期是分娩期、产后最初 3 天内和

A. 妊娠 10~34 周

B. 妊娠 20~32 周

C. 妊娠 32~34 周

D. 妊娠 34~36 周

E. 妊娠 36~38 周

83. 胰腺癌最常见的首发症状是

A. 上腹痛和上腹饱胀不适

B. 黄疸

C. 消化道症状

D. 消瘦、乏力

E. 发热

84. 患者，男，35 岁。因利器损伤胸部导致血胸，胸腔穿刺抽出不凝固血液，是因为

A. 出血量太大

B. 弥散性血管内凝血

C. 凝血因子减少

D. 胸腔内渗出液的稀释作用

E. 胸膜的去纤维蛋白作用

85. 尿道球部损伤最常见原因是

A. 高处跌下

B. 下腹部撞击

C. 会阴部骑跨伤

D. 腹部挤压

E. 骨盆骨折

86. 女性多患系统性红斑狼疮（SLE）的原因是

A. 与饮食有关

B. 与婚姻有关

C. 与吸烟有关

D. 与性激素有关

E. 与情感有关

87. 下列不属于引发原发性肝癌的原因是

A. 乙型病毒性肝炎

B. 肝硬化

C. 饮食中含多量粗纤维

D. 黄曲霉毒素

E. 华支睾吸虫感染

二、以下提供若干组考题，每组考题共同使用在考题前列出的 A、B、C、D、E 五个备选答案。请从中选择一个与考题关系最密切的答案，并在答题卡上将相应题号的相应字母所属的方框涂黑。每个备选答案可能被选择一次、多次或不被选择。

（88~89 题共用备选答案）

A. 8 周末

B. 16 周末

C. 20 周末

D. 28 周末

E. 36 周末

88. 胚胎发育初具人形的时间是妊娠

89. 孕妇自觉胎动的时间最早在妊娠

（90~91 题共用备选答案）

A. 健侧肺受压

B. 小肺泡破裂

C. 伤侧肺萎陷

D. 纵隔扑动

E. 胸腔内压高于大气压

90. 开放性气胸的特殊病理变化是

91. 张力性气胸的特殊病理变化是

（92~93 题共用备选答案）

A. 稀薄泡沫状白带

B. 脓性白带

C. 豆渣样白带

D. 血性白带

E. 黄水状白带

92. 滴虫阴道炎的典型症状是

93. 外阴阴道假丝酵母菌感染患者白带的典型症状是

（94~96 题共用备选答案）

A. 暴饮暴食

B. 遗传因素

C. 胆汁反流

D. 慢性肝炎

E. 循环障碍

94. 在我国与急性胰腺炎的发病关系最密切的是

95. 与肝硬化的发病有关的是

96. 与原发性肝癌的发病有关的是

（97~98 题共用备选答案）

A. 出生 1~2 天

B. 出生 2~3 天

C. 出生 5~6 天

D. 出生 8~9 天

E. 出生 10 天

97. 新生儿生理性黄疸出现的时间是

98. 新生儿生理性黄疸开始消退的时间是

（99~100 题共用备选答案）

A. 金黄色葡萄球菌

B. 肺炎链球菌

C. 柯萨奇病毒

D. 呼吸道合胞病毒

E. 腺病毒

99. 小儿肺炎最常见的致病菌为

100. 咽 - 结合膜热的常见病原体为

相关专业知识

一、以下每一道考题下面都有 A、B、C、D、E 五个备选答案。请从中选择一个最佳答案，并在答题卡上将相应题号的相应字母所属的方框涂黑。

1. 过敏性紫癜主要累及的部位不包括
A. 皮肤
B. 消化道
C. 关节
D. 肾脏
E. 心脏

2. 前尿道结石的治疗，最常用的方法是
A. 多饮水、运动排石
B. 体外震波碎石
C. 尿道切开取石
D. 中药排石
E. 经尿道钩取或钳出结石

3. 上消化道出血的典型大便性状为
A. 脓样
B. 食糜样
C. 米泔样
D. 柏油样
E. 白陶土样

4. 意识全部丧失，对所有反射均消失的症状称为
A. 嗜睡
B. 昏睡
C. 意识模糊
D. 浅昏迷
E. 深昏迷

5. 奇脉见于
A. 心包积液
B. 胸腔积液
C. 胸腔积气
D. 肺气肿
E. 肺淤血

6. 获得性免疫缺陷综合征常用的治疗不包括
A. 抗病毒药物
B. 干扰素
C. 免疫刺激剂
D. 性激素
E. 抗生素

7. 脾破裂的治疗方式是
A. 输血
B. 输液
C. 手术

D. 止血药物
E. 止痛剂

8. 关于老年高血压患者的用药，正确的是
A. 大剂量开始
B. 可联合用药
C. 降压宜快
D. 间断用药
E. 可自行调整剂量

9. 大咯血窒息的首要抢救措施是
A. 清除呼吸道内积血
B. 立即切开支气管
C. 加压湿化吸氧
D. 用呼吸中枢兴奋剂
E. 平卧头偏向一侧

10. 休克的治疗原则中首要的是
A. 扩容
B. 纠正酸中毒
C. 维护心功能
D. 控制感染
E. 维护肾功能

11. 胸廓饱满，前后径与横径约相等，肋间隙增宽是属于
A. 平胸
B. 桶状胸
C. 胸廓膨隆
D. 鸡胸
E. 漏斗胸

12. 颅内压增高明显的患者应避免进行的检查是
A. 核磁共振
B. 数字减影血管造影
C. 头颅 X 线
D. 腰椎穿刺
E. 电子计算机断层扫描

13. 肾移植供、受者淋巴细胞毒性试验要求
A. ＜50%
B. ＜10% 或为阴性
C. ＜30%
D. ＜40%
E. ＜20%

14. 对暂时难以明确诊断的急腹症患者应采取的处理措施是
A. 积极剖腹探查
B. 给予温盐水灌肠
C. 抗休克、抗感染治疗

D.应用镇静镇痛药物

E.应用泻药清理肠道

15.患者，女，28岁，因一氧化碳中毒送入院，护士观察病情时，应特别警惕的并发症是

A.昏迷

B.水电解质紊乱

C.脑水肿

D.迟发性脑病

E.肺水肿

16.患者，男，68岁，患心脏瓣膜病、房颤20年，服用地高辛5年。近3天突然出现恶心、呕吐，同时伴有心悸、头痛、头晕、视物模糊，心电图示室性早搏二联律，患者可能出现了

A.洋地黄类药物中毒

B.低血压

C.消化性溃疡

D.高血压

E.心力衰竭

17.慢性盆腔炎术后第1天，患者宜取的体位是

A.半卧位

B.侧卧位

C.头低脚高位

D.俯卧位

E.平卧位

18.患者，男，20岁，闭合性腹部损伤2小时，腹痛，BP 83/60mmHg，P 125次/分，腹腔抽出不凝固血液，目前主要的处理原则是

A.密观病情变化

B.应用有效的抗生素

C.禁食，持续胃肠减压

D.抗休克同时剖腹探查

E.输血输液抗休克

19.患者，男，45岁，血尿半个月，每次为初始血尿，出血部位在

A.后尿道

B.膀胱三角

C.肾脏

D.前尿道

E.膀胱颈部

20.尿液呈酱油色见于

A.尿道感染出血

B.高热尿浓缩

C.尿中胆红素增加

D.输异型血溶血

E.输液过多

21.患儿，女，10岁，由背痛引起脓血症，血细菌培养，取血应在

A.退烧后

B.任何时间

C.用过抗生素后

D.出现新转移脓肿时

E.寒战高热时

22.胆囊结石的治疗原则是

A.胆囊切开结石

B.胆囊切除

C.体外震波碎石

D.溶石疗法

E.胆囊造口

23.青春期功血的治疗原则是

A.缩短月经周期

B.止血，调整周期，促进排卵

C.调整垂体与性腺功能

D.减少月经量，调整周期

E.减少月经量

24.患者，男，30岁，车祸后呼吸窘迫，来医院急诊。查体：右胸部饱满，呼吸音消失，叩诊呈鼓音，右胸部有骨擦音、皮下气肿。首要的急救措施是

A.镇静、吸氧、抗感染

B.输血、输液、抗休克

C.闭式胸腔引流

D.剖胸探查

E.胸腔穿刺排气减压

25.患者，男，30岁。左季肋部损伤6小时，持续腹痛。B超见腹内有少量积液，腹腔穿刺抽到少量不凝固血液。可能的诊断是

A.肝破裂

B.胰腺损伤

C.空肠破裂

D.脾破裂

E.肾脏损伤

26.类风湿关节炎中，因为侧韧带从近端指关节两侧滑脱及挛缩而致的畸形

A.技工手

B.天鹅颈

C.望远镜手

D.扳机手

E.纽扣花

27.原发免疫性血小板减少症的首选治疗是

A.糖皮质激素

B.大剂量免疫球蛋白

C.免疫抑制剂

D.脾切除

E.输血小板

28.支气管肺炎的X线表现特点是

A.多发小脓肿

B. 斑片状阴影

C. 粟粒状阴影

D. 小玻璃片状阴影

E. 网状结节样阴影

29. 肝、脾破裂出血导致低血容量性休克，遵医嘱应快速输入

A. 利尿剂

B. 营养液

C. 晶体胶体液

D. 镇静剂

E. 强心剂

30. 鼓励长期卧床的心衰患者在床上做下肢活动主要目的是

A. 预防肌肉萎缩

B. 预防下肢静脉血栓形成

C. 保持机体活动力

D. 预防压疮

E. 减少回心血量

31. 心肌梗死的典型心电图异常<u>不包括</u>

A. ST 段水平压低

B. ST 段升高

C. 高耸状 T 波

D. 病理性 Q 波

E. T 波倒置

32. 临产诊断不包括

A. 胎先露部下降

B. 进行性子宫颈管消失

C. 见红

D. 规律性子宫收缩

E. 宫颈口扩张

33. 儿童肺结核的主要类型是

A. 干酪样肺炎

B. 原发性肺结核

C. 支气管内膜结核

D. 继发性肺结核

E. 急性粟粒型肺结核

34. 关于产褥感染的处理原则，错误的是

A. 改善全身一般情况

B. 胎盘残留者，应控制感染后清宫

C. 选用有效抗生素

D. 半卧位以利引流

E. 禁用肾上腺皮质激素，以防炎症扩散

35. 烧伤现场急救的首要任务是

A. 防治感染

B. 抢救生命

C. 尽快转运

D. 保护创面

E. 镇静止痛

36. 治疗食管癌的首选方法是

A. 化疗

B. 中药化疗

C. 放疗

D. 内镜治疗

E. 手术治疗

37. 患者，女，G1P0，孕 35 周，无任何诱因突感有较多液体自阴道流出，产科检查：无宫缩，胎先露高浮，考虑胎膜早破，护士指导患者应绝对卧床，采取的最佳卧位是

A. 右侧卧位

B. 左侧卧位

C. 俯卧位

D. 抬高臀部

E. 平卧位

38. 急性感染性多发性神经根神经炎患者脑脊液的典型改变是

A. 压力增高

B. 糖明显增多

C. 蛋白细胞分离

D. 氯化物减少

E. 均匀血性

39. 阴道脱落细胞可来源部位不包括

A. 腹腔

B. 输卵管

C. 盆腔

D. 子宫腔

E. 卵巢

40. 肝性脑病患者可以出现肝臭的时期是

A. 昏迷期

B. 前驱期

C. 昏迷前期

D. 轻微肝性脑病

E. 昏睡期

41. 肝炎患者眼结膜黄染的原因是

A. 血中胆固醇增高

B. 血中胆红素增高

C. 血中二氧化碳增高

D. 血中氧含量增高

E. 红细胞破坏增多

42. 营养性巨幼红细胞性贫血特有的临床表现

A. 心率增快

B. 神经、精神症状

C. 红细胞减少

D. 疲乏无力

E. 食欲不振

43. 肾病综合征的临床表现不包括

A. 高度水肿

B. 高血压

C. 高蛋白尿

D. 低蛋白血症

E. 血脂低

44. 患者，男，48 岁，因胰腺癌接受胰十二指肠切除术，术后对患者进行饮食指导时，下列叙述正确的是

　　A. 严格限制盐的摄入

　　B. 必须低糖饮食

　　C. 无饮食限制

　　D. 需控制蛋白质摄入

　　E. 应摄入低脂饮食

45. 患者，男，67 岁，尿频及排尿困难 5 年余，无心肺疾病，BP 160/100mmHg，诊断为良性前列腺增生，残余尿量 200ml，合适的治疗方法是

　　A. α 受体阻滞剂

　　B. 开放式前列腺切除术

　　C. 经尿道前列腺电切术

　　D. 经尿道高温治疗

　　E. 体外高强度聚焦超声

46. 子宫脱垂非手术治疗适用于

A. 合并直肠膨出

B. 合并阴道膨出

C. Ⅱ度

D. Ⅲ度

E. Ⅰ度

47. 新生儿硬肿症的首要护理措施是

A. 局部处理

B. 预防感染

C. 供给能量合剂

D. 保持气道通畅

E. 复温

48. 引起血栓闭塞性脉管炎的常见原因为

A. 缺乏锻炼

B. 长期吸烟

C. 低盐饮食

D. 高糖饮食

E. 大量饮酒

49. 诊断慢性胃炎最可靠的方法

A. 纤维胃镜检查

B. 病史及临床表现

C. 血清抗体测定

D. 胃肠钡餐造影

E. 胃液酸度分析

50. 治疗肝癌最有效的方法是

A. 放疗

B. 手术治疗

C. 介入治疗

D. 生物治疗

E. 化疗

51. TAT 治疗破伤风的机制是

A. 镇静

B. 抗化脓菌

C. 抗破伤风菌

D. 中和血中游离毒素

E. 解痉

52. 对体弱的老年慢性阻塞性肺气肿患者的治疗中，不恰当的是

　　A. 剧烈咳嗽者可用强镇咳剂缓解痛苦

　　B. 病情缓解期可做全身锻炼和呼吸肌锻炼

　　C. 急性发作期要积极抗感染

　　D. 痰液黏稠者可雾化吸入

　　E. 应给予高蛋白、高维生素饮食

53. 阿托品对有机磷农药中毒引起的症状没有疗效的是

　　A. 瞳孔缩小

　　B. 平滑肌痉挛

　　C. 多汗、流涎

　　D. 肌纤维颤动

　　E. 肺部湿啰音

54. 产后督促产妇排尿的时间应为

A. 产后 4~6 小时

B. 产后 7~8 小时

C. 产后 1~2 小时

D. 产后 0.5~1 小时

E. 产后 2~3 小时

55. 患者，男，31 岁，头痛，乏力 5 个月，视物模糊 5 天，查体：血压 180/110mmHg，尿蛋白（++），尿红细胞 20 个 /HP，眼底视网膜动脉痉挛，黄斑部有渗出和出血，视乳头无水肿，B 超示双肾体积缩小。最可能的诊断是

　　A. 肾动脉狭窄

　　B. 恶性高血压肾损害

　　C. 急性肾炎

　　D. 肾性高血压

　　E. 原发性高血压肾损害

56. 心室颤动首选的治疗措施是

A. 静脉注射苯妥英钠

B. 非同步电复律

C. 胺碘酮静注

D. 心内注射肾上腺素

E. 同步电复律

57. 冠心病外科治疗必须进行的辅助检查是

A. 心导管检查

B. 心血管造影

C. 选择性冠状动脉造影

D. 心脏彩色 B 超

E. 心脏 CT

58. 应用 β 受体激动剂控制哮喘发作时，首选的给药方法是

A. 吸入法

B. 肌注法

C. 口服法

D. 静滴法

E 舌下含服法

59. 关于 II 型呼吸衰竭的叙述，正确的是

A. 仅仅表现为氧耗量增加

B. 低氧血症伴高碳酸血症

C. 缺氧为主

D. 表现为低氧血症

E 二氧化碳潴留为主

60. 体温每降低 1℃可使氧耗量下降

A. 4%~5%

B. 3%~4%

C. 6%~7%

D. 7%~8%

E. 5%~6%

61. 诊断结肠癌的相关指标是

A. 甲胎蛋白

B. 癌胚抗原

C. 酸性磷酸酶

D. 乳酸脱氢酶

E 碱性磷酸酶

62. 患者，男，50 岁，餐后上腹部烧灼痛 2 个月，黑便 2 日入院，对其诊断最有价值的辅助检查是

A. 选择性动脉造影

B. X 线检查

C. 胃镜检查

D. 胃液分析检查

E. 血常规检查

63. 足月儿，产钳助产娩出，出生时全身皮肤苍白，呼吸微弱，心率 30 次 / 分，肌张力松弛，出生首先应采取的措施是

A. 弹足底或刺激皮肤以引起啼哭

B. 胸外心脏按压

C. 清除口鼻腔分泌物

D. 面罩给氧

E 注射 5% 碳酸氢钠和呼吸兴奋剂

64. 患者，男，38 岁，诊断为早期胃癌，首选的治疗方法是

A. 放疗

B. 手术

C. 中医中药

D. 免疫治疗

E 化疗

65.Graves 中最重要而特异的体征是

A. 突眼

B. 甲状腺危象

C. 黏液性水肿

D. 怕热多汗

E. 甲状腺肿大

66. 共济失调型脑瘫病变主要部位是

A. 大脑

B. 脑干

C. 下丘脑

D. 小脑

E. 锥体束

67. 患者，男，60 岁，时有膀胱刺激症状，伴排尿困难及尿流中断，改变体位后可继续排尿，最可能的诊断是

A. 泌尿系结核

B. 膀胱肿瘤

C. 急性肾盂肾炎

D. 急性膀胱炎

E. 膀胱结石

68. 急性化脓性乳腺炎好发于

A. 产后 5~6 周

B. 产后 4~5 周

C. 产后 3~4 周

D. 产后 1~2 周

E. 产后 6~7 周

69. 对 ARDS 患者的气道管理，错误的做法是

A. 加强气道湿化

B. 吸痰前充分供氧

C. 每小时吸痰

D. 定时胸部理疗

E. 严格无菌操作

70. 对原发性肝癌最有意义的检测是

A. 肝功能

B. 血浆蛋白

C. 癌胚抗原

D. 粪便隐血

E. 甲胎蛋白

71. 早期支气管肺癌的首选治疗方法是

A. 放疗及化疗联合应用

B. 健康状况良好者行放疗

C. 手术切除癌肿病灶

D. 各种免疫疗法

E. 化疗及中医疗法

72. 关于结核病药物的治疗原则，不正确的是

A. 规律用药

B. 早期治疗

C. 剂量适宜

D. 联合用药

E. 酌情停药

73. 患者，女，21 岁，发烧，多处关节炎，面部有蝶形红斑，诊断为系统性红斑狼疮。特异性高的检查结果是

　　A. 抗 Sm 抗体 (+)

　　B. 类风湿因子（+）

　　C. 抗核抗体（+）

　　D. 血沉快

　　E. 红细胞花环形成

74. 可对肿瘤进行定性诊断的检查方法是

　　A. 癌胚抗原

　　B. MRI

　　C. 纤维内镜

　　D. CT

　　E. 病理检查

75. 患者，女，35 岁，因觉心悸到医院行心电图检查，心电图结果为窦性心律，心率 125 次 / 分，诊断为心律失常，此患者的心律失常是

　　A. 室性期前收缩

　　B. 窦性心动过速

　　C. 房性期前收缩

　　D. 窦性心律不齐

　　E. 窦性心动过缓

76. 输卵管妊娠辅助检查，最简单常用的是

　　A. 腹腔镜

　　B. 宫腔镜

　　C. CT

　　D. X 线

　　E. B 超

77. 患者，男，65 岁，因急性肠梗阻，出现呼吸深快，呼气有酮味，心率 100 次 / 分，血压下降，面部潮红，口唇樱红，CO_2CP 低于正常，为纠正其酸碱平衡失调，首选的药物是

　　A. 5% 碳酸氢钠

　　B. 10% 氯化钾

　　C. 10% 葡萄糖液

　　D. 11.2% 乳酸钠

　　E. 生理盐水

78. ORS 液的成分中电解质含量最多的是

　　A. 碳酸氢钠

　　B. 氯化钙

　　C. 氯化钠

　　D. 葡萄糖

　　E. 氯化钾

79. 患儿，3 个月，腹泻 2 日，呈黄绿色稀便，有奶瓣和泡沫，为纠正轻度脱水，应选择

　　A. 少量多次给予糖水

　　B. 少量多次喂服 ORS 液

　　C. 少量多次饮温开水

　　D. 静脉补充 10% 葡萄糖溶液

　　E. 静脉补充林格液

80. 关于支气管扩张症，错误的叙述是

　　A. 支气管扩张症好发部位以左肺多于右肺

　　B. 支气管扩张症并非一种独立的疾病，其病因可为一种或多种病因同时存在

　　C. 纤维支气管镜可以有助于明确诊断支气管扩张症

　　D. 大多数支气管扩张症咳黄绿色痰，痰液静置后可分层

　　E. 干性支气管扩张症主要为反复咯血，可无慢性咳嗽，咳痰

81. 决定心脏病患者是否妊娠，最重要的依据是

　　A. 治疗情况

　　B. 家族史

　　C. 心功能分级

　　D. 生育史

　　E. 心脏病的种类

82. 陈旧性肛裂的治疗原则

　　A. 手术切除

　　B. 早期使用抗菌药物

　　C. 在溃疡基底封闭注射

　　D. 热水坐浴

　　E. 局部理疗

83. 患儿，男，8 岁，食欲不振，8 小时后右耳周围肿痛，同学中有类似患者，查体：肿大以右耳垂为中心，皮肤发热，触之坚韧有弹性，疼痛，张口咀嚼时加重，最重要的可能诊断是

　　A. 化脓性中耳炎

　　B. 急性淋巴结炎

　　C. 流行性腮腺炎

　　D. 麻疹

　　E. 急性上呼吸道感染

84. 急性心肌梗死最早发生变化的酶是

　　A. 肌酸磷酸激酶

　　B. 淀粉酶

　　C. 转肽酶

　　D. 谷丙转氨酶

　　E. 碱性磷酸酶

85. 治疗肾病综合征的首选药物是

　　A. 免疫抑制剂

　　B. 利尿剂

　　C. 肾上腺糖皮质激素

　　D. 镇静剂

E. 抗生素

86. 患者，男，34 岁，腰麻下行阑尾切除术，术后发生尿潴留，其主要原因是

A. 麻醉反应

B. 不习惯病室排尿

C. 不习惯卧床排尿

D. 手术部位疼痛

E. 精神紧张

87. 肠源性氮质血症，血尿素氮值达到高峰的时间是

A. 12~24 小时

B. 16~32 小时

C. 8~16 小时

D. 20~40 小时

E. 24~48 小时

二、以下提供若干组考题，每组考题共同使用在考题前列出的 A、B、C、D、E 五个备选答案。请从中选择一个与考题关系最密切的答案，并在答题卡上将相应题号的相应字母所属的方框涂黑。每个备选答案可能被选择一次、多次或不被选择。

（88~89 题共用备选答案）

A. 宫颈刮片细胞学检查

B. 碘试验

C. 氮激光肿瘤固有荧光诊断法

D. 阴道镜检查

E. 宫颈和宫颈管活组织病理检查

88. 确定宫颈癌前期病变和宫颈癌最可靠的方法

89. 早期发现宫颈癌的重要方法

（90~92 题共用备选答案）

A. 超过正常体重 20%

B. 超过正常体重 20%~29%

C. 超过正常体重 30%~49%

D. 超过正常体重 50%

E 超过正常体重 60%

90. 属于儿童轻度肥胖的为

91. 属于儿童中度肥胖的为

92. 属于儿童重度肥胖的为

（93~94 题共用备选答案）

A. 十二指肠造瘘给予

B. 空肠造瘘管给予

C. 胃造瘘管给予

D. 鼻肠管给予

E. 鼻胃管给予

93. 对于短期、胃肠功能良好的昏迷患者，肠内营养可经

94. 对于术后胃癌的患者肠内营养可经

（95~96 题共用备选答案）

A. 长春新碱

B. 泼尼松

C. 柔红霉素

D. 甲氨蝶呤

E. 环磷酰胺

95. 治疗白血病的药物会产生心脏毒性的是

96. 治疗白血病的药物会产生出血性膀胱炎的是

（97~98 题共用备选答案）

A. 尿糖测定

B. 血糖测定

C. 血脂测定

D. 糖化血红蛋白测定

E. 口服葡萄糖耐量试验

97. 诊断糖尿病的主要依据是

98. 对可疑糖尿病宜选用的检查是

（99~100 题共用备选答案）

A. 子宫腔内绒毛水泡状水肿和滋养细胞增生

B. 子宫肌内水泡状组织，有绒毛结构，滋养细胞增生，分化不良

C. 子宫肌内滋养细胞极度不规则增生，周围大片出血，坏死，绒毛结构消失

D. 子宫腔内可见毛发，油脂，有时可见牙齿或骨质

E. 子宫腔内可见菜花样肿块

99. 葡萄胎的病理特点是

100. 绒毛膜癌的病理特点是

专业知识

一、以下每一道考题下面都有 A、B、C、D、E 五个备选答案。请从中选择一个最佳答案，并在答题卡上将相应题号的相应字母所属的方框涂黑。

1. 常以性激素分泌紊乱为首发症状，为低度恶性的卵巢肿瘤，多发于 45~55 岁妇女，其病理改变为

A. 无性细胞瘤

B. 颗粒细胞瘤

C. 未成熟畸形胎

D. 黏液性囊腺癌

E. 浆液性囊腺癌

2. 不属于羊水栓塞处理的是

A. 持续低流量给氧

B. 半卧位

C. 遵医嘱立即静注地塞米松 20~40mg

D. 如发生在第一产程立即剖宫产结束分娩

E. 如正在滴注催产素应立即停止

3. 产后出血导致失血性休克时补钾原则是

A. 补充同等失血量

B. 补充 1/2 失血量

C. 补充 1/3 失血量

D. 补充 1 倍失血量

E. 补充 2 倍失血量

4. 大咯血患者发生窒息时，首要的护理措施是

A. 给予输血

B. 保持呼吸道通畅

C. 给予吸氧

D. 给予止血

E. 应用呼吸机

5. 下列提高妊娠的措施中，错误的是

A. 性交时避免精神紧张

B. 性交后立即如厕

C. 性交后适当抬高臀部

D. 排卵期增加性交次数

E. 注重营养，增强体质

6. 颅内压增高三主征是

A. 头痛、呕吐、视神经乳头水肿

B. 呕吐、视神经乳头水肿、抽搐

C. 视神经乳头水肿、抽搐、昏迷

D. 抽搐、昏迷、头痛

E. 昏迷、头痛、呕吐

7. 糖尿病患者出现强烈饥饿感、心悸、手颤、出汗，可能的原因是

A. 胃溃疡

B. 糖尿病加重

C. 高血压

D. 低血糖

E. 合并甲亢

8. 急性肺水肿最突出的表现是

A. 咯少量血

B. 咯大量脓痰

C. 咯大量白色泡沫样痰

D. 咯大量粉红色泡沫样痰

E. 咯大量血

9. 慢性肾功能衰竭患者皮肤瘙痒的原因是

A. 久不洗浴

B. 尿素刺激

C. 皮肤发炎

D. 汗液刺激

E. 末梢神经炎

10. 癫痫大发作的临床表现特征是

A. 局部肌肉节律性抽搐

B. 吸吮、咀嚼、流涎

C. 突发突止的意识障碍

D. 意识丧失、全身抽搐

E. 无理吵闹、唱歌、脱衣

11. 为促进非手术治疗的尿路结石患者排出结石，最适宜的运动方式

A. 跳跃

B. 散步

C. 气功

D. 游泳

E. 长跑

12. 患者，女，25 岁，近 2 个月轻度咳嗽，咳白色黏痰，内带血丝，午后低热，面颊潮红，疲乏无力，常有心悸、盗汗，较前消瘦。X 线检查：发现右上肺第二肋部有云雾状阴影，无透光区；痰菌 3 次检验阴性。对于该患者不必要的护理措施是

A. 按医嘱给予抗结核药物治疗，观察药物的不良反应

B. 做好保健指导

C. 室内开窗通风

D. 住院隔离治疗

E. 给予高热量、高维生素和高蛋白饮食

13. 患儿，女，7 个月，感冒后出现全身皮肤、黏膜散在出血点，多为针尖大小，分布不均，以四肢为多，并有鼻出血，血化验：血小板 20×10^9/L，红细胞及白细胞正常，诊断为原发免疫性血小板减

少症。该患儿护理措施中错误的是

　　A. 给予肾上腺皮质激素治疗

　　B. 忌服阿司匹林药物

　　C. 鼓励患儿多运动

　　D. 密切观察患儿呼吸、脉搏、神志等

　　E. 禁食尖锐、多刺的食物

14. 28 岁孕妇，妊娠 35 周，胎膜早破 12 小时收入院，产科检查：LOT，未入盆，胎心率 140 次 / 分，对该孕妇护理措施错误的是

　　A. 取半坐卧位

　　B. 密切观察生命体征

　　C. 绝对卧床休息

　　D. 按医嘱给予抗生素

　　E. 保持外阴清洁

15. 某甲亢患者因自觉心悸，发现心率比脉率多，这种情况称为

　　A. 水冲脉

　　B. 速脉

　　C. 交替脉

　　D. 短绌脉

　　E. 奇脉

16. 慢性肺源性心脏病患者发生右心衰竭水肿时，运用利尿药物正确的是

　　A. 不能使用

　　B. 短疗程、小剂量使用

　　C. 宜用速效排钾利尿药

　　D. 全程全量使用

　　E. 绝对禁忌使用排钾利尿药

17. 急性白血病患者易感染的最主要原因是

　　A. 缺少红细胞

　　B. 缺少白细胞

　　C. 缺乏血小板

　　D. 缺乏成熟中性粒细胞

　　E. 缺乏预防接种

18. 某孕妇，末次月经的时间为 2018 年 2 月 6 日，其预产期应该是

　　A. 2018 年 12 月 30 日

　　B. 2018 年 11 月 30 日

　　C. 2018 年 12 月 1 日

　　D. 2018 年 12 月 6 日

　　E. 2018 年 11 月 13 日

19. 某产妇，25 岁，自然分娩一活男婴，会阴左侧切开缝合，助产士应告知该产妇拆线前不能采取的体位是

　　A. 右侧卧位

　　B. 半坐卧位

　　C. 左侧卧位

　　D. 俯卧位

　　E. 平卧位

20. 患者误服有机磷农药约 100ml，不久出现昏迷，双侧瞳孔缩小，呼吸困难，满肺湿啰音。原因是

　　A. 急性气管炎

　　B. 迷走神经持久兴奋

　　C. 急性肺炎

　　D. 动眼神经兴奋

　　E. 急性胃炎

21. 肠蛔虫病患者服驱虫药的时间是

　　A. 饭后半小时

　　B. 饭前半小时

　　C. 无严格要求

　　D. 饭中

　　E. 空腹或睡前

22. 能迅速终止心绞痛发作的药物是

　　A. 美托洛尔（倍他乐克）

　　B. 阿司匹林

　　C. 硝酸异山梨醇酯（消心痛）

　　D. 卡托普利（开博通）

　　E. 硝苯地平（心痛定）

23. 患者，女，70 岁，有高血压病史 25 年，突然出现剧烈头痛伴左侧上下肢瘫痪，诊断为"脑出血"。此时正确的护理措施是

　　A. 12 小时后给予鼻饲流质

　　B. 发病 48 小时避免搬动

　　C. 去枕平卧位

　　D. 补充血容量

　　E. 头部热敷

24. 患者，男，47 岁。下肢静脉曲张，作浅静脉瓣膜功能试验时，塌陷的大隐静脉在 30 秒内由上而下迅速充盈。提示为

　　A. 股静脉瓣膜闭锁不全

　　B. 下肢供血不足

　　C. 交通瓣膜闭锁不全

　　D. 大隐静脉瓣膜闭锁不全

　　E. 深静脉阻塞

25. 为延缓肾小球硬化及肾功能减退，应选择的饮食是

　　A. 高碳水化合物

　　B. 低甘油三酯

　　C. 高维生素 C

　　D. 低胆固醇

　　E. 低蛋白饮食

26. 对低钾患者静脉补钾，最重要的参考指标是

　　A. 患者尿量

　　B. 药液浓度

　　C. 给药速度

　　D. 患者精神状态

E.用药总量

27.急腹症观察期间病情好转的表现是

A.腹膜刺激症状局限化

B.血红细胞进行性下降

C.生命体征恶化

D.血白细胞、中性粒细胞比例上升

E.腹痛无缓解

28.浅Ⅱ度烧伤伤及

A.皮肤全层

B.表皮

C.真皮深层

D.真皮浅层

E.皮肤及皮下组织

29.急性肾小球肾炎的主要临床表现为

A.前驱感染、血尿、水肿、蛋白尿

B.前驱感染、血尿、水肿、蛋白尿、高血压

C.前驱感染、水肿、蛋白尿、高血压

D.前驱感染、水肿、蛋白尿

E.水肿、低蛋白血症、高血压、血尿

30.上腹部手术备皮范围的界限是

A.上自剑突水平，下至耻骨联合

B.上至锁骨，下至脐水平

C.上自剑突水平，下至大腿上 1/3

D.上自乳头连线，下至脐水平

E.上自乳头连线，下至耻骨联合

31.使用双气囊三腔管时，正确的护理措施是

A.先向食道囊注气，再向胃囊注气

B.拔管后 24 小时仍需严密观察

C.置管期间每隔 12 小时放气 5 分钟

D.出血停止后即可拔管

E.食道囊和胃囊各注气约 30ml

32.患儿，女，3 岁，4 周前患麻疹，近 1 周来发热，体温 39℃，咳嗽，气促，双肺呼吸音粗，未闻及啰音，结核菌素试验阳性。X 线胸片：双肺均匀分布大小一致的点状阴影。可能的诊断是

A.金黄色葡萄球菌肺炎

B.急性粟粒型肺结核

C.支气管肺炎

D.麻疹肺炎

E.原发型肺结核

33.腰椎间盘突出症保守治疗时的卧位宜取

A.抬高床头 20°

B.健侧卧位

C.平卧位

D.患侧卧位

E.抬高床头 35°

34.关于急性胰腺炎的处理，错误的是

A.禁饮食，持续胃肠减压

B.抗休克

C.应用抗生素

D.应用抗胆碱药物

E.应用吗啡止痛

35.食管癌的晚期临床表现不包括

A.持续性胸背痛

B.声音嘶哑

C.进行性吞咽困难

D.胸骨后烧灼感

E.进食呛咳

36.1 岁半小儿心尖搏动位于

A.左侧第四至第五肋间，锁骨中线处

B.左侧第五肋间，锁骨中线处

C.左侧第五肋间，锁骨中线外侧

D.左侧第四肋间，锁骨中线处

E.左侧第四肋间，锁骨中线外侧

37.患者，女，50 岁，全麻下行直肠癌根治术，术后尚未清醒，其卧位应取

A.侧卧位

B.去枕仰卧，头偏向一侧

C.半卧位

D.俯卧位

E.平卧位

38.预防上呼吸道感染患儿发生惊厥的主要措施是

A.保持安静，减少刺激

B.密切观察及时发现惊厥前兆

C.按医嘱应用抗生素

D.按医嘱应用镇静剂

E.积极控制体温

39.产妇进入第二产程的标志是

A.胎头部分露于阴道口

B.产妇有排便感

C.产妇子宫颈口开全

D.产妇出现排尿困难

E.产妇屏气向下用力

40.肿瘤患者心理变化过程的第一期表现是

A.愤怒

B.协商

C.抑郁

D.接受

E.否认

41.对门脉高压症患者食管曲张静脉破裂出血最有效的止血方法是

A.三腔二囊管压迫

B.应用各种止血药物

C.去甲肾上腺素加入冷盐水口服

D.输新鲜全血

E. 垂体后叶加压素静脉滴注

42. 肾移植术后，不宜用作补液的静脉是
A. 移植对侧上肢静脉
B. 移植侧下肢静脉
C. 移植侧上肢静脉
D. 移植侧上下肢静脉
E. 移植对侧下肢静脉

43. 冠状动脉粥样硬化性心脏病猝死最主要的原因是
A. 窒息
B. 脑梗死
C. 肺梗死
D. 严重心律失常
E. 心脏破裂

44. 股疝易嵌顿，主要是因为
A. 患者肥胖
B. 患者年龄大
C. 股管解剖特点
D. 骨盆宽大
E. 患者多为经产妇

45. 患者，男，40岁，重大交通事故至严重外伤，手术后入 ICU 第三天，患者出现了"三衰"。"三衰"是指
A. 肾、肝、脑衰竭
B. 肝、脑、血衰竭
C. 脑、血、胃肠衰竭
D. 心、肺、肾衰竭
E. 肺、肾、肝衰竭

46. 关于截瘫患者的护理措施中，不正确的是
A. 两小时翻身一次，夜间除外
B. 保持大便通畅
C. 功能训练
D. 防止泌尿系统并发症
E. 防止肺部并发症

47. 休克代偿期的表现不正确的是
A. 神志清楚，伴有痛苦表情
B. 脉搏 100 次 / 分以下
C. 口渴明显
D. 收缩压正常或稍高
E. 无尿

48. 产后大出血的护理措施，不正确的是
A. 观察生命体征及尿量
B. 建立静脉通路
C. 保暖、吸氧
D. 子宫切除
E. 遵医嘱使用有效的止血药物

49. 患儿，男，生后第 10 天发现口腔黏膜出现小片状白色乳凝块样物，不易擦拭，周围黏膜正常。进食、精神尚可。引起该病的病原微生物是
A. 单纯疱疹病毒
B. 链球菌
C. 肺炎链球菌
D. 白色念珠菌
E. 金黄色葡萄球菌

50. 患者，女，46岁，反复上腹部疼痛5年，近几日上述症状再发，疼痛位于上腹中部，在进餐后出现，2~3小时候逐渐缓解，进食后疼痛再次出现，伴反酸、嗳气，最可能的诊断是
A. 胃溃疡
B. 急性胃炎
C. 胃癌
D. 慢性胃炎
E. 十二指肠溃疡

51. 侵蚀性葡萄胎患者若发生阴道转移时，典型的体征是
A. 阴道黏膜充血
B. 阴道黏膜水肿
C. 阴道黏膜紫蓝色结节
D. 阴道黏膜溃疡
E. 阴道黏膜附有白色膜状物

52. 长期高血压容易引起哪些脏器受损
A. 肺、肾、肝
B. 心、脑、脾
C. 脑、肾、心
D. 心、肝、肾
E. 心、脑、肺

53. 麻疹最具有早期诊断价值的表现是
A. 结膜充血，充血性畏光流泪，眼睑浮肿
B. 耳后、发际出现淡红色充血性斑丘疹
C. 全身淋巴结肿大
D. 接触麻疹患儿 10~14 天后发热
E. 白色麻疹黏膜斑（柯氏斑）

54. 协助诊断输卵管妊娠破裂内出血既简单又可靠的方法是
A. 腹腔镜检查
B. 尿妊娠实验
C. 宫腔镜检查
D. 阴道后穹窿穿刺
E. 阴道 B 超检查

55. 患者，男，50岁，肝硬化病史5年，近日出现腹痛腹胀和低热，表情淡漠，嗜睡，诊断考虑位肝性脑病，对诊断帮助最大的体征是
A. 扑翼样震颤
B. Babinski 征阳性
C. 肌阵挛
D. 腱反射亢进

E. 腹壁反射消失

56. 患儿，男，3岁。幼儿园老师反映该患儿在学习和玩耍时经常心不在焉，注意力不集中，离位行走，干扰其他小朋友活动，诊断为注意力缺陷多动障碍。针对该患儿进行心理护理时错误的是

A. 引导患儿遵守公共秩序

B. 患儿出现攻击行为时，无须特殊制止

C. 发现患儿优点应积极表扬

D. 学校及家长共同教育，共同管理患儿

E. 避免打骂、呵斥患儿

57. 消化性溃疡患者经常胃出血，并发现黑便。出血量约为

A. 60ml

B. 3~5ml

C. 10ml

D. 1000ml

E. 500ml

58. 患者，男，31岁，腹痛7小时，腹部查体：全腹部有压痛、反跳痛、肌紧张，行腹部穿刺抽出含少量食物残渣的浑浊液体，最可能的诊断是

A. 肠系膜血栓形成

B. 胰破裂

C. 肾破裂

D. 脾破裂

E. 胃穿孔

59. 产妇28岁，产后1周出现情绪低落，认为孩子出生后家人不如以前关心自己，心情压抑、悲伤，经常冲家人发脾气，下列叙述错误的是

A. 分娩后体内雌激素突然下降可能是产后抑郁的促发因素

B. 护理人员要鼓励患者发泄，抒发自己的心理感受

C. 社会心理因素是造成产后抑郁的主要原因

D. 产后抑郁只需要进行心理治疗

E. 注意安全保护，防止产妇发生伤害行为

60. 营养师制定的含有瘦肉、蛋黄、猪肝、黑木耳的菜谱适合下列哪类血液病患者

A. 急性白血病

B. 过敏性紫癜

C. 慢性再障性贫血

D. 缺铁性贫血

E. 原发免疫性血小板减少症

61. SLE患者最易受累的脏器是

A. 肝

B. 肾

C. 心

D. 肺

E. 脑

62. 患者，男，45岁，肝硬化病史5年，病情稳定，血氨正常，无腹水，其饮食选择的原则为

A. 低热量，高蛋白，高维生素

B. 高热量，高蛋白，高维生素

C. 高热量，低蛋白，高维生素

D. 低热量，低蛋白，高维生素

E. 高热量，高蛋白，低纤维素

63. 患者，女，48岁，以"反复上腹痛3天"为主述入院。入院前3天进食油腻食物后出现中上腹疼痛，呈持续性疼痛，向左肩背部放射阵发性加剧，急查血淀粉酶为1300IU/L，尿淀粉酶815IU/L。该患者禁食禁饮最主要的目的是

A. 减少胰液的分泌

B. 减少胆汁的分泌

C. 避免胃扩张

D. 解除胰管痉挛

E. 减少胃液的分泌

64. 闭合性肾损伤非手术治疗的护理要点错误的是

A. 密切观察疼痛的部位及程度

B. 动态观察尿液的颜色及量

C. 绝对卧床休息2周，直至血尿消失

D. 严密观察血压，脉搏变化

E. 定时测量体温和白细胞计数

65. 患者，男，30岁，夜间发作性上腹烧灼痛2月余，进食后迅速缓解，昨起排柏油样便2次，今晨起床时晕倒而就诊，体检：T 37℃，P 120次/分，R 24次/分，BP 10.7/6.6kPa（80/60mmHg），神志恍惚，皮肤苍白，四肢厥冷，考虑出血原因是

A. 胃底静脉曲张

B. 应激性溃疡

C. 胃癌

D. 胃小弯溃疡

E. 十二指肠球部溃疡

66. 患者，女，45岁，因肝癌行肝叶切除术。手术后第2天，T 37.9℃，患者不宜过早下床活动的主要原因是

A. 有利于患者恢复体力

B. 防止肝性脑病

C. 防止肝断面出血

D. 有利于患者伤口愈合

E. 防止肝脓肿

67. 关于流产的临床特点，正确的是

A. 稽留流产：胚胎或胎儿在宫内已死亡超过10周

B. 难免流产：阴道出血少，未破水

C. 不全流产：宫口闭，阴道出血减少

D. 先兆流产：宫口未开，阴道出血量少于月

经量

E.完全流产：腹痛，宫口松

68.过敏性紫癜患儿常见的首发症状为

A.皮肤紫癜

B.牙龈出血

C.关节肿痛

D.腹痛

E.血尿，蛋白尿

69.肺癌早期常见症状是

A.胸痛

B.刺激性干咳

C.反复咳血

D.发热

E.呼吸困难

70.患者，男，24岁，瘦高体型，于傍晚打篮球后一阵剧烈咳嗽，突感左侧胸部针刺样疼痛，随即感到胸闷，呼吸困难，诊断自发性气胸。该患者适合采取的体位是

A.健侧卧位

B.平卧位

C.患侧卧位

D.仰卧位

E.半坐位

二、以下提供若干组考题，每组考题共用 A.、B.、C.、D.、E. 五个备选答案。请从中选择一个与问题关系最密切的答案，并在答题卡上将相应题号的相应字母所属的方框涂黑。某个备选答案可能被选择一次、多次或不被选择。

（71~72 题共用备选答案）

A.甲状腺危象

B.喉返神经损伤

C.喉上神经内支损伤

D.喉上神经外支损伤

E.甲状旁腺损伤

71.术后出现声音嘶哑，失音的是

72.术后出现音调降低的是

（73~75 题共用备选答案）

A.母婴传播

B.空气传播

C.虫媒传播

D.血液传播

E.粪－口传播

73.中毒性细菌性痢疾的传播途径是

74.麻疹的主要传播途径是

75.流行性乙脑的传播途径

（76~77 题共用备选答案）

A.肾盂肾炎

B.慢性肾衰

C.慢性肾小球肾炎

D.急性肾小球肾炎

E.原发性肾病综合征

76.需多饮水的疾病是

77.需给予优质蛋白饮食的疾病是

（78~79 题共用备选答案）

A.腹痛，高热寒战，黄疸

B.进行性加重的无痛性黄疸

C.腹痛、寒战高热、黄疸＋休克＋精神症状

D.间歇性黄疸

E.新生儿 7 天内轻微黄疸

78.急性梗阻性化脓性胆管炎，常见的症状是

79.胰头癌患者可见的症状是

（80~82 题共用备选答案）

A.腓肠肌痉挛，体温多正常

B.头痛、头晕、口渴、皮肤苍白、血压下降、体温基本正常

C.头晕、眼花、耳鸣、头部温度高，体温多不升高

D.早期头痛、头昏、全身乏力、多汗，继而体温迅速升高，可达40℃

E.头痛、头晕、发热

80.热衰竭的主要表现

81.热痉挛的主要表现

82.热射病的主要表现

（83~85 题共用备选答案）

A.泼尼松

B.硫酸羟氯喹

C.甲氨蝶呤

D.滑膜切除术

E.双氯芬酸钠

83.患者，男，42岁，诊断类风湿关节炎 1 年余，其治疗方案为双氯芬酸钠＋柳氮磺吡啶，为尽快控制症状，可首选

84.强直性脊柱炎患者伴发顽固性眼病，除应用激素外，可考虑应用

85.类风湿关节炎患者出现进行性呼吸困难，胸片检查有双肺网状阴影，在常规治疗的基础上应首选

三、以下提供若干个案例，每个案例下设若干道考题，请根据所提供的信息，在每一道考题下面的

A、B、C、D、E.五个备选答案中选择一个最佳答案，并在答题卡上将相应题号的相应字母所属的方框涂黑。

（86~87题共用题干）

患者，女，27岁，心慌气短8年，反复咳血2年，近两日咯血加重而就诊，查体：双颊紫红，口唇发绀，呼吸困难，双肺底散在湿啰音较多，脉搏一强一弱，心率120次/分，律齐，心尖区第一心音前有隆隆样杂音，颈静脉无怒张，肝未触及，腹部无移动浊音，下肢不肿。

86.该患者脉搏一强一弱提示
A.右房功能衰竭
B.全心功能衰竭
C.右室功能衰竭
D.左房功能衰竭
E.左室功能衰竭

87.心尖区第一心音前隆隆样杂音提示
A.二尖瓣关闭不全
B.主动脉瓣狭窄
C.心包炎
D.二尖瓣狭窄
E.主动脉瓣关闭不全

（88~89题共用题干）

患者，女，30岁，怀孕后被诊断为妊娠合并糖尿病。

88.治疗的首选药物
A.甲苯磺丁脲
B.胰岛素
C.消渴丸
D.二甲双胍
E.优降糖

89.孕产期护理措施正确的是
A.本病必须剖宫产结束分娩
B.饮食控制对疾病不利
C.口服降糖药物对胎儿无害
D.新生儿出生后加用糖水
E.减少活动保证孕期顺利

（90~92题共用题干）

患儿，男，5个月，出生于北方11月份，人工喂养，未添加辅食，多汗，烦躁，睡眠不安，夜间啼哭1周，诊断为维生素D缺乏性佝偻病。

90.该患儿目前处于疾病的
A.后遗症期
B.爆发期
C.恢复期
D.激期
E.初期

91.护士对家长进行健康指导时，错误的是
A.避免过早、过久地坐、站、走
B.定期领患儿进行室外活动
C.尽量坚持口服维生素D
D.冬季室内活动时无须开窗以防着凉
E.按时遵医嘱使用维生素D

92.该患儿口服维生素D的治疗量后一个月，改剂量为每日
A.250IU
B.350IU
C.300IU
D.200IU
E.400IU

（93~94题共用题干）

患者，男，25岁，胸部受伤住院5天后突发寒战、高热、胸痛、呼吸急促，体检：体温39.2℃，呼吸26次/分，脉搏100次/分，血压130/85mmHg，右胸部饱满，呼吸音消失，叩诊呈浊音，X线检查示胸腔积液。

93.为明确诊断，简单而可靠的方法是
A.胸膜腔穿刺
B.CT检查
C.剖腹探查
D.B超检查
E.血常规检查

94.目前对该患者主要的处理措施是
A.胸腔穿刺抽脓
B.镇咳
C.抗感染
D.吸氧
E.降温

（95~96题共用题干）

患者，女，33岁，左乳发现一4cm×3cm大小肿块，与周围组织粘连，边界不清，同侧腋窝淋巴结肿大。

95.最可能的诊断
A.乳腺癌
B.乳管内乳头状瘤
C.乳腺纤维腺瘤
D.乳腺囊性增生
E.乳腺炎

96.该患者欲行手术治疗，备皮范围为
A.胸部、双侧腋下
B.胸部、同侧腋下

C. 胸部、上臂

D. 胸部、同侧腋下、颈部

E. 胸部、同侧腋下、上臂

（97~100 题共用题干）

患者，男，35 岁，心脏骤停初期复苏成功，但患者神志不清，心电图示三度房室传导阻滞，需继续行二期复苏和后期复苏。

97. 该患者首选的给药途径是

A. 肌内注射

B. 气管内

C. 静脉

D. 皮下

E. 心内

98. 心脏复苏的首选药物是

A. 阿托品

B. 去甲肾上腺素

C. 肾上腺素

D. 利多卡因

E. 异丙肾上腺素

99. 复苏过程中心电图示心室纤颤，此时最有效的治疗方法是

A. 应用阿托品

B. 电击除颤

C. 加用碳酸氢钠

D. 应用利多卡因

E. 应用肾上腺素

100. 患者后期复苏采用了低温治疗，需持续时间至

A. 血压平稳

B. 体温 33℃ ~35℃

C. 神志恢复

D. 肌张力正常

E. 呼吸均匀

专业实践能力

一、以下每一道考题下面都有 A、B、C、D、E 五个备选答案。请从中选择一个最佳答案，并在答题卡上将相应题号的相应字母所属的方框涂黑。

1. 使用无菌容器，操作正确的是
A. 手指不可触及容器内面及边缘
B. 物品取出后，未污染的物品可放回
C. 手握容器边缘，以便持物牢靠
D. 开盖 30 分钟内盖好，以防污染
E. 盖的内面朝下，以便放置稳妥

2. 面部危险三角区感染时禁用热疗的主要原因是
A. 热疗可以促进血液循环，加重皮下出血、肿胀和疼痛
B. 热疗可导致细菌入血，使炎症扩散，造成颅内感染
C. 局部皮肤敏感性差，容易烫伤
D. 受伤范围小，热疗不方便、效果差
E. 疼痛缓解后，会掩盖病情贻误诊断和治疗

3. 关于热疗的应用目的，正确的叙述是
A. 促进浅表炎症消退和局限
B. 抑制炎症扩散
C. 提高痛觉神经的兴奋性
D. 传导发散体内的热
E. 减轻局部充血或出血

4. 大量不保留灌肠的禁忌证是
A. 结肠检查前
B. 中暑
C. 伤寒
D. 急腹症
E. 习惯性便秘

5. 一级医院指的是
A. 农村乡、镇卫生院和城市街道医院
B. 诊治专科疾病而设置的医院
C. 全国、省、市直属的市级大医院
D. 医学院的附属医院
E. 一般市、县医院及省辖市的区级医院

6. 进行心肺复苏时，胸外心脏按压的有效指标不包括
A. 出现自主呼吸
B. 动脉收缩压大于 8kPa
C. 黏膜转红润
D. 瞳孔由大逐渐缩小
E. 肌张力降低

7. 下列压力源不属于心理社会因素的是
A. 考试
B. 火灾
C. 结婚
D. 发热
E. 搬迁

8. 对奥瑞姆提出三种护理补偿系统的理解，正确的是
A. 当病人自理能力完全丧失时，应用支持教育系统
B. 部分补偿系统应用于自理能力丧失时
C. 三种补偿系统中只有支持教育系统需病人参与自理活动
D. 全补偿系统要求病人参与自理活动
E. 支持教育系统是病人有能力学习自理方法，但必须在护士帮助下完成

9. "1.2.3" 灌肠溶液的正确配制方法是
A. 50% 硫酸镁 20ml，甘油 80ml，温开水 100ml
B. 50% 硫酸镁 25ml，甘油 50ml，温开水 75ml
C. 50% 硫酸镁 30ml，甘油 60ml，温开水 90ml
D. 50% 硫酸镁 40ml，甘油 60ml，温开水 90ml
E. 50% 硫酸镁 50ml，甘油 100ml，温开水 150ml

10. 使用氧气时，氧气筒内压力不应低于
A. $3kg/cm^2$
B. $5kg/cm^2$
C. $8kg/cm^2$
D. $10kg/cm^2$
E. $15kg/cm^2$

11. 一氧化碳中毒的患者需输注的血液制品是
A. 浓缩红细胞
B. 纤维蛋白原
C. 白细胞浓缩悬液
D. 血小板浓缩悬液
E. 洗涤红细胞

12. 在建立护患关系初期，护患关系发展的主要任务是
A. 对患者收集资料
B. 确定患者的健康问题
C. 为患者制定护理计划
D. 为患者解决健康问题
E. 与患者建立信任关系

13. 下列属于患者客观资料内容的是
A. 疲乏无力、心悸
B. 四肢麻木、呼吸急促

C. 皮肤黄疸、感觉瘙痒

D. 头晕、头胀痛、恶心

E. 体温 38℃、咽喉部充血

14. 乙醇擦浴时所用的浓度为

A. 45%~55%

B. 25%~35%

C. 40%~45%

D. 55%~65%

E. 35%~40%

15. 患者经鼻导管需吸入的氧气浓度为 45%，氧流量应调节为每分钟

A. 5L

B. 7L

C. 8L

D. 4L

E. 6L

16. 患者计划输液 2880ml，24 小时匀速输入，所用输液器滴系数为 15，每分钟滴速为

A. 50 滴 / 分钟

B. 40 滴 / 分钟

C. 20 滴 / 分钟

D. 30 滴 / 分钟

E. 10 滴 / 分钟

17. 护士因自信药物不会出错，没有进行查对，导致错误的药物注入患者体内，造成患者死亡。护士的行为属于

A. 侵权行为

B. 疏忽大意

C. 过失犯罪

D. 无过失行为

E. 渎职罪

18. 煮沸消毒时加入既能防锈又能提高沸点的药物是

A. 亚硝酸钠

B. 碳酸氢钠

C. 氢氧化钠

D. 碳酸钠

E. 乳酸钠

19. 护理严密隔离的传染病患者时，口罩更换时间是

A. 8 小时

B. 24 小时

C. 12 小时

D. 每次接触后更换

E. 4 小时

20. 鉴别深浅昏迷最可靠的指征是

A. 神志

B. 生命体征

C. 对疼痛的反应

D. 瞳孔对光反射

E. 肌张力

21. 对急诊科护士的组织和技术管理不包括

A. 标准化

B. 最优化

C. 制度化

D. 程序化

E. 规律化

22. 患儿，3 岁，上呼吸道感染，咳嗽、咳痰。护士为病室调节的适宜温湿度是

A. 22℃ ~24℃，55%~60%

B. 18℃ ~22℃，50%~55%

C. 22℃ ~24℃，50%~60%

D. 18℃ ~22℃，40%~50%

E. 24℃ ~26℃，65%~70%

23. 用尸单包裹尸体前一般将一张尸体识别卡系于尸体的

A. 停尸屉外

B. 腰部

C. 腕部

D. 颈部

E. 踝部

24. 进行尸体护理时，错误的是

A. 撤去治疗用物，去枕，放低头部

B. 擦净躯体，必要时填堵孔道

C. 有义齿者代为装上

D. 穿上尸衣裤并用尸单包裹

E. 洗脸，闭合眼睑

25. 患者，男，50 岁。喉癌手术进行气管切开，患者痰液较多，为其吸痰时应避免的操作是

A. 插管时，关闭负压吸引

B. 一根管吸净口腔痰液后再吸气管内痰液

C. 从深部向上提拉，左右旋转

D. 一次吸引不超过 15 秒

E. 痰液未吸净需休息 2min 后再吸

26. 对艾滋病患者应执行的隔离种类为

A. 严密隔离

B. 引流物 - 分泌物隔离

C. 性病隔离

D. 血液 - 体液隔离

E. 接触隔离

27. 患者，女，67 岁，在输入大量的库存血后，皮肤黏膜出现瘀斑，穿刺部位大块淤血，伤口渗血，其原因最可能是

A. 溶血反应

B. 过敏反应

C. 缺乏血小板、凝血因子

D. 穿刺时穿透血管

E. 肺水肿

28. 患者，女，27岁，分娩时行会阴侧切，现切口周围出现红、肿、热、痛。遵医嘱给予红外线局部照射。照射过程中，发现患者局部皮肤出现紫红色，此时采取的措施是

A. 立即停用，局部涂凡士林

B. 局部盐水纱布覆盖

C. 调高灯距

D. 换用低功率的灯头

E. 立即温水湿敷

29. 下列不属于输液反应的是

A. 发热反应

B. 溶血反应

C. 空气栓塞

D. 静脉炎

E. 循环负荷过重

30. "饭前服用"的外文缩写是

A. hs

B. am

C. pm

D. ac

E. pc

31. 患者，女，28岁。阴道分娩后发生尿潴留，以下解除尿潴留措施错误的是

A. 给予利尿剂

B. 听流水声

C. 温水冲洗会阴

D. 热敷下腹部

E. 提供隐蔽的排尿环境

32. 患者，女，52岁。因饮食量增加但体重减轻，多次检查空腹血糖＞8.5mmol/L，按糖尿病进行治疗，病情好转，准备近日出院，护士对其进行血糖仪使用方法的指导，这属于奥伦自理理论的

A. 部分代偿护理系统

B. 部分补偿护理系统

C. 全补偿护理系统

D. 全代偿护理系统

E. 支持 - 教育系统

33. 通过间接观察法得到的资料是

A. 患者神志清醒，营养良好

B. 患者的尿有烂苹果味

C. 听诊双肺呼吸音清

D. 腹部叩诊呈浊音

E. B 超报告：符合 12 周妊娠

34. 导致医疗事故的因素不包括

A. 医疗设备的因素

B. 人为因素

C. 社会因素

D. 医疗药品、器械等因素

E. 环境因素

35. 双侧瞳孔散大见于

A. 脑出血

B. 氯丙嗪中毒

C. 吗啡中毒

D. 阿托品中毒

E. 脑疝早期

36. 绿脓杆菌感染的患者用过的剪刀其消毒灭菌的步骤是

A. 直接采取燃烧法达到灭菌

B. 与其他器械先浸泡消毒后，再分别清洗灭菌

C. 彻底清洗后，用化学消毒剂消毒

D. 灭菌，清洁，再灭菌

E. 清洁后用高压蒸汽灭菌

37. 下列为濒死期患者所做的护理是

A. 继续进行治疗

B. 撤去各种治疗性管道

C. 摆好身体姿势

D. 堵塞身体各个孔道

E. 劝家属离开病室

38. 患者，女，60岁，腹胀、腹痛、嗳气，近日下蹲或腹部用力时，出现不由自主的排尿，对新出现症状正确的护理诊断是

A. 功能性尿失禁：与腹压升高有关

B. 反射性尿失禁：与膀胱收缩有关

C. 完全性尿失禁：与神经传导功能减退有关

D. 功能性尿失禁：与膀胱过度充盈有关

E. 压迫性尿失禁：与膀胱括约肌功能减退有关

39. 患者，男，诊断为脑出血，患者口腔有异味，护士应选择的含漱液是

A. 朵贝尔溶液

B. 碳酸氢钠

C. 硼酸溶液

D. 生理盐水

E. 醋酸

40. 患者，女，18岁，从田里干完农活回家，误将装在饮料瓶里的敌敌畏喝了两口，立即来门诊求诊。患者意识清楚。首选的治疗方法是

A. 洗胃机洗胃

B. 漏斗洗胃

C. 口服催吐

D. 口服白醋

E. 口服牛奶

41. 易风化潮解的药物应放在

A. 阴凉干燥处

B. 密封瓶中

C. 避光纸盒内

D. 冰箱冷藏

E. 有色瓶中

42. 患者，男，40岁，醉酒后骑摩托车摔倒路边，前额处有一较深的伤口，遵医嘱行破伤风抗毒素注射，护士对其行破伤风抗毒素过敏试验，结果为阳性，需对其采用脱敏注射，注射之间间隔

A. 30 分钟

B. 15 分钟

C. 60 分钟

D. 10 分钟

E. 20 分钟

43. 患者，男，40岁，车祸伤及双腿，入院后医生立即给予伤口处理、骨折固定，护士给予吸氧，建立静脉通路，测量生命体征，配合医生实施救护，实施系统的整体护理，这属于现代护理发展阶段中的

A. 以"人"为中心阶段

B. 以病人为中心阶段

C. 以疾病为中心阶段

D. 以人的健康为中心阶段

E. 以医生为中心阶段

44. 国际护士会于 1899 年成立，其当时的地点是在

A. 意大利罗马

B. 美国华盛顿

C. 法国巴黎

D. 英国伦敦

E. 瑞士日内瓦

45. 适应模式的提出者是谁

A. 奥润姆

B. 纽曼

C. 席尔

D. 罗伊

E. 佩皮劳

46. 关于人的基本需要的叙述，不正确的是

A. 朋友交往属于爱与归属的需要

B. 喜欢在熟悉的环境中生活属于安全的需要

C. 祈祷、烧香拜佛属于宗教性需要

D. 学习、探究事物真相属于自我实现的需要

E. 呼吸、排泄、睡眠属于生理性需要

47. 濒临死亡患者的临床表现是

A. 心跳停止

B. 呼吸停止

C. 各种反射消失

D. 呼吸衰竭

E. 瞳孔散大

48. 护理学中对"护理"概念的理解正确的是

A. 护理服务的对象是患病的人

B. 护士和患者的关系是管理与服从的关系

C. 护理实践是以经验为基础的活动

D. 护理是有目的、有组织的被动性活动

E. 护理工作的中心内容是随着时间的推移而变化

49. 穿隔离衣时，消毒后清洁的手不可以接触隔离衣的

A. 领口外面

B. 外面

C. 内面

D. 领口内面

E. 衣领内面

50. 超声雾化水槽的水温不超过

A. 50℃

B. 70℃

C. 80℃

D. 65℃

E. 75℃

51. 患者，女，66岁，因"消化性溃疡"入院，自护患认识后，每当患者遇到一些自己不能理解的治疗护理问题，完全依赖护士给予帮助。按照佩皮劳人际关系模式理论，她与护士的关系处于

A. 解决期

B. 认识期

C. 确认期

D. 开拓期

E. 发展期

52. 对危重患者的护理，下列措施正确的是

A. 保持病房安静

B. 为保护患者自尊，意识丧失者不应使用保护具

C. 保持平卧，尽量少翻动患者

D. 保持口腔清洁，口腔护理 2 次

E. 发现患者心脏骤停，首先通知医生

53. 杀灭肉毒芽孢需要煮沸的时间至少为

A. 4 小时

B. 1 小时

C. 5 小时

D. 3 小时

E. 2 小时

54. 在传染病区内属于清洁区的是

A. 病房

B. 消毒室

C. 检验室

D. 治疗室

E. 病区走廊

55. 在进行沟通时，影响沟通并使对方产生不信

任感的行为是

A. 不时评论对方所谈内容

B. 两眼注视对方

C. 倾听中特别注意对方的"弦外音"

D. 全神贯注地倾听

E. 言语简单明确

56. 为男患者导尿时，导尿管插入的深度应为

A. 16~18cm

B. 20~22cm

C. 7~10cm

D. 4~6cm

E. 12~15cm

57. 患者，男，44岁。因食入烙饼，食管静脉破裂出血约1000ml，输入大量库存血后，出现心率缓慢、手足搐搦、血压下降、伤口渗血，出现以上症状的有关因素是

A. 血钠降低

B. 血钾降低

C. 血钙降低

D. 血钾升高

E. 血钙升高

58. 输液中发生肺水肿时吸氧需用20%~30%的乙醇湿化，其目的是

A. 降低肺泡表面张力

B. 降低肺泡内泡沫的表面张力

C. 使患者呼吸道湿化

D. 消毒吸入的氧气

E. 使痰液易咳出

59. 患者，女，29岁。呼吸道感染，咳嗽、咳痰，护士为其进行雾化吸入，可选择的祛痰药是

A. 庆大霉素

B. α-糜蛋白酶

C. 地塞米松

D. 氨茶碱

E. 舒喘灵

60. 重度缺氧时SaO_2可降到小于

A. 60%

B. 75%

C. 70%

D. 65%

E. 80%

61. 属于护理程序中计划阶段的内容是

A. 实施护理措施

B. 分析资料

C. 确定护理诊断

D. 评价患者反应

E. 确定护理目标

62. 患者，女，35岁。体温39.2℃，注射青霉

素后发生过敏性休克。最佳的处理方法是

A. 停药、吸氧、保暖、注射阿拉明、平卧

B. 停药，平卧、吸氧、注射抗组胺药物

C. 停药，吸氧、保暖、注射地塞米松、平卧

D. 停药、平卧、测血压、注射呼吸兴奋剂、保暖

E. 停药、平卧、注射盐酸肾上腺素、保暖、吸氧

63. 无菌技术的操作原则，错误的是

A. 无菌物品不可长期暴露在空气中

B. 脱无菌手套后需洗手

C. 无菌物品怀疑污染时，不可使用

D. 无菌操作环境应清洁、宽敞

E. 戴无菌手套前不用洗手

64. 患者，男，16岁，以"急性阑尾炎"入院，急性痛苦面容，压痛、反跳痛明显，护士应首先给予满足的是

A. 情感性需要

B. 知识性需要

C. 精神性需要

D. 生理性需要

E. 社会性需要

65. 患者口舌糜烂，又见小便短赤、灼热涩痛。其证候是

A. 心火亢盛

B. 膀胱湿热

C. 胃热炽盛

D. 肝火上炎

E. 肠道湿热

66. 五行中，具有"润下"特性的是

A. 金

B. 木

C. 水

D. 火

E. 土

67. 护士在执行PICC过程中发现手套破损，此时

A. 用胶布粘贴破损处

B. 立即更换手套

C. 用消毒液消毒破损处

D. 加戴一副手套

E. 用无菌纱布覆盖破损处

68. 应用奥瑞姆的自护模式护理患者时护理系统的选择取决于

A. 患者病情

B. 医生医嘱

C. 病房护士的人员构成

D. 患者的自理能力

E. 患者的自理需求

69. 属于脂溶性维生素的是

A. 维生素 K

B. 维生素 B_6

C. 维生素 B_1

D. 维生素 C

E、维生素 PP

70. 对于患者主观资料的记录，正确的是

A. 患者说："记忆力差，阅读书籍常常读了后 5 行，忘了前 5 行"

B. 家属希望能为患者提供良好的治疗药物

C. 患者希望得到良好的关心和照顾

D. 查体后感到：患者精神好，疼痛消失

E. 家属说："只要有利于康复，所有治疗建议我们都愿意考虑"

71. 患者，男，65 岁。因尿失禁留置导尿管，为防逆行感染，正确的措施是

A. 集尿袋应高于耻骨联合

B. 每两天消毒一次尿道口

C. 每两天更换一次集尿袋

D. 每周检查一次尿常规

E. 每天更换一次导尿管

二、以下提供若干组考题，每组考题共同使用在考题前列出的 A、B、C、D、E 五个备选答案。请从中选择一个与考题关系最密切的答案，并在答题卡上将相应题号的相应字母所属的方框涂黑。每个备选答案可能被选择一次、多次或不被选择。

（72~73 题共用备选答案）

A. 角色行为冲突

B. 面对各种压力

C. 陌生病房环境

D. 严重噪音干扰

E. 身体活动受限

72. 影响舒适的心理方面因素是

73. 影响舒适的社会方面因素是

（74~75 题共用备选答案）

A. 伤寒患者

B. 冠心病患者

C. 脑出血患者

D. 尿毒症患者

E. 肺结核患者

74. 低蛋白饮食适用于

75. 少渣饮食适用于

（76~77 题共用备选答案）

A. 真性尿失禁

B. 假性尿失禁

C. 压力性尿失禁

D. 反射性尿失禁

E. 急迫性尿失禁

76. 膀胱内有尿则会不自主地流出，使膀胱处于空虚状态，属于

77. 膀胱内有大量尿液，当充盈达到一定压力时，即可不自主溢出少量尿液。膀胱内压力降低时，排尿立即停止，但膀胱仍呈胀满状态，尿液不能排空，属于

（78~80 题共用备选答案）

A. 清洁、消炎作用

B. 润肤、软化痂皮、保护作用

C. 保护、收敛作用

D. 保护、消炎、润肤、止痒作用

E. 消炎、止痒、杀菌作用

78. 外用溶液具有

79. 软膏制剂具有

80. 搽剂具有

（81~82 题共用备选答案）

A. 红棕色

B. 鲜红色

C. 黄褐色

D. 暗红色

E. 酱油色

81. 含有胆红素的尿液颜色为

82. 含有血红蛋白的尿液颜色为

（83~84 题共用备选答案）

A. 截石位

B. 膝胸卧位

C. 屈膝仰卧位

D. 头高脚低位

E. 头低脚高位

83. 乙状结肠镜检查和治疗时采取

84. 膀胱镜检查时采取

（85~87 题共用备选答案）

A. 生理需要

B. 安全需要

C. 爱与归属的需要

D. 自尊的需要

E. 自我实现的需要

85. 护士与患者家属交谈，鼓励家属多到医院陪伴患者，是为了满足患者的

86. 在胃镜检查前，护士向患者讲解检查的过程及指导患者配合，是为了满足患者的

87. 护士为化疗后脱发的患者戴假发，是为了满足患者的

（88~89题共用题干）

患者，男，30岁。急性阑尾炎合并穿孔，在硬膜外麻醉下行阑尾切除术，术后手术室护士送患者回病室。

88. 次日患者体温39℃，主诉切口疼痛难忍，患者应取得体位是
A. 端坐位
B. 右侧卧位
C. 仰卧屈膝位
D. 头高脚低位
E. 半坐卧位

89. 向患者解释取此种体位的理由是
A. 减轻肺部淤血，减少并发症
B. 可减少回心血量，促进局部血液循环
C. 可减少局部出血，有利于伤口愈合
D. 使腹腔容积减小，减轻疼痛
E. 防止炎症扩散和毒素吸收，可减轻疼痛

（90~93题共用题干）

患者，男，18岁。尿蛋白定性检查（+++），尿蛋白定量3.5g/24h，镜下血尿。眼睑及双下肢轻度水肿。以肾炎收入院。

90. 护士应指导患者摄入
A. 优质低蛋白饮食
B. 低胆固醇饮食
C. 高磷饮食
D. 低脂肪饮食
E. 低热量饮食

91. 为协助检查、测定肾小球滤过功能，应指导患者进食
A. 高脂饮食
B. 普通饮食
C. 肌酐试验饮食
D. 低盐饮食
E. 无盐低钠饮食

92. 该饮食的试验期为
A. 1天
B. 2天
C. 3天
D. 1周
E. 2周

93. 该试验期间应注意的问题包括
A. 限制蔬菜、水果及植物油的摄入类

B. 控制全天饮食中的水分
C. 避免进食过甜、过咸的食物
D. 禁食肉类、鱼类、禽类
E. 检查当日早餐禁食

（94~95题共用题干）

患者，男，25岁。支气管肺炎。医嘱青霉素40万单位肌内注射，注射前先行青霉素皮试。

94. 护士进行皮试时，宜选择的注射部位是前臂
A. 掌侧上三分之一处
B. 尺侧上二分之一处
C. 掌侧下二分之一处
D. 掌侧上二分之一处
E. 掌侧下三分之一处

95. 青霉素皮试结果为阴性，护士遵医嘱给予肌内注射青霉素，宜选择的注射部位是
A. 两侧腹壁肌肉
B. 臀中肌、臀小肌
C. 股外侧肌
D. 臀大肌
E. 上臂三角肌

（96~97题共用题干）

患者，女，36岁。甲亢，甲状腺显著肿大，长期服用抗甲状腺药物无效，行手术治疗。术后第一天患者情绪稳定，生命体征平稳。

96. 此时应给患者采取的体位是
A. 半坐卧位
B. 端坐位
C. 中凹卧位
D. 侧卧位
E. 去枕仰卧位

97. 采取此体位的目的是
A. 预防感染
B. 增加回心血量
C. 减轻局部血肿
D. 利于伤口愈合
E. 防止头痛

（98~100题共用题干）

患者，男，68岁。肝癌、肝昏迷前期，表现为意识不清，行为失常。护士遵医嘱行肠道准备，给予大量不保留灌肠。

98. 该患者不宜选用的灌肠液为
A. 黄连素溶液
B. 高渗盐水
C. 生理盐水
D. 0.1% 肥皂水

E. 1、2、3 溶液

99. 灌肠时应采取的体位为

A. 右侧卧位

B. 左侧卧位

C. 平卧位

D. 截石位

E. 膝胸位

100. 大量不保留灌肠后灌肠液保留的时间是

A. 5~10 分钟

B. 20 分钟

C. 30 分钟

D. 60 分钟

E. 120 分钟

全国护士（师）资格考试预测卷系列

2025

护师技术资格考试预测卷

答案与解析

王　冉　主编

中国健康传媒集团

中国医药科技出版社

编 委 会

主 编　王 舟

编 者（以姓氏笔画为序）

王 舟　王 辉　王海涛　艾 琳
成晓霞　李红珍　余立平　张 璐
张立君　陈 寒　范国正　罗先武
季 诚　周维春　常菊群　程明文
焦平丽　曾 芍　谢 萍　路 兰
蔡秋霞　谭花凡　谭丽娇

预测卷（一）

基础知识

1	2	3	4	5	6	7	8	9	10
E	D	C	C	D	E	B	D	A	A
11	12	13	14	15	16	17	18	19	20
C	D	C	A	D	C	A	C	A	B
21	22	23	24	25	26	27	28	29	30
E	D	A	B	B	E	A	C	B	A
31	32	33	34	35	36	37	38	39	40
B	D	D	C	D	D	B	A	A	B
41	42	43	44	45	46	47	48	49	50
A	D	E	C	D	A	C	D	A	D
51	52	53	54	55	56	57	58	59	60
B	D	D	D	D	B	B	E	B	D
61	62	63	64	65	66	67	68	69	70
C	D	E	A	E	C	A	B	B	B
71	72	73	74	75	76	77	78	79	80
A	D	B	C	E	D	C	D	D	D
81	82	83	84	85	86	87	88	89	90
B	D	A	C	C	D	C	A	B	A
91	92	93	94	95	96	97	98	99	100
E	C	C	D	A	E	A	C	A	B

1. 解析：慢性胃炎约90%由幽门螺杆菌感染引起。引起急性单纯性胃炎的细菌以沙门菌、嗜盐杆菌最常见。

2. 解析：一氧化碳与血红蛋白的亲合力比氧与血红蛋白的亲合力高240倍，所以一氧化碳极易与血红蛋白结合，形成碳氧血红蛋白（COHb），使血红蛋白丧失携氧功能。

3. 解析：急性心肌梗死是心肌的缺血坏死，其基本的病因是冠状动脉粥样硬化引起冠状动脉阻塞等。

4. 解析：门静脉与腔静脉之间的四个交通支胃底、食管下段交通支，直肠下端肛管交通支，前腹壁交通支，腹膜后交通支。其中胃底、食管下段交通支最重要，因其可引起上消化道大出血。

5. 解析：大叶性肺炎主要是由肺炎链球菌引起，病变累及一个肺段以上肺组织，以肺泡内弥漫性纤维素渗出为主的急性炎症。

6. 解析：风湿性心脏病主要由A组乙型溶血性链球菌感染引起。

7. 解析：尿路结石的病因包括：（1）流行病学因素：包括年龄、性别、职业、饮食成分和结构、水分摄入量、气候、代谢和遗传等因素。（2）尿液因素：①形成结石物质排出过多（尿液中钙、草酸或尿酸排出量增加）；②尿液 pH 值改变（磷酸钙及磷酸镁铵结石易在碱性尿中形成，尿酸结石和胱氨酸结石在酸性尿中形成）；③尿液浓缩及尿中抑制晶体形成物质不足。（3）泌尿系局部因素：尿路梗阻、尿路感染及尿路异物。

8. 解析：原发性肝癌合并肝硬化者多为乙型肝炎后的大结节性肝硬化。

9. 解析：系统性红斑狼疮是一种多系统受累、高度异质性的自身免疫性疾病，血清中存在以抗核抗体为代表的多种自身抗体。

10. 解析：甲亢患者，由于 T3（三碘甲腺原氨酸）、T4（甲状腺素）分泌过多，促进肠蠕动，病人表现为大便次数增加，甚至出现慢性腹泻。

11. 解析：低血容量性休克是体内或血管内大量丢失血液、血浆或体液，引起有效血容量急剧减少所致的血压降低和微循环障碍。如严重腹泻、急性肠梗阻引起的剧烈呕吐、大量排尿或广泛烧伤时大量丢失水、盐或血浆；食管静脉曲张破裂、胃肠道溃疡引起大量出血；肌肉挫伤、骨折、肝脾破裂引起的创伤性休克及大面积烧伤所致的血浆外渗均属低血容量性休克。

12. 解析：冠心病的主要危险因素有高血压、高血脂、糖尿病、糖耐量异常、吸烟、肥胖、年龄＞40 岁、肥胖等。血脂异常因素有血清总胆固醇、血清甘油三酯、低密度脂蛋白增高，高密度脂蛋白减低。

13. 解析：肾性肾衰竭是由于肾脏本身的疾患，引起广泛性肾损害而导致肾衰竭。如挤压伤，可因肌红蛋白大量释放引起肾小管阻塞、坏死而导致肾功能不全。

14. 解析：急性肾小球肾炎时，由于肾小球基膜因免疫损伤而断裂，血浆蛋白、红细胞等漏出，在酸性尿中红细胞破坏后使尿液呈浓茶色。

15. 解析：帕金森病最根本的原因就是中脑黑质的多巴胺能神经元变性、丢失，纹状体的多巴胺含量明显减少，乙酰胆碱系统功能就相对亢进，就会产生临床表现。

16. 解析：急性胰腺炎时，血清淀粉酶和尿淀粉酶明显升高。血清淀粉酶先增高；尿淀粉酶升高较晚，在发病后 12~14 小时开始升高，下降缓慢，持续 1~2 周。

17. 解析：系统性红斑狼疮是在各种致病因子（遗传、感染、药物、紫外线等）作用下激发机体免疫功能紊乱或免疫调节障碍而出现的一种自身免疫性疾病。

18. 解析：ICU 主要的收治对象是严重创伤、休克、DIC、急性呼吸衰竭、心力衰竭、肝肾衰竭等患者。慢阻肺为慢性疾病，病情不严重时无须入住 ICU。

19. 解析：下丘脑可以合成、释放促激素和抑制激素，对腺垂体起调节作用，是人体最重要的神经内分泌器官。

21. 解析：妊娠足月，子宫腔容积由非孕时的 5ml 增加至 5000ml。

22. 解析：上述患者排尿次数增多，伴尿急、尿痛，夜间低热、盗汗，化验检查：酸性尿，镜下见大量红细胞及白细胞，尿抗酸杆菌培养阳性，考虑为肾结核。肾结核主要的致病菌为结核杆菌。

26. 解析：胎儿到第 30 周左右，表面活性物质才移到肺泡表面。30 周前出生的早产儿，肺泡表面活性物质缺乏可导致肺透明膜病。

28. 解析：预防尿酸盐结石可服用碱性药物碳酸氢钠，以碱化尿液，减少尿酸盐结石的形成。

30. 解析：减轻心衰患者心脏前负荷的措施包括：协助患者取半坐卧位或端坐位（双腿下垂）、使用利尿剂、低盐饮食、控制输液的量和速度等。

35. 解析：断肢（指）应采用干燥包裹、4℃左右冷藏法保存，即将断肢用无菌或清洁敷料包扎好，放入塑料袋中，再放在加盖的容器内，外围加冰块保存。

36. 解析：肾蒂是指出入肾门的结构，包括肾动脉、肾静脉、肾盂、淋巴管和神经。肾蒂损伤，血管断裂，引起大出血造成失血性休克，需要立即救治。

37. 解析：护士给患者测量血压时，发现患者睡着了，护士应叫醒患者，向患者解释按照规定时间测量血压的重要性，然后给患者测量血压。

38. 解析：腹外疝发病的原因分为两个方面，一方面是腹内压升高，如经常啼哭、重体力劳动、妊娠、便秘、排尿困难、腹腔肿瘤等；另一方面是腹壁抵抗力下降，如腹部薄弱或缺损。腹壁薄弱或缺损是腹外疝的发病基础，腹腔内压力增高是重要的诱因。

42. 解析：小儿咽鼓管接近水平，且咽鼓管短、直、宽，故小儿鼻炎容易引起中耳炎。

43. 解析：慢性肾衰竭引起贫血最主要的原因是肾脏产生的促红细胞生成素减少。

44. 解析：6 个月以下婴儿患粟粒型肺结核的特点为病情重而不典型，累及器官多，特别是伴发结核性脑膜炎者居多，病程进展快，病死率高。

45. 解析：在国内急性胰腺炎最主要的病因是胆道疾病，如胆囊结石、胆囊炎、胆道梗阻等。上述患者入院后诊断为急性胰腺炎，入院评估时应重点评估患者既往有无胆绞痛病史。

48. 解析：上述患者因做彩超需要大量饮水，饮水后患者在等候检查期间，尿意难忍。为了保证检查结果的准确性，同时也为了减轻患者的痛苦，护士与其他患者充分沟通后，让该患者提前检查，既减轻了候诊患者的痛苦，又维护了其他患者的知情同意权。

52. 解析：原发性静脉曲张的病因主要包括：①静脉壁发育不良、静脉壁内弹力纤维较少等。②静脉压力增高，可能与重体力劳动及长期站立有关。③下肢深静脉瓣膜功能不良时，静脉血逆流。④下肢深静脉血栓形成，血栓堵塞了下肢深静脉，下肢静脉血只能通过浅静脉回流。

54. 解析：阻塞性肺气肿患者，一阵干咳后突感左上胸剧烈胸痛，出现明显呼吸困难、不能平卧，听诊左肺呼吸音明显减弱，考虑并发了自发性气胸。

56. 解析：颅底骨折易撕裂硬脑膜形成脑脊液漏，脑脊与外界相通，进入耳道、鼻腔的脑脊液逆流，引起颅内感染。

58. 解析：传染病的基本特征包括：有病原体、有传染性、有流行病学特征（流行性、地方性、季节性）、感染后有免疫力。

59. 解析：急性主动脉夹层动脉瘤患者最典型的胸痛性质是突然出现前胸部呈刀割样撕裂痛，并沿着扩散方向放射到背部和腹部。

61. 解析：臀红的发生与尿液、粪便长时间刺激有关。一旦发生臀红，应采取下列处理措施：每次大小便后用温水洗净，适当暴露臀部，用烤灯疗法；勤换尿布，氧化锌软膏涂抹臀红处，禁忌使用塑料尿布。

62. 解析：功能失调性子宫出血患者反复出血或出血多，保守治疗无效，不能排除子宫内膜病变者可行分段诊刮，刮出物送病理检查，既可迅速止血又可明确诊断。

68. 解析：急性肾功能衰竭时，患者钾排出障碍，可能会出现高钾血症。高钾血症时，心电图上可见 T 波高尖，Q-T 间期延长。故本题选 B。

70. 解析：阿司匹林可与甲状腺激素结合球蛋白结合，使血中游离甲状腺激素水平升高，从而加重病情，因此甲状腺危象治疗过程中禁用阿司匹林。

71. 解析：上消化道出血是指食管、胃、十二指肠以及胆道、胰腺的出血。其最常见的病因依次为胃十二指肠溃疡、食管胃底静脉曲张、急性胃黏膜损害、胃癌。

72. 解析：宫颈癌的好发部位在宫颈鳞状上皮和柱状上皮的交界处。

73. 解析：在我国引起肝硬化的病因以乙型病毒性肝炎为主。

74. 解析：七氟烷用于成年人和儿童全身麻醉的诱导和维持，包括住院和门诊患者。

75. 解析：内痔的好发部位为左侧、右前、右后，即截石位的 3 点、7 点、11 点。

76. 解析：肾后性肾衰的主要原因是尿路梗阻等。先天性尿路畸形可引起尿液排出不畅，引起肾后性肾衰竭。

77. 解析：患者被诊断为肝硬化、门静脉高压症，最可能并发胃底食管下端曲张静脉破裂，引起上消化道出血。

79. 解析：婴儿肠道相对较成人长，一般为身长的 5~7 倍。

80. 解析：当各种原因使体温调节中枢功能紊乱，散热发生障碍，热量在体内聚集而致中暑。

81. 解析：慢性肺源性心脏病是由肺组织、肺动脉血管或胸廓的慢性病变引起肺组织结构和功能异常，导致肺血管阻力增加，肺动脉压升高，右心后负荷增加，最终引起右心衰竭。

83. 解析：小儿尿路感染的致病菌多为肠道革兰阴性菌，80% 以上为大肠埃希菌，其次为克雷伯杆菌、肠杆菌、变形杆菌等。

85. 解析：单纯性甲状腺肿是因缺碘、致甲状腺肿物质等原因引起的代偿性甲状腺肿大，不伴甲状腺功能亢进或减退。单纯性甲状腺肿主要表现为甲状腺弥漫性肿大，后期可发展为结节性肿大。

87. 解析：妊娠晚期有较多液体自阴道流出，应考虑为胎膜早破。胎儿出现胎心下降，阴道检查有条索状物脱出宫颈 2cm，最可能的原因为脐带脱垂引起胎儿宫内缺氧。

88. 解析：类风湿关节炎是某些病原体感染人体，在某些诱因作用下，侵及滑膜及淋巴细胞，引发自身免疫反应，产生一种自身性抗体 IgM，称类风湿因子。

90~92 题解析：完全性肠梗阻表现为严重的腹痛、呕吐、腹胀、肛门排气排便停止，不完全性肠梗阻较之完全性肠梗阻症状较轻，可有少量排便排气。高位肠梗阻时呕吐出现早而频繁，吐出物主要为胃及十二指肠内容物。绞窄性肠梗阻时，肠管血运障碍，呕吐物呈血性。

97．解析：一氧化碳中毒会引起全身组织缺氧，其中最先受损的部位是大脑。

98．解析：系统性红斑狼疮最常受损的部位是肾脏，几乎所有的病人都有肾脏损害。

99．解析：新生儿第一次排出胎粪时间为出生后 12~24 小时。

100．解析：新生儿生理性黄疸开始出现时间为出生后 2~3 天。

预测卷（一）

相关专业知识

1	2	3	4	5	6	7	8	9	10
E	B	E	C	C	A	D	E	E	B
11	12	13	14	15	16	17	18	19	20
B	A	A	C	C	A	B	C	A	B
21	22	23	24	25	26	27	28	29	30
D	D	A	D	E	D	E	B	C	A
31	32	33	34	35	36	37	38	39	40
E	C	B	D	B	D	E	D	E	D
41	42	43	44	45	46	47	48	49	50
A	D	B	A	E	D	E	B	B	B
51	52	53	54	55	56	57	58	59	60
D	B	A	C	C	A	B	B	B	C
61	62	63	64	65	66	67	68	69	70
C	B	B	D	C	C	E	C	B	E
71	72	73	74	75	76	77	78	79	80
A	B	C	C	D	E	B	D	C	E
81	82	83	84	85	86	87	88	89	90
C	E	D	C	B	D	B	B	C	B
91	92	93	94	95	96	97	98	99	100
E	C	A	C	D	A	A	B	C	D

5. 解析：水痘患儿发热第 1 日出疹，其皮疹特点是按斑疹、丘疹、疱疹、结痂的顺序演变。皮疹为向心性分布，躯干部皮疹最多，四肢皮疹少。水痘为自限性疾病，一般 10 日左右自愈。

7. 解析：产后会阴的护理：每日会阴冲洗 2 次，观察伤口有无渗血、红肿、分泌物及水肿。外阴水肿明显者给予 50% 硫酸镁湿热敷，会阴有侧切口者取健侧卧位。

11. 解析：应用硝酸酯制剂是最有效、作用最快终止心绞痛发作的药物。硝酸酯制剂可扩张冠状动脉，增加冠脉血流量，同时可扩张外周血管，减轻心脏负荷而缓解心绞痛。

12. 解析：结肠癌最早出现的症状是排便习惯及粪便性状改变，多表现为排便次数增加，腹泻、便秘、粪便表面带脓血或黏液。

14. 解析：胃肠道症状是慢性肾功能衰竭最早、最常出现的症状，病人出现食欲缺乏、腹部不适，以后出现恶心、呕吐、呃逆、腹泻、消化道出血、口腔尿臭味。

16. 解析：口服补液盐简称 ORS 液，2002 年推荐低渗性口服补液盐配方由氯化钠 2.6g，枸橼酸钠 2.9g，氯化钾 1.5g，葡萄糖 13.5g，加水至 1000ml 配制而成。此口服液总渗透压为 245mmol/L，由原来的 2/3 张降低至 1/2 张。适用于能口服的轻、中度脱水患儿。

18. 解析：肾病综合征主要的临床表现为大量蛋白尿、低蛋白血症、高脂血症、水肿，其中水肿是肾病综合征病人最常见的体征。

19. 解析：离心沉淀后的尿沉渣在每高倍视野中平均见到 3 个以上的红细胞，称为镜下血尿。

20. 解析：注意缺陷多动障碍是以多动、注意力不集中、有攻击行为、参与事件能力差、但智力基本正常为其特点的一组综合征。

21. 解析：门静脉高压症病人忌用肥皂水灌肠，以减少氨的吸收，避免诱发肝性脑病。

22. 解析：孕妇常规产检的内容包括体重、血压、腹围、宫高、胎心等。

24. 解析：癫痫病人一旦发作抽搐，应迅速将病人就地平卧，解开领口和裤带，用软物垫在病人头下；移走身边危险物体，以免抽搐时碰撞造成外伤；抽搐发作时拉起床档，使用牙垫或厚纱布包裹压舌板垫于病人上、下磨牙之间，防止舌头咬伤；不可用力按压抽搐的肢体，以免造成骨折或关节脱位。

26. 解析：青年妇女尚未生育者，为免肌瘤影响生育，可及早行子宫肌瘤剔除术。

27. 解析：关节痛是类风湿关节炎最早出现的关节症状，最常出现的部位为四肢小关节，如腕、掌指关节、近端指关节，多呈对称性分布。

28. 解析：双胎妊娠产妇分娩时，当第一个胎儿娩出后，宫腔容积突然缩小，致使胎盘附着面也随之缩小，容易发生胎盘早剥。

29. 解析：一般情况下，室性期前收缩常选用利多卡因。洋地黄中毒引起的室性期前收缩应立即停用洋地黄，并给予钾盐和苯妥英钠治疗。

34. 解析：幽门梗阻患者术前 3 日每晚用 300~500ml 温等渗盐水洗胃，以减轻胃壁黏膜水肿和炎症，避免术后发生吻合口瘘，促进吻合口愈合。

35. 解析：Murphy 征阳性为急性胆囊炎的体征。B 超检查是胆道疾病首选的检查方法。

36. 解析：急性溶血病人，由于凝聚的红细胞溶解，大量血红蛋白释放到血浆中，从而进入尿液，出现血红蛋白尿，呈酱油色。

37. 解析：维生素 D 缺乏性手足抽搐症主要是由于维生素 D 缺乏，血钙降低导致神经肌肉兴奋性增高，出现惊厥、喉痉挛或手足抽搐等症状。当血钙低于 1.75~1.88mmol/L 或血清钙离子浓度在 1mmol/L 以下时，即可发病。

38. 解析：风湿热可导致风湿性关节炎，年长儿多见，以游走性和多发性为特点，局部出现红、肿、热、痛，以疼痛和功能障碍为主。经治疗后关节功能可恢复，不留畸形。

39. 解析：肝硬化病人会出现食管胃底静脉曲张，护士应指导病人避免咳嗽，但不宜长做屏气锻炼，以免引起曲张静脉破裂出血。

41. 解析：血清淀粉酶增高多见于急性胰腺炎。急性胰腺炎病人血清淀粉酶在发病后 1~2 小时即开始升高，8~12 小时标本最有价值，24 小时达高峰。

42. 解析：全血胆碱酯酶活力测定是诊断有机磷农药中毒、判断中毒程度、疗效及预后估计的主要指标。轻度中毒全血胆碱酯酶活力一般在 70%~50%，中度中毒全血胆碱酯酶活力降至 50%~30%，重度中毒全血胆碱酯酶活力降至 30% 以下。

43. 解析：发生急性肺水肿时应立即协助病人取端坐位，双腿下垂，给予高流量氧气吸入，遵医嘱给予镇静、平喘、强心、利尿和扩血管药物。地高辛为口服制剂，起效慢，急性肺水肿时应静脉注射毛花苷丙等强心剂。

44. 解析：新生儿坏死性小肠结肠炎多见于早产儿，常有窒息史，主要表现为急性腹痛、腹胀、腹泻、呕吐及便血。

45. 解析：手术前、术中关体腔前以及缝合切口前，器械护士与巡回护士应共同清点各种器械、敷料、缝针等的数目，核实后登记。术毕再自行清点一次，以防遗留在手术区内。

46. 解析：诊断血液病最有价值的实验室检查方法是骨髓检查。骨髓是人体主要的造血器官，血细胞相关质和量的异常对血液病诊断、鉴别诊断、疗效观察及预后判断等方面均有重要价值。

48. 解析：糖尿病性视网膜病变是糖尿病微血管病变中最重要的表现，是一种具有特异性改变的眼底病变，以眼底出现微血管瘤，视网膜出血，硬性渗出物为特征。

50. 解析：严重感染的病人出现呼吸增快、血氧分压下降（55mmHg），考虑为急性呼吸窘迫综合征。

51.解析：肺结核患者病程1年，现仍有低热、咳嗽、咯血等症状，为明确患者是否为活动性肺结核，应做结核菌素试验。

52.解析：患者既往有肝硬化病史，现出现肝区疼痛，考虑为肝癌。甲胎蛋白（AFP）是肝癌早期诊断的重要方法之一，肝细胞癌AFP阳性率为70%~90%。

53.解析：清创术是处理开放性损伤最重要、最基本、最有效的手段。通过清创，可使污染伤口变为清洁伤口，开放性损伤变为闭合性损伤。清创术最好在伤后6~8小时内进行。

54.解析：张力性气胸主要表现为气管向健侧偏移，伤侧胸廓饱满，肋间隙增宽，呼吸幅度减小，明显皮下气肿。叩诊呈鼓音，听诊呼吸音消失。上述患者考虑为张力性气胸，应立即排气减压。

55.解析：注意缺陷多动障碍是以多动、注意力不集中、有攻击行为、参与事件能力差、但智力基本正常为其特点的一组综合征。

58.解析：被动体位是指病人自己无能力变换体位，卧于他人安置的体位。见于昏迷、瘫痪、极度衰弱等病人。

62.解析：一旦发生一氧化碳中毒，应立即将患者转移到空气新鲜处，脱离现场，保持呼吸道通畅，再给予高流量吸氧等抢救措施。

65.解析：急性乳腺炎治疗原则：患侧乳房停止哺乳，排空乳汁，应用抗生素；局部热敷或理疗以促进炎症早期消散。

66.解析：亲体肝移植术前须检查血型、交叉配合与细胞毒性试验、混合淋巴细胞培养、人类白细胞抗原（HLA抗原）的血清学测定等。

67.解析：慢性支气管炎是指气管、支气管黏膜及其周围组织的慢性非特异性炎症，临床上以咳嗽、咳痰、喘息及反复发生感染为特征，常可并发慢性阻塞性肺气肿。

68.解析：主动脉瓣狭窄会引起左心室后负荷增加，终末期会引起左心衰竭，而不是右心衰竭。

70.解析：缺铁性贫血患儿血液检查的特点是血红蛋白降低较红细胞数减少明显，呈小细胞低色素贫血。血涂片可见红细胞大小不等，以小细胞为多，中央淡然区扩大。网织红细胞数正常或轻度减少，白细胞、血小板多正常。

71.解析：胆囊切除术后2个月出现腹痛，频繁呕吐，呕吐物为胃内容物，腹部轻压痛，考虑为肠梗阻，应立即给予禁食、胃肠减压。

73.解析：根据血钠浓度不同，腹泻患儿脱水分为等渗性、低渗性和高渗性脱水，血钠在130~150mmol/L为等渗性脱水，血钠 < 130mmol/L为低渗性脱水，血钠 > 150mmol/L为高渗性脱水。

74.解析：口服铁剂的护理：①从小剂量开始，逐渐增加至全量，并在两餐之间服用，以减少对消化道的刺激；②可与稀盐酸、果汁和维生素C同服，以促进铁的吸收；③服用铁剂时忌饮茶、牛奶、咖啡；④服铁剂期间大便会变黑，向病人说明以消除其顾虑。

76.解析：女性生殖系统的自然防御功能：①两侧大阴唇自然合拢遮掩阴道口、尿道口。②阴道口闭合，阴道前后壁紧贴，可防止外界污染。③阴道上皮在卵巢分泌雌激素作用下，增生变厚，从而增强抵抗病原体侵入的能力。④子宫颈阴道部表面覆以复层鳞状上皮，具有较强的抗感染能力。子宫颈分泌的黏液形成"黏液栓"，堵塞子宫颈管，病原体不易侵入。⑤生育年龄妇女子宫内膜周期性剥脱，及时消除子宫内感染。⑥输卵管黏膜上皮细胞的纤毛向子宫腔方向摆动及输卵管蠕动，都有利于阻止病原体侵入。

80.解析：十二指肠残端破裂是毕Ⅱ式胃大部切除术后近期的严重并发症。一般发生在术后3~6日，主要表现为右上腹突发剧痛和局部明显压痛、腹肌紧张等急性弥漫性腹膜炎症状。一旦发生应立即手术处理。

81.解析：冠状动脉造影术是为了明确冠状动脉分支是否有畸形、狭窄，了解交通分支分布情况，造影前应做好碘造影剂过敏试验。

83.解析：胎盘早剥是指正常位置的胎盘在胎儿娩出前，部分或全部从子宫壁剥离，主要表现为妊娠晚期突然发生持续性腹痛，伴或不伴阴道流血。

85.解析：绞窄性肠梗阻时，肠壁缺血坏死，腹腔穿刺液为带粪臭的血性液体。

86.解析：急性肾盂肾炎常见的尿液特点为尿蛋白少量，尿沉渣白细胞、红细胞增多，其中以白细胞最常见。若见白细胞（脓细胞）管型，对肾盂肾炎有诊断价值。

87.解析：蛋白尿是慢性肾小球肾炎必有的表现，尿蛋白常在1~3g/d。

88.解析：慢性肾衰竭常见的尿液特点为尿量可正常但夜尿多，尿比重低，严重者尿比重固定在1.010~1.012.尿蛋白＋~＋＋＋，晚期可阴性。

89. 解析：第一产程（宫颈扩张期）是指从有规律宫缩开始至宫口开全。初产妇需 11~12 小时，经产妇 6~8 小时。

90. 解析：第二产程（胎儿娩出期）是指从宫颈口开全到胎儿娩出。初产妇需 1~2 小时，经产妇需几分钟至 1 小时。

91. 解析：人工流产综合征是由于子宫体、宫颈受机械性刺激造成迷走神经兴奋，引起冠状动脉痉挛、心脏传导功能障碍所致，患者出现面色苍白、出汗、心率减慢。

92. 解析：人流术中，受术者突感剧烈下腹痛，提示子宫穿孔，需立即停止手术，给予缩宫素和抗生素，并严密观察受术者的生命体征，有无阴道流血及腹腔内出血征象。

93. 解析：术后感染多因吸宫不全或流产后过早恢复性生活导致，病人需卧床休息，采用全身性支持疗法，积极抗感染治疗。

94. 解析：肛门周围脓肿主要表现为肛周持续性跳痛，局部红肿、触痛，脓肿形成后有波动感。

95. 解析：坐骨肛管间隙脓肿表现为患侧持续性胀痛，排便或行走时加重，可有直肠刺激征或排尿困难。直肠指检时患侧有触痛或波动感。穿刺可抽出脓液。

96. 解析：肛裂、"前哨痔"、肥大乳头三者同时存在，称为肛裂"三联征"。

97. 解析：膀胱结石主要表现包括膀胱刺激征，尿频、尿急和排尿终末疼痛。典型症状为排尿突然中断，并感疼痛。

98. 解析：随前列腺不断增大，尿道被压迫的程度加重，患者出现典型症状，即进行性排尿困难。

99~100 题解析：小儿腹泻可分为急性腹泻（病程在 2 周以内）、迁延性腹泻（病程在 2 周~2 个月）和慢性腹泻（病程在 2 个月以上）。

预测卷（一）

专业知识

1	2	3	4	5	6	7	8	9	10
D	C	A	E	E	C	C	B	A	A
11	12	13	14	15	16	17	18	19	20
E	E	A	E	D	D	A	D	D	E
21	22	23	24	25	26	27	28	29	30
E	A	A	A	C	A	A	A	A	B
31	32	33	34	35	36	37	38	39	40
C	D	D	E	B	B	D	E	D	A
41	42	43	44	45	46	47	48	49	50
A	B	B	B	D	A	C	D	A	C
51	52	53	54	55	56	57	58	59	60
B	A	E	A	C	E	A	C	C	A
61	62	63	64	65	66	67	68	69	70
C	E	C	C	B	D	D	B	C	D
71	72	73	74	75	76	77	78	79	80
B	D	A	D	D	A	C	B	C	A
81	82	83	84	85	86	87	88	89	90
E	D	A	C	B	A	C	E	A	E
91	92	93	94	95	96	97	98	99	100
E	B	C	B	E	C	C	C	C	D

2. 解析：白血病细胞浸润不同脏器时会出现不同表现，浸润肝、脾、淋巴结时，会出现肝脾淋巴结肿大；浸润骨骼和四肢关节时，会出现四肢关节痛和骨痛；浸润眼眶骨膜时，会出现眼球突出、复视或失明。

4. 解析：寒战、高热是细菌性肝脓肿的最常见的早期症状，多为弛张热，全身脓血症症状明显。体检发现肝区压痛或肝大，右下胸部和肝区有叩击痛。

5. 解析：胎膜早破可引起早产、感染、胎儿宫内窘迫和脐带脱垂等并发症，不会导致泌尿系感染。

7. 解析：T形管引流术后12~14天，无特殊情况可以拔出T形管。拔管指征为：黄疸消退，无腹痛、发热，大便颜色正常；胆汁引流量逐渐减少，颜色呈透明金黄色，无脓液，结石，无沉渣；造影显示胆总管下端通畅。

9. 解析：第一产程（宫颈扩张期）是指从有规律宫缩至宫口开全，初产妇需11~12小时，经产妇6~8小时；第二产程（胎儿娩出期）是指从宫颈口开全到胎儿娩出，初产妇需1~2小时，经产妇需几分钟至1小时；第三产程（胎盘娩出期）是指从胎儿娩出到胎盘娩出，需5~15分钟，一般不超过30分钟。

11. 解析：当肺心病患者出现头痛、白天嗜睡、夜间兴奋，甚至神志恍惚、谵妄、躁动、抽搐、生理反射迟钝等，考虑为肺性脑病，是肺心病病人死亡的首要原因。

12. 解析：结核病灶完全吸收，钙化或硬结（隐伏或痊愈），是原发型肺结核最常见的转归，出现钙化表示病变至少已有 6~12 个月。

15. 解析：卵巢过度刺激综合征为体外受孕辅助生育的主要并发症之一，多见于促性腺激素治疗期间，病人表现为恶心、呕吐、腹部不适、体重增加、卵巢增大、胸腹腔积液、少尿、水电解质平衡紊乱、肾衰、血栓形成等，严重时可危及生命。

16. 解析：当门静脉高压时，静脉曲张以脐为中心，脐以上血管血流向上，脐以下血管血流向下，为肝硬化引起的门静脉高压所致。

18. 解析：典型肺气肿病人的体征为：桶状胸，胸部呼吸活动减弱，语颤减弱；叩诊呈过清音，听诊呼吸音减弱，呼气延长，心音遥远。

19. 解析：血栓闭塞性脉管炎病人应严禁吸烟，以消除烟碱对血管的刺激；避免患肢受寒，肢体末端不宜暴露在寒冷环境中；保持患肢清洁，防止外伤；适当保暖可使血管扩张，促进血液循环，但禁忌使用热水袋，以免加重氧耗。

20. 解析：ICU 基础监护包括：①持续心电图、心率、呼吸频率监测。②给氧、面罩、鼻导管或人工气道、呼吸机等。③保证有效的静脉通路。④留置导尿管，观察每小时及 24 小时尿量。⑤安置好各种引流管及其他专科治疗装置。⑥备好各种记录单及监测表格。

21. 解析：急性梗阻性化脓性胆管炎病人出现休克，是因为感染释放毒素造成外周血管扩张引起的休克，即为感染性休克。

23. 解析：铁的主要来源：动物肝脏、黑木耳、紫菜、动物血、蛋黄、肉禽蛋、绿叶蔬菜、豆类等。奶类中含铁量最少。

25. 解析：甲亢病人术后一侧喉返神经损伤，多引起声音嘶哑；两侧喉返神经损伤可引起失声；若喉上神经外支损伤可使音调降低，若喉上神经内支损伤易发生呛咳。

26. 解析：急性肾小球肾炎病人急性期每日进食盐量应 < 2g/d，禁食腌制品，如咸菜、咸肉、咸蛋、皮蛋、火腿、香肠及虾皮等。

29. 解析：该患儿脑脊液正常，头围进行性增大，提示最可能并发了脑积水。化脓性脑膜炎患儿当脑脊液循环发生粘连阻塞，可引起脑积水。

30. 解析：消化性溃疡特征性的临床表现是节律性上腹痛，胃溃疡为餐后痛，十二指肠溃疡为空腹痛或饥饿痛。

31. 解析：有明显腹胀的病人勿食易产气的食物和饮料，如乳类、豆类、糖及碳酸饮料等。

32. 解析：从粪便标本中培养出痢疾杆菌是确诊的最直接的证据。送检标本应做到尽早、新鲜、选取黏液脓血部位多次送检，以提高检出的阳性率。

33. 解析：急性胎儿窘迫者如子宫颈未完全扩张，胎儿窘迫情况不严重者，给予吸氧，嘱病人取左侧卧位；静脉注射高渗葡萄糖 + 维生素 C 可改善胎儿缺氧。严密监测胎心变化，如宫颈口开全，胎儿先露部已达坐骨棘平面以下 3cm 者，应尽快协助经阴道娩出胎儿；如病情紧迫立即手术结束分娩。胎儿宫内窘迫者不可静滴催产素，以免宫缩加强导致胎儿宫内缺氧加重。

36. 解析：上述患者考虑为急性脓胸，因此应尽早行胸膜腔闭式引流术，并向胸膜腔内注入抗生素。

38. 解析：产褥感染的临床表现包括急性外阴、阴道、子宫颈炎，急性子宫内膜炎、子宫肌炎，急性盆腔结缔组织炎、急性输卵管炎，急性盆腔腹膜炎及弥漫性腹膜炎，血栓性静脉炎，脓毒血症及败血症。慢性盆腔炎不属于产褥感染的临床表现。

40. 解析：上述患儿发热 6 小时来院就诊，就诊时患儿突发抽搐，双目凝视，意识丧失，查体体温 39.1℃，考虑为高热惊厥。

41. 解析：支气管肺炎患儿出现心率180 次 / 分，呼吸68 次 / 分，肝大，突然出现烦躁不安，口周青紫，考虑为肺炎合并急性心力衰竭。

44. 解析：斜疝术后避免早期下床活动，3 个月内避免重体力劳动或提举重物。

45. 解析：对正在服用抗癫痫药物的病人进行常规脑电图检查时，一般不应减药、停药，避免导致病情反复及可能出现的癫痫持续状态。

46. 解析：妊娠合并病毒性肝炎是孕妇在分娩时易在肝功能衰竭的基础上，诱发肝性脑病和肝肾综合征。

48. 解析：心功能Ⅲ级是指体力活动明显受限，稍事活动即可出现疲乏、心悸、呼吸困难，休息较长时间后症状缓解。上述病人洗脸、刷牙即可引起呼吸困难、心悸，考虑为心功能Ⅲ级。

49. 解析：甲状腺功能亢进为自身免疫性疾病，典型表现有高代谢综合征、甲状腺肿大及突眼征，病人食欲亢进，消瘦。

51. 解析：采集清洁中段尿培养标本正确的方法：在使用抗菌药物前或停用抗菌药物5天后收集尿标本。留取标本时要按无菌导尿操作法，清洁、消毒外阴部及尿道口。嘱咐病人将前段尿液排于排便器内，留取中段尿5~10ml于无菌有盖试管中。尿培养标本留好后立即送检。

52. 解析：青年男性剧烈运动后出现胸痛、干咳、呼吸困难，考虑为自发性气胸。自发性气胸的病人可先不必手术治疗，少量气胸可自行吸收，大量气胸可行胸腔闭式引流。

53. 解析：休克病人切忌应用热水袋、电热毯等进行体表加温，以免导致外周血管扩张，回心血量进一步减少，加重休克症状；同时使用电热毯保暖还会加重外周组织氧耗。

54. 解析：轻度代谢性酸中毒通过静脉补液即可纠正酸中毒，重度代谢性酸中毒应补充5%碳酸氢钠以中和体内多余的酸性物质。

55. 解析：轻症及恢复期肺结核病人不必限制活动，有高热等明显中毒症状及咯血者卧床休息；给予高热量、富含维生素、高蛋白饮食；进行呼吸道隔离，每日用紫外线消毒，病人外出时戴口罩；向病人及其家属解释化疗的意义及化疗药物的不良反应。

56. 解析：脑脊液漏是脊椎手术后常见的并发症，病人出现头痛、眩晕、呕吐、厌食、血压偏低等。持续脑脊液漏使切口难以愈合，容易发生感染，应首先处理。

57. 解析：病毒性心肌炎急性期最重要的护理措施是绝对卧床休息，伴有严重心律失常、心力衰竭者要绝对卧床休息4周至2~3个月，以减少心肌的耗氧量。

58. 解析：中厚皮片含表皮及部分真皮层，用途最广，存活率高，愈后功能好，不易收缩，色素变化不大。

59. 解析：营养不良患儿早期表现为体重不增，以后体内脂肪逐渐消失，体重减轻。皮下脂肪消耗的顺序依次为腹部、躯干、臀部、四肢，最后是面部。

61. 解析：新生儿出生后1分钟Apgar评分8~10分为正常新生儿，4~7分为轻度（青紫）窒息，0~3分为重度（苍白）窒息。

62. 解析：头部外伤、硬脑膜外血肿的病人急性颅内压增高，术前禁忌灌肠或服泻剂。

63. 解析：糖尿病酮症酸中毒病人经治疗清醒后，出现心慌、饥饿、出汗，又发生意识不清，考虑为低血糖昏迷。出现上述情况应立即静脉注射50%葡萄糖溶液。

65. 解析：滴虫性阴道炎病人的典型症状是阴道分泌物增加伴瘙痒，分泌物的典型特征为稀薄泡沫状。

66. 解析：乳腺囊性增生病的主要表现是乳房胀痛和肿块，体检发现一侧或双侧乳房有弥漫性增厚，肿块大小不一，与周围组织分界不明显。部分病人有周期性疼痛，疼痛与月经周期有关，多数为月经前疼痛加重，月经来潮后疼痛减轻或消失。

67. 解析：类风湿关节炎病人可应用肾上腺皮质激素治疗，待症状控制后应逐渐减量，逐渐以非甾体类药替代治疗。

68. 解析：中度肾性高血压病人卧床休息时，可增加肾脏血流量，从而增加尿量，降低血压。

69. 解析：血液病出现鼻出血时：少量出血可用干棉球或1：1000肾上腺素棉球填塞鼻腔压迫止血，并局部冷敷，使血管收缩达到止血的目的。嘱病人不要用手挖鼻痂，可用液状石蜡油滴鼻，防止黏膜干裂出血。

70. 解析：炎症性病变所致急腹症的特点：一般起病缓慢，腹痛呈持续性；有固定的压痛点，可伴有反跳痛和肌紧张；体温升高，血白细胞及中性粒细胞比例增高。

71. 解析：大咯血病人突然咯血停止，表情恐怖，双手乱抓，提示可能发生了窒息，应立即清除口、鼻、咽及气道分泌物，保持气道通畅。

72. 解析：缺铁性贫血铁剂治疗后网织红细胞计数最先升高。血红蛋白正常后，仍需继续服用铁剂3~6个月，以补充体内的储存铁。

73. 解析：腹痛是急性胰腺炎的主要表现和首发症状。腹痛常位于中上腹，常向腰背部呈带状放射。

74. 解析：急性胰腺炎病人需禁食1~3日，以减少胃酸与食物刺激胰液分泌。

76. 解析：等渗性脱水病人应用等渗盐水和平衡盐溶液补充血容量。平衡盐溶液内电解质的含量与血浆相似，大量输液时选用平衡盐溶液更为合理和安全。

77.解析：重度缺钠病人应先静脉补充等渗盐水，后输胶体溶液，再输高渗盐水 200~300ml。

78.解析：担架运送伤员时，对于仅有胸部损伤的伤员，常因疼痛出现严重呼吸困难，可以采用半坐卧位，以利于伤员呼吸。

79.解析：担架运送伤员时，对于四肢骨折的病人，为减轻肿胀压迫引起的疼痛，应使患肢处于高位，即头低足高位。

82.解析：外阴阴道假丝酵母菌病也称外阴阴道念珠菌病，其典型阴道分泌物特点为干酪样白带或豆渣样白带。

83.解析：放疗中皮肤 I 度反应：红斑，有烧灼和刺痒感，开始见毛囊角化、色素沉着，继之照射野内皮肤变红，渐渐转为红色，以后脱屑，称干性皮肤反应。

84.解析：放疗中皮肤 II 度反应：皮肤高度充血、水肿，皮肤上见水疱形成。水疱破溃则有渗出液、糜烂，称湿性皮肤反应。

87.解析：麻疹主要的并发症为肺炎，出疹 1 周内常见，占麻疹患儿死因的 90% 以上。

88.解析：麻疹患者应卧床休息至皮疹消退、体温正常。出疹期不宜用药物或物理方法强行降温，尤其是乙醇擦浴、冷敷等物理降温，以免影响透疹。

89.解析：对麻疹患儿宜采取呼吸道隔离至出疹后 5 日，有并发症者延至出疹后 10 日。接触的易感儿应隔离观察 21 日。

90.解析：小脑幕切迹疝的典型临床表现是在颅内压增高的基础上，出现进行性意识障碍，患侧瞳孔最初有短暂性的缩小，以后逐渐散大、瞳孔对光反射消失，病变对侧肢体瘫痪、肌张力增加。

91.解析：当颅腔内容物的体积增加或颅腔容积缩小超过颅腔可代偿的范围，使颅内压持续高于 $200mmH_2O$，并出现头痛、呕吐、视乳头水肿时，即为颅内压增高。颅脑外伤的患者常会出现颅内压增高，患者的颅内压持续高于 $200mmH_2O$。

92.解析：颅内压增高的患者应控制输液的量和速度，每天静脉输液量在 1500~2000ml，其中等渗盐水不超过 500ml，保持每日尿量不少于 600ml。

95.解析：对全肺切除术后所置的胸腔引流管一般呈钳闭状态，以保证术后患侧胸腔内有一定的压力，以减轻或纠正明显的纵隔移位。每次放液量不宜超过 100ml，速度宜慢。

96.解析：全肺切除术后应严格掌握输液的量和速度，防止负荷过重而导致肺水肿。全肺切除术后，24 小时补液量宜控制在 2000ml 内，速度以 20~30 滴 / 分为宜。

99.解析：对肾素依赖性高血压，应首选血管紧张素转换酶抑制剂（ACEI 类药物）进行降压。

100.解析：肾小球肾炎病人降压时不宜过快、过低。病人宜进食动物蛋白，限制蛋白质每日每千克体重 0.5~0.8g。因摄入蛋白质时常伴有磷的摄入，故限制蛋白入量后即达到低磷饮食的要求。慢性肾小球肾炎一般不用糖皮质激素治疗。该患者目前病情严重，需卧床休息，卧床休息可减轻肾脏负担，减少蛋白尿的形成。

预测卷（一）

专业实践能力

1	2	3	4	5	6	7	8	9	10
A	B	D	E	E	C	E	C	D	A
11	12	13	14	15	16	17	18	19	20
B	D	E	D	A	C	B	D	B	D
21	22	23	24	25	26	27	28	29	30
C	C	E	D	C	B	C	A	E	C
31	32	33	34	35	36	37	38	39	40
D	C	E	A	D	D	E	A	E	E
41	42	43	44	45	46	47	48	49	50
D	C	E	E	E	A	B	B	A	B
51	52	53	54	55	56	57	58	59	60
A	E	A	B	D	E	E	B	E	E
61	62	63	64	65	66	67	68	69	70
C	B	B	E	A	B	C	A	B	C
71	72	73	74	75	76	77	78	79	80
D	D	B	A	B	E	A	B	D	A
81	82	83	84	85	86	87	88	89	90
C	A	A	B	A	E	A	B	A	C
91	92	93	94	95	96	97	98	99	100
D	B	C	B	B	A	C	B	A	E

1. 解析：利用连线法进行肌内注射定位时，其注射区域为髂前上棘与尾骨连线的外上1/3处。

3. 解析：甲状腺吸^{131}I测定前应禁食含碘高的食物，如海带、紫菜、鱼、虾、加碘食盐等。

5. 解析：保护性隔离适用于抵抗力低下或极易感染的病人，如早产儿及严重烧伤、白血病、器官移植、免疫缺陷等病人，乙型肝炎患者通过血液、体液传染，故应实施血液－体液隔离。

10. 解析：疼痛病人通过分散注意力达到消除紧张情绪，减轻疼痛的方法称为松弛术。

11. 解析：接种卡介苗时，注射部位皮肤用75%乙醇消毒，忌用碘伏、碘酊消毒；注射部位为上臂三角肌下缘，针尖与皮肤呈5°角刺入皮内，针尖斜面完全进入皮内，注射完毕，勿用棉签按压。

13. 解析：缝合切口的羊肠线通常会被人体组织所吸收，上述阑尾炎患者手术后伤口有淡黄色液体渗出，是由于患者特殊体质导致羊肠线不被人体组织吸收所致，临床中较为少见，因此不构成医疗事故。

15. 解析：医院感染是指病原体来自医院，入院后 48 小时内发病。新生儿经胎盘获得的感染，其病原体来自母体，不属于医院感染。

16. 解析：弗洛伊德认为意识是有层次的，分为意识、前意识和潜意识。意识是直接感知的心理活动部分。潜意识是人们没有意识到的深层的心理活动部分，是一切意识活动的基础。前意识介于意识和潜意识之间。

19. 解析：白细胞浓缩悬液是新鲜全血经离心后取其白膜层的白细胞，适用于粒细胞缺乏伴严重感染的病人。白血病患者因成熟粒细胞缺乏，患者容易并发感染，因此应输入白细胞浓缩悬液。

22. 解析：阴阳互根，是指阴阳的相互依存、互为前提关系。即阴和阳任何一方都不能脱离另一方而单独存在，每一方都以相对的另一方的存在作为自己存在的前提和条件。

24. 解析：三级预防是指经积极治疗后个体达到相当程度的稳定性，为彻底康复，减少后遗症而采取的干预。脑血管意外后下肢功能障碍给予康复锻炼即为三级预防。

27. 解析：护士配药过程中，数种药片可放置在同一药杯中，但多种药液需分别放置在不同的药杯中。

28. 解析：医院分级管理是根据医院不同的任务和功能、不同的技术水平和管理水平以及设施条件来进行分类。

32. 解析：面部表情测量法适用于急性疼痛者、老人、小儿、文化程度较低者、表达能力丧失者及认知功能障碍者，其优点是简单、直观、形象、易于掌握、不需要任何附加设备。

36. 解析：中医五脏是心、肺、脾、肝、肾的合称。五脏的共同生理特点是化生和贮藏精气。

37. 解析：血气分析的血标本采集后应密封放置于肝素抗凝注射器中，避免凝血。

39. 解析：为昏迷病人插胃管，当胃管插至 15cm 时，应将病人头部托起，使下颌靠近胸骨柄，其目的是增大咽喉部通道的弧度，以便于胃管顺利插入。

41. 解析：紧急情况下需要使用无菌持物钳时，可使用燃烧法进行消毒，在火焰上烧灼 20 秒可达到消毒灭菌的效果。

44. 解析：青霉素过敏休克的表现：①呼吸系统症状：由喉头水肿、支气管痉挛和肺水肿引起，表现为胸闷、气促、哮喘、呼吸困难等。②循环系统症状：由于周围血管扩张导致有效循环血容量不足引起，表现为面色苍白、冷汗、发绀、脉细弱、血压下降等。③中枢神经系统症状：由于脑组织缺氧引起，表现为头晕、眼花、意识丧失、抽搐、大小便失禁等。④皮肤过敏症状：瘙痒、荨麻疹等。血压下降属于循环系统症状。

46. 解析：当怀疑或发现压力源确实存在而压力反应尚未发生时，一级预防便可开始。

48. 解析：为女性患者行导尿术时，第二次消毒顺序为自上而下，内→外→内（尿道口→小阴唇→尿道口）。

49. 解析：该患者的标准体重为 175-105=70kg，体重在标准体重的 ±10% 范围内属于正常，故该患者体重的正常范围为（70±7）kg，即 63~77kg。该患者的实际体重为 76kg，属于正常范围。

50. 解析：肺结核通过呼吸道传播，通向过道的门窗须关闭，病人离开病室时须戴口罩。

51. 解析：患者伤口疼痛，属于生理需要未得到满足；患者住院期间没有家属陪伴，较为思念家人，这属于爱与归属的需要没有得到满足，因此应先解决低层次的生理需要。

53. 解析：易氧化和遇光变质的药物应放入有色瓶或避光纸盒内，如维生素 C、氨茶碱、盐酸肾上腺素等。

54. 解析：患者因咳嗽、咳痰，痰中带血 2 周入院，入院后胸片显示左肺上叶有病灶，患者因此入睡困难。引起患者睡眠不佳的主要原因是患者担心自己的病情而产生焦虑情绪。

56. 解析：小儿头皮静脉穿刺误入动脉，阻力大，局部血管呈树枝状突起，颜色苍白，患儿疼痛、尖叫。

57. 解析：文化性压力源是指人从一个熟悉的文化环境到另一个陌生的文化环境而出现的紧张、焦虑等不适应反应。上述患者因出国留学语言不适应，而出现胃部不适，食欲下降，但胃镜检查结果正常，考虑为文化性压力引起的身体不适。

60. 解析：休克病人留置导尿最主要的目的是监测病人尿量，间接反映肾脏的血流灌注情况。

61. 解析：动脉注射及动脉血标本采集完毕，应迅速拔出针头，局部加压止血 5~10 分钟。

62. 解析：前运思期的特点为以自我为中心，观察事物时只能集中于问题的一个方面而不能持久和分类。

67. 解析：输血过程中发生发热反应可遵医嘱给予异丙嗪或肾上腺皮质激素等，不属于预防溶血反应的措施。预防溶血反应的措施包括：认真做好血型鉴定和交叉配血试验，输血前仔细查对，杜绝差错，血液不能加温或用力震荡，以免血液变质。

68. 解析：蛲虫常在午夜或清晨爬到肛门处产卵，检查蛲虫时嘱病人睡前或清晨起床前，将透明胶带贴于肛门周围，取下粘有虫卵的透明胶带，粘贴在玻璃片上或将透明胶带对合，立即送检。

69. 解析：阿米巴原虫在低温环境下易失去活力，阿米巴痢疾病人留取粪便标本前，应将便器加热至接近人的体温，连同便盆立即送检，以保持阿米巴原虫的活动状态。

72. 解析：热湿敷的水温为 50℃~60℃，敷布拧至不滴水，每 3~5 分钟更换一次敷布，持续 15~20 分钟。

73. 解析：热水坐浴的水温为 40℃~45℃，每次 15~20 分钟。

77. 解析：干烤法是利用特制烤箱进行灭菌，适用于高温下不损坏、不变质、不蒸发的物品，如粉剂、油剂、玻璃器皿及金属制品的灭菌，不适用于塑料制品、纤维织物等的灭菌。

78. 解析：烈性传染病、截肢、不需要保留病理诊断的标本要进行焚烧处理。

83. 解析：青霉素皮试液浓度为每毫升含 200~500U。

84. 解析：破伤风抗毒素皮试液浓度为每毫升含 150IU 的 TAT。

85. 解析：脚背外伤的病人每次温水浸泡应使用无菌盆浸泡，浸泡盆不可反复使用。

86. 解析：浸泡部位若有伤口，浸泡盆、药液及用物必须无菌，浸泡后应用无菌技术处理伤口。

89. 解析：该患者腹部剧烈疼痛，护士在收集资料时，应尽量缩短谈话时间，以免增加病人的痛苦。

90. 解析：中度危险性物品是指与完整黏膜相接触，而不进入人体无菌组织内的物品，如胃肠道内镜、气管镜、喉镜、体温表、呼吸机管道、麻醉机管道等。

91. 解析：呼吸机管道常用的消毒方法是 1000mg/L 的有效氯消毒液浸泡 30min，用无菌蒸馏水冲洗干净，消毒完成后，晾干装入清洁袋内，干燥保存备用。

93. 解析：体位引流需要安置患者取特殊体位，主要适用于支气管扩张和肺脓肿等病人。该病人病情严重，不宜使用。

94. 解析：眼睑不能自行闭合的危重病人应注意眼睛护理，可涂眼药膏或覆盖凡士林油性纱布。

98. 解析：生命体征是衡量机体内在活动的一种客观指标，是危重病人病情观察中应优先监测的项目。

99. 解析：真性尿失禁又称完全尿失禁，是指排尿失去意识控制或不受意识控制，膀胱内尿液不自主地流出，膀胱始终处于空虚状态。发生的原因是脊髓初级排尿中枢与大脑皮质之间的联系受损，见于昏迷、截瘫等病人。

100. 解析：导尿操作中为固定导尿管，应向导管气囊中注无菌生理盐水 10~20ml。

预测卷（二）

基础知识

序号	1	2	3	4	5	6	7	8	9	10
答案	D	C	C	D	D	A	C	B	E	B
序号	11	12	13	14	15	16	17	18	19	20
答案	D	D	A	B	D	E	C	E	E	E
序号	21	22	23	24	25	26	27	28	29	30
答案	C	C	D	C	A	C	E	A	E	D
序号	31	32	33	34	35	36	37	38	39	40
答案	B	E	C	E	D	E	D	B	E	D
序号	41	42	43	44	45	46	47	48	49	50
答案	B	E	C	B	A	D	C	A	C	A
序号	51	52	53	54	55	56	57	58	59	60
答案	D	B	E	E	C	C	A	B	D	E
序号	61	62	63	64	65	66	67	68	69	70
答案	B	B	D	E	C	E	B	B	A	A
序号	71	72	73	74	75	76	77	78	79	80
答案	D	C	B	E	B	E	E	E	C	E
序号	81	82	83	84	85	86	87	88	89	90
答案	D	E	B	B	A	C	A	D	C	C
序号	91	92	93	94	95	96	97	98	99	100
答案	B	B	A	D	E	C	E	C	D	D

3. 解析：常态下皮肤和呼吸蒸发排出的水分叫作无形失水，每日约 850ml。

4. 解析：一氧化碳与血红蛋白的亲和力比氧与血红蛋白的亲和力高 240 倍，所以一氧化碳极易与血红蛋白结合，形成碳氧血红蛋白（COHb），使血红蛋白丧失携氧功能。

5. 解析：宫内节育器为我国妇女的主要避孕措施。

6. 解析：高血压、动脉粥样硬化病人宜进食低热量、低脂肪、低胆固醇、少糖、少盐饮食，老年人易缺钙不用限制高钙食物。

7. 解析：小细胞肺癌恶性程度最高，在各型肺癌中预后最差，但对化疗最敏感。

8. 解析：继发性闭经是指妇女曾有规律月经来潮，但以后因某种病因导致月经停止 6 个月以上者。继发性闭经分为下丘脑性闭经、垂体性闭经、卵巢性闭经和子宫性闭经。

10. 解析：尿量是反映肾血流灌注情况的指标，尿量恢复每小时 40ml 以上，提示休克已经纠正。

11. 解析：浅Ⅱ度烧伤伤及表皮的生发层与真皮浅层。

12. 解析：窦房结的自动节律最高，是心脏冲动的起源。

13. 解析：宫颈糜烂是慢性子宫颈炎最常见的一种病理改变。

15. 解析：会阴部骑跨伤可引起尿道球部损伤，使会阴、阴茎、阴囊和下腹壁肿胀、淤血。

17. 解析：当颅内压增高到一定程度时，一部分脑组织通过生理性孔隙，从高压区向低压区移位形成脑疝。脑疝是颅内压增高患者死亡的主要原因。

18. 解析：细胞外液中最主要的阳离子是 Na^+，主要的阴离子是 Cl^-、HCO_3^- 和蛋白质。

19. 解析：心搏骤停一旦发生，4~6min 后会造成脑组织的不可逆的损害，因此心肺复苏最佳开始时间不要超过 4~6min。

20. 解析：新生儿出生后 1 周内发病率和死亡率高，故新生儿保健应在出生后 1 周内。

21. 解析：急性心肌梗死是心肌的缺血坏死，其基本的病因是冠状动脉粥样硬化引起冠状动脉阻塞等。

22. 解析：门静脉与腔静脉之间的四个交通支胃底、食管下段交通支，直肠下端肛管交通支，前腹壁交通支，腹膜后交通支。其中胃底、食管下段交通支最重要，因其可引起上消化道大出血。

23. 解析：大叶性肺炎主要是由肺炎链球菌引起，病变累及一个肺段以上肺组织，以肺泡内弥漫性纤维素渗出为主的急性炎症。

24. 解析：寒冷、早产、感染、窒息是新生儿寒冷损伤综合征发生的主要病因。

25. 解析：尿路梗阻可导致肾积水和肾功能损害，若为双侧尿路梗阻，将导致肾衰竭。

26. 解析：肾结核的病理改变主要为：溃疡形成、结节、纤维钙化。

27. 解析：糖尿病对孕妇的影响：受孕率降低，流产率相对高，妊娠期并发症发生率明显增高，感染发生率增高，羊水过多发生率增加。

28. 解析：原发性癫痫又称特发性癫痫，与遗传因素有关。

29. 解析：婴儿 2~3 个月时，红细胞数降至 3.0×10^{12}/L，血红蛋白量降至 110g/L 左右，出现轻度贫血，称为"生理性贫血"。

30. 解析：引起梅毒的主要病原体为苍白密螺旋体。

31. 解析：法洛四联症是最常见的青紫型先天性心脏病。主要表现为发绀，青紫程度与肺动脉狭窄程度有关。

32. 解析：下丘脑是人体最重要的神经内分泌器官。

33. 解析：妊娠高血压综合征的基本病理变化是全身小动脉痉挛。

34. 解析：高血压脑病是指脑细小血管发生持久而严重的痉挛或广泛微血管栓塞，脑供血发生急性障碍，大脑过度灌注，导致脑水肿和脑体积增加，引起的一系列症状。

35. 解析：高钾血症是急性肾功能衰竭少尿期重要死亡原因，可诱发各种心律失常，重者心跳骤停。

36. 解析：风湿性心脏病主要由 A 组溶血性链球菌感染引起，属于自身免疫病。

37. 解析：上消化道出血是诱发肝硬化病人发生肝性脑病的因素，大量血液在肠道内分解形成氨而诱发。

38. 解析：继发性腹膜炎主要致病菌是胃肠道内的常驻菌群，其中以大肠埃希菌最多见。

39. 解析：房颤的心电图特征：P 波消失，代之以小而不规则的基线波动，形态与振幅均变化不定，称为 f 波，频率为 350~600 次/分。

40. 解析：骨盆入口平面前后径是指耻骨联合上缘中点至骶岬前缘正中间的距离，平均值约为 11cm。

41. 解析：脑出血为脑实质内出血，可发生于大脑半球、脑干、小脑中，以内囊处出血最常见。

42. 解析：新生儿上腭中线和齿龈切缘上常有黄白色小斑点称上皮珠，俗称"马牙子"。是由上皮细胞堆积形成，于生后数周、数月自行消失，不必处理。

45. 解析：猩红热是由乙型 A 组溶血性链球菌引起的急性传染病，主要通过空气飞沫直接传播。

46. 解析：贫血是尿毒症患者常有的症状，主要是由于促红细胞生成素减少导致。

51. 解析：高钾血症是急性肾衰少尿期最主要和最危险的并发症，也是引起病人死亡的最常见原因。

52. 解析：流产发生于妊娠 12 周前者称早期流产，发生于妊娠 12 周至不足 28 周者称晚期流产。

54. 解析：原发性肺结核是结核杆菌初次侵入人体后发生的原发性感染，是小儿肺结核的主要类型。

55. 解析：血小板由骨髓造血组织中的巨核细胞产生。

56. 解析：小儿各系统器官发育呈现不平衡性，神经系统发育较早，生殖系统发育较晚，淋巴系统则先快而后减慢。

57. 解析：散热方式有辐射、传导、对流和蒸发散热。

59. 解析：原发性肝癌合并肝硬化者多为乙型肝炎后的大结节性肝硬化。

60. 解析：无论新生儿体重大小，妊娠期合并糖尿病孕妇分娩的婴儿均按早产儿提供护理。

61. 解析：绒毛膜癌是一种高度恶性的滋养细胞肿瘤。滋养细胞发生恶变显微镜下检查典型的病变为滋养细胞极度不规则增生，增生与分化不良的滋养细胞排列成片状，侵入子宫内膜和肌层，并伴有大量出血和坏死，绒毛结构消失。

62. 解析：肝脏有双重血液供应，肝动脉和门静脉。肝动脉是来自心脏的动脉血，主要供给氧气，门静脉收集消化道的静脉血主要供给营养。

63. 解析：前列腺良性增生患者尿路严重梗阻时，膀胱残余尿量增多，长期可导致膀胱无力，发生尿潴留，并可出现充溢性尿失禁（假性尿失禁）。

64. 解析：当窦房结发生兴奋后，兴奋经心房肌传布到整个心房，同时，窦房结的兴奋也通过"优势传导通路"迅速传到房室交界。兴奋由房室交界经房室束及其左、右束支，浦肯野纤维迅速传到心室肌，引起整个心室兴奋。

65. 解析：患儿给宠物洗澡后哮喘发作，应考虑为动物毛屑引起。

66. 解析：根据患者病情，考虑为急性乳腺炎，其主要致病菌是金黄色葡萄球菌。

67. 解析：急性胰腺炎最常见的病因是胆道疾病。

68. 解析：对断肢的保存应用无菌纱布包裹，隔水放于0℃~4℃环境中冷藏。

69. 解析：颅底骨折时易损伤撕裂硬脑膜，产生脑脊液漏或颅内积气，出现耳漏。

70. 解析：患者右上腹损伤出现腹膜刺激征，考虑为肝破裂，胆汁外漏刺激腹膜引起。

72. 解析：有机磷农药中毒的发生机制为：通过抑制体内胆碱酯酶活性，失去分解乙酰胆碱能力，引起体内生理效应部位乙酰胆碱蓄积，使胆碱能神经过度兴奋，表现毒蕈碱样、烟碱样和中枢神经系统等中毒症状和体征。

73. 解析：6岁小儿体重计算方法：体重＝年龄×2+8，则知该患儿正常体重应为20kg，所以其实际体重比正常体重值多3kg。

74. 解析：4~6个月小儿可加辅食为泥状食物，如蛋黄、米糊、鱼泥、菜泥、水果泥等。

75. 解析：低出生体重儿指出生体重＜2500g者，其中出生体重＜1500g称极低出生体重儿，＜1000g者称超低出生体重儿。

77. 解析：患者大面积烧伤后1天入院，全身大量水疱，血压偏低，是发生了低血容量性休克，主要为毛细血管通透性增加，导致大量血浆外渗至组织间隙及创面，引起有效循环血量锐减，造成休克。

78. 解析：1型糖尿病的发病机制是各种病因导致胰岛素B细胞分泌胰岛素缺陷或外周组织对胰岛素利用不足而导致糖、脂肪及蛋白质等物质代谢紊乱。

82. 解析：患者COPD病史，干咳后出现左侧胸痛，听诊左侧呼吸音减弱，应考虑患者是并发了自发性气胸。

83. 解析：患者胃大部切除，可导致铁的吸收不良而引起贫血。

85. 解析：根据患者病情及检查结果可知病人并发了右心衰，又因患者二尖瓣狭窄，可知其出现右心衰体征的原因是右室后负荷加重。

90. 解析：胆汁反流进入胰管，对胰腺组织造成不同程度损伤，引发胰腺炎。

93. 解析：新生儿生理黄疸于生后2~3天内出现，4~5天达高峰，足月儿一般2周内消退。

95. 解析：CO中毒的临床表现是缺氧，对缺氧最敏感的器官是脑。

96. 解析：系统性红斑狼疮最受损的部位是肾脏。

99. 解析：慢性ITP多见于成年女性，可能与体内雌激素水平较高有关。

100. 解析：雌激素与系统性红斑狼疮的发生有相关性。

预测卷（二）

相关专业知识

序号	1	2	3	4	5	6	7	8	9	10
答案	B	C	A	A	A	B	E	B	D	D
序号	11	12	13	14	15	16	17	18	19	20
答案	B	C	A	C	C	B	A	A	A	E
序号	21	22	23	24	25	26	27	28	29	30
答案	B	B	C	A	A	B	C	C	B	D
序号	31	32	33	34	35	36	37	38	39	40
答案	C	C	A	B	B	C	C	B	C	C
序号	41	42	43	44	45	46	47	48	49	50
答案	B	B	D	B	E	E	A	A	E	A
序号	51	52	53	54	55	56	57	58	59	60
答案	A	A	E	B	B	C	A	D	C	C
序号	61	62	63	64	65	66	67	68	69	70
答案	E	C	A	D	E	A	A	A	C	A
序号	71	72	73	74	75	76	77	78	79	80
答案	B	D	C	B	B	E	D	D	A	B
序号	81	82	83	84	85	86	87	88	89	90
答案	B	D	D	B	D	C	D	E	B	B
序号	91	92	93	94	95	96	97	98	99	100
答案	E	C	C	E	C	B	D	B	B	E

1. 解析：巴宾斯基征阳性的表现是足部踇趾背伸，其余四趾呈扇形展开。

2. 解析：淋巴细胞病理性增多见于：①感染性疾病：主要为病毒感染；②血液病：急、慢性淋巴细胞白血病、淋巴瘤等。

3. 解析：白细胞核左移常见于感染，尤其是急性化脓性细菌引起的感染。

5. 解析：对于瓣膜活动、心音变化、心功能状态等，心电图不能提供直接判断。

6. 解析：患者一旦出现咯血窒息，应立即置病人于头低足高位，轻拍背部以利血块排出，以保持呼吸道通畅。

9. 解析：溶栓治疗的禁忌证为：糖尿病视网膜病变、活动性消化性溃疡、严重高血压未能控制血压>160/110mmHg和严重肝、肾功能障碍等。

10. 解析：质子泵阻滞剂是最强的胃酸抑制剂，可抑制壁细胞分泌 H^+ 的最后环节 H^+-K^+-ATP酶（质子泵），减少胃酸分泌。

11. 解析：肝性脑病患者首选植物蛋白质。

12. 解析：当尿沉渣镜检白细胞数目＞5个/HP时，称之为白细胞尿，多见于尿路感染。

15. 解析：脑血栓发病6小时内可做溶栓治疗，以尽快恢复缺血区的血液供应。

16. 解析：当洋地黄中毒，病人脉搏小于60次/分应停药。对于洋地黄中毒引起的缓慢型心律失常应给予阿托品治疗。

17. 解析：上述患者心率大于脉率，为脉搏短绌的表现，同时心音强弱不等，心律不齐，提示为心房颤动。

18. 解析：贫血患者多出现面色苍白，其中以睑结膜、口唇、甲床等部位最明显。

21. 解析：幽门梗阻患者手术前3天用温盐水洗胃主要是为了减轻胃壁水肿和炎症，避免术后发生吻合口瘘。

23. 解析：中枢神经系统白血病的病人，由于化疗药难于通过血－脑脊液屏障。常选用的化疗药物为甲氨蝶呤。

24. 解析：结核菌素试验结果观察的时间是注射后48~72h。

26. 解析：中心静脉压正常值是6~12cmH$_2$O，低于5cmH$_2$O表示血容量不足，高于15cmH$_2$O表示右心功能不全。

27. 解析：青霉素是治疗肺炎链球菌的首选药物。

28. 解析：颅脑血肿可分为硬脑膜外血肿、硬脑膜下血肿、颅内血肿，一经确诊，应立即手术清除血肿。

29. 解析：鹅口疮为白色念珠菌感染所致。多见于新生儿营养不良、腹泻、长期应用广谱抗生素或激素的患儿。加大抗生素剂量会加重鹅口疮病情。

30. 解析：急性心肌梗死最早发生变化的酶是肌酸磷酸激酶，在起病4小时升高，16~24小时达高峰。

31. 解析：输尿管结石的主要表现是与活动有关的肾区疼痛和血尿。

32. 解析：Ⅱ型呼衰血气分析结果为：PaO$_2$＜60mmHg，PaCO$_2$＞50mmHg。

33. 解析：急性感染性多发性神经根神经炎患儿的脑脊液显示蛋白－细胞分离现象。

34. 解析：新生儿寒冷损伤综合征复温的原则是逐步复温，循序渐进。

35. 解析：硫酸镁中毒现象首先表现为膝反射减弱或消失，随着镁浓度上升可出现全身肌张力减退及呼吸抑制，严重者心跳停止。

37. 解析：肝硬化腹水患者每日摄水量应控制在1000ml左右。

39. 解析：肾盂肾炎患者尿常规检查，可发现脓尿，每高倍视野白细胞≥5个。

40. 解析：急性梗阻性化脓性胆管炎的治疗原则是：紧急手术解除胆道梗阻并引流，尽早而有效地降低胆管内压力，积极控制感染和抢救病人生命。

42. 解析：四肢青紫，1分；吸痰器清理呼吸道时患儿有恶心表现，2分；四肢稍弯曲，1分；心率90次/分，1分；呼吸浅慢、不规则，1分；共6分。

46. 解析：催产素主要用于协调性宫缩乏力的情况，以加强宫缩。

47. 解析：慢性宫颈炎以局部治疗为主，物理治疗是宫颈糜烂最常用的有效治疗方法，治疗方法有激光、冷冻、微波疗法等。

54. 解析：小儿腹泻引起轻度脱水者宜少量多次喂服ORS液。

56. 解析：法洛四联症患儿本身血液黏稠度高，易形成血栓，因此要注意供给充足液体。

57. 解析：服用铁剂时可出现黑便，应告知患者及家属，属于正常反应。

59. 解析：化脓性脑膜炎使用敏感性抗生素的时间至少是2~3周，或治疗至临床症状消失后复查脑脊液正常后停药。

61. 解析：胎膜早破患者应立即取左侧卧位或平卧位并抬高臀部，以免胎儿缺氧窒迫。

62. 解析：患者极度口渴，血清钠高于正常，考虑为高渗性脱水，因此应给予5%葡萄糖或0.45%低渗盐水。

63. 解析：外阴损伤的处理原则是止血、止痛、防治感染和抗休克。

64. 解析：维生素D缺乏性佝偻病初期（早期）多见于3个月以内小婴儿，主要表现为非特异性神经精神症状，如易激惹、烦躁、睡眠不安、夜间啼哭。常伴与室温季节无关的多汗，尤其头部多汗而刺激头皮，致婴儿常摇头擦枕，出现枕秃。

65. 解析：根据患者子宫体软，血液凝固可判断患者出血是由宫缩乏力引起，其处理措施为加强宫缩。

66. 解析：根据题干信息可判断患儿发生了病理性黄疸，为明确诊断应检查患儿的血清胆红素。

67. 解析：子宫颈刮片细胞学检查是普查宫颈癌最常用的方法。

69. 解析：根据题干信息可判断患者发生了张力性气胸，合并休克，应立即胸膜腔穿刺排气减压。

70. 解析：根据题干信息怀疑患者有宫颈癌的可能性，应先进行宫颈癌的排除，然后再进行治疗。

71. 解析：根据患儿高热、呕吐、血压偏低、皮肤花纹状，应怀疑是中毒型细菌性痢疾休克。为明确诊断应做大便培养。

73. 解析：患者妊娠合并心脏病日常活动即可出现胸闷等，心功能Ⅱ级，孕妇宫颈条件良好的话，可在严密监护下经阴道分娩。

74. 解析：对急腹症应实施四禁：禁进食，禁灌肠，禁用腹泻药，禁用解痉止痛药。

75. 解析：根据题干信息应考虑患者发生了胃肠道穿孔性疾病。

76. 解析：急腹症的病人禁止使用解痉止痛药物，以免掩盖了病情。

77. 解析：患者有"疼痛—进食—缓解"的上腹痛病史，应考虑患有十二指肠溃疡；胃镜和胃黏膜组织活检是确诊消化性溃疡的首选检查方法。

78. 解析：治疗时可选降低胃酸的药物。临床常用抑酸药有 H_2 受体拮抗剂（西咪替丁、雷尼替丁、法莫替丁等）和质子泵抑制剂（奥美拉唑、兰索拉唑等），其中质子泵抑制剂抑制胃酸分泌作用更强。

86. 解析：营养性缺铁性贫血首选铁剂进行治疗。

87. 解析：小儿营养性巨幼红细胞性贫血应补充叶酸和维生素 B_{12}。

88. 解析：B 超是诊断早期妊娠快速、准确的方法。

89. 解析：基础体温测定是判断有无排卵的简单可行的方法。

90. 解析：结核性腹膜炎患者腹部触诊柔韧感。

91. 解析：急性胃穿孔患者腹部触诊板状感。

92. 解析：恶病质患者会出现极度消瘦，舟状腹。

96. 解析：高血压伴哮喘患者禁用阿普洛尔，会诱发哮喘。

100. 解析：出血坏死型胰腺炎病人血生化检查可出现血糖升高。

预测卷（二）

专业知识

序号	1	2	3	4	5	6	7	8	9	10
答案	C	C	A	B	E	D	B	B	E	E
序号	11	12	13	14	15	16	17	18	19	20
答案	D	A	B	E	A	E	D	C	C	D
序号	21	22	23	24	25	26	27	28	29	30
答案	B	E	A	E	D	E	C	B	B	B
序号	31	32	33	34	35	36	37	38	39	40
答案	E	D	A	D	E	A	D	C	C	B
序号	41	42	43	44	45	46	47	48	49	50
答案	C	E	D	D	E	C	C	D	E	A
序号	51	52	53	54	55	56	57	58	59	60
答案	A	D	C	B	D	B	B	E	A	D
序号	61	62	63	64	65	66	67	68	69	70
答案	E	A	D	B	D	C	B	E	E	B
序号	71	72	73	74	75	76	77	78	79	80
答案	C	A	E	D	B	D	A	D	E	B
序号	81	82	83	84	85	86	87	88	89	90
答案	E	D	C	D	C	B	E	D	E	C
序号	91	92	93	94	95	96	97	98	99	100
答案	C	B	E	B	D	B	A	E	D	C

3. 解析：慢性阻塞性肺气肿病人由于肺泡弹性回缩力减弱，呼气时间延长。病人肺部叩诊为过清音，心浊音界缩小，双侧语颤减弱，呼气延长，双侧呼吸运动减弱，气管居中。

4. 解析：肝颈静脉回流征阳性是右心功能不全的重要体征。

5. 解析：当肝硬化患者腹水量＞1000ml时，可叩出移动性浊音，病人常有饱腹感，呼吸困难，下肢水肿。

7. 解析：肺癌最常见的早期症状为阵发性刺激性呛咳。

9. 解析：支气管哮喘发作时应鼓励病人饮水，每日水量＞2500ml，以补充丢失的水分，稀释痰液。

10. 解析：Ⅱ型呼吸衰竭病人应慎用镇咳剂，以免抑制咳嗽中枢，影响痰液的排出，从而加重呼吸衰竭。

13. 解析：患者心尖区间及舒张期隆隆样杂音，考虑为二尖瓣狭窄。患者目前未出现心衰症状，因此不需要卧床休息及应用洋地黄类药物、利尿剂，但要避免加重心脏的负担，预防感染。

14. 解析：幽门梗阻的特征性表现为餐后上腹部饱胀，频繁呕吐宿食、呕吐后腹部症状减轻。

15. 解析：胃溃疡发病以中老年居多，好发部位是胃小弯侧，疼痛多位于上腹部，剑突下正中或偏左，疼痛多在餐后 0.5~1 小时出现。

16. 解析：肝性脑病为晚期肝硬化最严重的并发症，也是常见的死亡原因。

21. 解析：麻疹是由麻疹病毒引起的急性呼吸道传染病。

23. 解析：肾功能不全、低血钾、低血镁、酸中毒、缺氧等对洋地黄的敏感性增强时，易发生中毒。

24. 解析：肺性脑病是慢性肺源性心脏病病人死亡的主要原因。

25. 解析：肾病综合征患儿出现水肿或高血压时，应选择低盐饮食。

26. 解析：溃疡性结肠炎腹痛的特点是：腹痛－便后缓解。

28. 解析：T 管拔除前试行夹管期间，应特别注意观察病人有无腹痛、黄疸、发热的症状。

30. 解析：白血病病人发热提示继发感染，感染的主要原因是成熟粒细胞减少。

34. 解析：脓胸并发支气管胸膜瘘者，取患侧卧位，以免脓液流向健侧或发生窒息。

35. 解析：结核性脑膜炎早期症状为性格改变，精神呆怔，易疲倦伴烦躁不安，可有低热、厌食、消瘦等。

36. 解析：慢性肾炎长期低优质白蛋白饮食，还需经脉补充必需氨基酸。

37. 解析：急性肾盂肾炎病人症状缓解，尿检阴性仍需服药 4~5 天。

39. 解析：胸腔闭式引流管自胸壁伤口脱出，应立即捏紧伤口防止空气进入，以免形成气胸。

41. 解析：胃肠减压的病人应禁食、禁饮。若胃管堵塞应及时冲洗，保持减压管通畅。

42. 解析：腹部内脏脱出，强行还纳可加重腹腔内污染。因此应用消毒碗覆盖脱出物，初步包扎伤口后迅速转送手术室，麻醉后还纳。

44. 解析：结肠癌的早期症状为排便习惯和粪便性状的改变，表现为排便次数增加、腹泻、便秘、粪便中带脓血或黏液。

45. 解析：肛裂病人最主要的症状是排便时和排便后肛门部两次疼痛高峰，排便时在粪便表面或手纸上可见少量鲜血。

46. 解析：肝癌的临床表现最常见的有肝区疼痛，多为持续性胀痛。

47. 解析：肝癌病术后易出现肝性脑病，故术前不可用肥皂水灌肠，以减少肠道氨的吸收，预防肝性脑病。

48. 解析：急性重症胆管炎主要是在 Charcot 三联征的基础上，出现休克和神经精神症状，具备这五联症，即 Reynolds 五联征即可诊断。

49. 解析：急性胰腺炎患者由于腹腔、腹膜后大量渗液出血，肠麻痹肠腔内积液，呕吐致体液丧失易引起低血容量性休克。

50. 解析：该病人腹部被撞后出现血容量不足的表现，应考虑为腹腔内出血，为避免加重出血，应尽量少搬动病人。

51. 解析：肾损伤非手术治疗患者需绝对卧床 2 周以上，避免早期下床活动，以免导致出血。

52. 解析：肾结核早期症状为膀胱刺激征，肾结核晚期出现膀胱痉缩、尿频、甚至有尿失禁。

58. 解析：该病人血压为 80/50mmHg，处在休克状态，应协助病人取中凹卧位。

60. 解析：产褥期产妇应取半卧位，促进恶露排出。

62. 解析：颅内出血患者宜采取头高足低位，即抬高头部 15º30º。

63. 解析：根据静脉补钾的原则，其浓度不宜超过 0.3%。

64. 解析：$PaCO_2$ 的正常值为 35~45mmHg。

65. 解析：急性胰腺炎腹痛，呕吐症状消失后可给予低脂、低蛋白流质饮食。

67. 解析：再障患者突然出现头痛、头晕、视物模糊、呼吸急促考虑发生了颅内出血，应去枕平卧、头偏向一侧，吸氧、头戴冰帽，建立静脉通路给予脱水剂等。

68. 解析：乳腺囊性增生病与月经周期有关。

69. 解析：肝性脑病患者在发病开始数天内禁食蛋白，病人意识清醒后，可逐步增加蛋白饮食，以植物蛋白为宜，例如豆浆。

73. 解析：急性过敏性紫癜起病前 1~3 周常有上呼吸道感染史。患者 1 周前有感冒史，且胸腹部出现大量红斑，又出现关节疼痛，考虑为过敏性紫癜。

75. 解析：为了防止患者尿道狭窄，术后留置导尿管 2~3 周，在恢复后期可定期作尿道扩张术。

80. 解析：垂体后叶素用于治疗尿崩症和肺出血、催产或引产，但高血压、冠心病、心力衰竭者、肺源性心脏病禁用。

81. 解析：病人病情稳定后，可选用内镜检查，以查找病因，明确诊断，一般在出血后 24~48h 内进行。

82. 解析：患者口渴，无力，尿少，皮肤弹性差，眼窝凹陷，可判断为中度高渗性脱水。

83. 解析：由患者 CO_2CP（二氧化碳结合力）降低，可判断患者发生了代谢性酸中毒。

84. 解析：第 1 天补液量应包括生理需要量 +1/2 累计损失量。

85. 解析：患者输液过程中发生了急性肺水肿，应减慢输液速度或停止输液，给予吸氧、端坐位等。

86. 解析：膀胱结石的典型症状是排尿突然中断伴疼痛感。

87. 解析：尿道结石的表现为排尿困难、点滴状排尿及尿痛。

88. 解析：甲状腺危象发生的原因是术前准备不充分，大量甲状腺素入血。

89. 解析：Ⅰ型糖尿病时病人胰岛素分泌绝对不足。

91. 解析：浅Ⅱ度烧伤：伤及表皮的生发层甚至真皮乳头层，有大小不一的水疱形成，疱壁较薄，内含黄色澄清液体，去疱皮后，创面基底潮红、湿润、水肿，感觉过敏，局部温度增高。

92. 解析：深Ⅱ度烧伤：伤及皮肤真皮层，表皮下积薄液或水疱较小，疱壁较厚，去疱皮后，创面稍湿，基底苍白与潮红相间，痛觉迟钝，有拔毛痛，局部温度略低。

93. 解析：高位性肠梗阻呕吐出现早且频繁，呕吐物主要是胃、十二指肠内容物等，腹胀较轻。

94. 解析：绞窄性肠梗阻表现为持续性腹痛阵发性加剧，并有腹膜刺激征，腹腔内有渗出液时有移动性浊音。

96. 解析：早期中心型肺癌癌肿增大后常出现刺激性干咳。

98. 解析：吉兰－巴雷（格林－巴利）综合征患儿呼吸肌麻痹时应维持其呼吸功能，行气管插管，机械通气。

预测卷（二）

专业实践能力

序号	1	2	3	4	5	6	7	8	9	10
答案	A	E	D	A	B	B	A	D	A	D
序号	11	12	13	14	15	16	17	18	19	20
答案	B	D	C	A	D	A	D	E	D	B
序号	21	22	23	24	25	26	27	28	29	30
答案	B	A	A	A	B	C	A	B	A	D
序号	31	32	33	34	35	36	37	38	39	40
答案	D	E	E	E	B	C	B	D	C	D
序号	41	42	43	44	45	46	47	48	49	50
答案	E	B	E	A	B	A	D	A	C	C
序号	51	52	53	54	55	56	57	58	59	60
答案	B	A	C	C	D	E	B	B	B	D
序号	61	62	63	64	65	66	67	68	69	70
答案	D	C	E	A	D	D	A	B	D	E
序号	71	72	73	74	75	76	77	78	79	80
答案	B	C	B	A	B	D	D	B	B	E
序号	81	82	83	84	85	86	87	88	89	90
答案	B	C	B	C	E	C	B	D	E	C
序号	91	92	93	94	95	96	97	98	99	100
答案	A	C	E	C	D	C	C	B	E	B

1. 解析：输血完毕后输血袋应保存24小时后再处理。

2. 解析：混合注射几种药物时首先应注意配伍禁忌，防止药物相互作用，发生浑浊、沉淀、产生气体及变色等现象。

3. 解析：燃烧法可用于破伤风、气性坏疽、绿脓杆菌感染的敷料的消毒。

4. 解析：粪便隐血试验前3天病人应避免服用铁剂、动物血、肝脏、瘦肉及大量绿色蔬菜等食物，以免造成假阳性。

5. 解析：长期留置导尿管的病人如出现尿液浑浊、沉淀或结晶，应及时进行膀胱冲洗。

7. 解析：心肺复苏中断时间不能超过5秒，应在按压吹气间隙换人。

8. 解析：优质蛋白质主要来源于肉类、蛋类和豆类。

9. 解析：内源性感染（自身感染）是指当机体免疫力低下时，寄居在病人体内的正常菌群引起的感染。

10. 解析：一般用冷时间为15~20分钟。时间过长可引起继发效应。

11. 解析：疼痛是不舒适中最为严重的表现形式。

12. 解析：（500×95%÷70%）−500=179ml。

13. 解析：膀胱刺激征表现为尿频、尿急、尿痛，常见于膀胱炎病人。

14. 解析：正常瞳孔在自然光线下为2~5mm，小于2mm为缩小，大于5mm为散大。

15. 解析：空气传播指病原体从传染源排出后，通过空气侵入易感宿主，包括经飞沫、飞沫核和尘埃传播。

17. 解析：高效化学消毒剂包括环氧乙烷、过氧乙酸、甲醛、戊二醛、含氯消毒剂等。

18. 解析：凡未被病原微生物污染的区域称为清洁区。如更衣室、值班室、治疗室、配膳室及库房等。

19. 解析：漏斗胃管洗胃法利用虹吸原理，将洗胃溶液灌入胃内再吸引出来的方法。

22. 解析：固体和液体食物应轮流喂食。

23. 解析：为昏迷病人插胃管时，下颌靠近胸骨柄可增大咽喉通道的弧度，便于胃管插入。

24. 解析：无菌操作过程中发现手套破损或可疑污染应立即更换。

25. 解析：五行是指木、火、土、金、水五类物质及其运动变化。其中"五"是指木、火、土、金、水五种构成客观世界的基本物质；"行"是指这五种物质的运动变化。

26. 解析：脾主运化，主统血。肝主疏泄，主藏血；心主血脉，主神明；肺主气、司呼吸，主通调水道，朝百脉；肾主藏精，主水，主纳气。

27. 解析：对于活动受限的患者应根据病情尽快进行ROM练习，每个关节每次做5~10次完整的ROM练习，当患者出现疼痛疲劳时应停止操作。

28. 解析：氧气雾化吸入时氧流量一般为6~8 L/min，药液应稀释至5ml，氧化瓶内勿放水，以免液体进入雾化吸入器内使药物液稀释，雾化时将吸嘴放入口中紧闭嘴唇吸气，用鼻呼气。

29. 解析：肺水肿吸氧时湿化瓶内加入20%~30%的乙醇溶液以减低肺泡内泡沫表面的张力使泡沫破裂消散，改善气体交换，减轻缺氧症状。

30. 解析：亲密距离适用于悲伤患者需要护士安慰时。

31. 解析：过失犯罪是行为人应当预见自己的行为可能发生危害社会的结果，因疏忽大意而没有预见或已经预见但轻信能够避免，以致发生不良结果而构成犯罪。题干中护士行为属于过失犯罪。

32. 解析：盆腔急性炎症不宜坐浴，以免引起和加重感染。

33. 解析：尸体护理时使尸体仰卧，头下置一软枕，防止面部淤血变色。

34. 解析：脂溶性维生素有：VitA、VitD、VitE、VitK。

35. 解析：栓剂插入阴道后患者至少平卧15min，以利药物扩散至整个阴道组织，利于药物吸收。

36. 解析：死亡后24h左右，尸温与环境温度相同。

37. 解析：冷热疗法如需反复使用，中间必须给予1h的休息时间，让组织有一个复原的过程，防止发生继发效应。

38. 解析：酒精拭浴适用于为体温在39.5℃以上的高热病人降温。

39. 解析：护理的主要功能是帮助个体调整其内环境，去适应外环境的不断变化，以获得并维持身心的平衡，在进行护理时，不能只关心个体各系统或器官功能的协调平衡，同时还应注意环境中的其他人、家庭、社区甚至更大的群体对机体的影响。

40. 解析：格拉斯哥昏迷评分量表包括了3个项目：睁眼反应、语言反应、运动反应。

42. 解析：持物镊在消毒液中浸泡时，镊子前部浸泡在液面下的部分长度为持物镊的一半。

43. 解析：无菌物品一经取出，即使未用也不可放回无菌容器内。

44. 解析：献血者在采血前4小时内不宜吃高蛋白质、高脂肪的食物，可饮糖水或仅用少量清淡饮食，以免血中含致敏物质。

46. 解析：st是指立即，qd是指每日一次，qh是指每小时一次，qn是指每晚一次。

48. 解析：重度缺氧时患者发绀明显，呼吸极度困难，三四征明显，$PaO_2 < 30mmHg$，$SaO_2 < 60\%$。

49. 解析：隔离衣若挂在半污染区，清洁面向外，挂在污染区则污染面朝外。病房为污染区，因此应外面朝外。

51. 解析：伤寒患者体温可恒定地维持在39℃~40℃以上，达数天或数周，24小时内体温波动范围不超过1℃，表现为稽留热。

52. 解析：库存血中含有抗凝剂枸橼酸钠，大量快速输入库存血可引起枸橼酸中毒。红细胞破裂后大量钾离子释放，引起高血钾。

55. 解析：直接输血时，每 50ml 血中加 3.8% 枸橼酸钠溶液 5ml，直接输新鲜血 100ml 需加入 3.8% 枸橼酸钠溶液的量是 10ml。

56. 解析：社区卫生服务具有广泛性、综合性、连续性和实用性的特点。

57. 解析：良好的治疗性环境主要考虑的因素是安全和舒适。

59. 解析：一致性沟通是沟通的最高层次，指沟通双方对语言和非语言性行为的理解一致，达到分享彼此感受的最高境界。

65. 解析：病人由于担忧第二天手术安全而辗转反侧，属于安全需要未得到满足。

67. 解析：护士未与患者沟通施行导尿术，侵犯了患者的知情同意权。

68. 解析：患者在适应患者角色后，由于某种原因又重新承担起本应免除的社会角色的责任，并将其上升到主要位置，从而放弃患者角色，属于角色行为消退。

69. 解析：患者因吸入高浓度氧气后，肺泡内氧气被大量置换，一旦支气管有阻塞，其所属肺泡内氧气被肺循环血液迅速吸收，引起吸入性肺不张。

70. 解析：临终关怀是从以治愈为主的治疗转变为对症为主的照料。

71. 解析：既需要他人的帮助，也需要器械的帮助，属于关节活动能力 3 级。

72. 解析：进行尿 17 - 羟皮质类固醇检测，24h 尿中应加入浓盐酸 5~10ml，保持尿液在酸性环境中，防止尿中激素被氧化。

74. 解析：护士在与该患者交流时应特别注意使用核对技巧，以确定自己理解的内容与对方想要表达的含义一致。

76. 解析：客观资料是指由护士观察到的或测量到的信息，体温 38.5℃是护士测量到的信息，因此属于客观资料。

77. 解析：根据患者主述及客观体征，已了解现在的健康状况，故问诊的重点应该放在既往病史方面，以全面了解患者病情情况。

79. 解析：腹部手术后的病人取半坐位，可减轻腹部切口缝合处的张力，缓解疼痛，促进伤口愈合。

81. 解析：要素饮食，停用时应逐渐减量，防止骤停引起低血糖反应。

84. 解析：根据症状分析患者出现了循环负荷过重反应即急性肺水肿。

85. 解析：患者出现急性肺水肿时，若病情允许，应立即取端坐位，双腿下垂，以减少下肢静脉回流，减轻心脏负担。

88. 解析：对于溺水窒息患者首要的抢救措施是清除呼吸道异物，保持呼吸道通畅。

89. 解析：在 CAB 中"B"为 Breathing 即人工呼吸。

90. 解析：人工呼吸器挤压一次可进入肺内的空气为 500~1000ml。

91. 解析：病室湿度过低，蒸发旺盛可使人口干咽痛。

95. 解析：根据纽曼健康系统模式一级预防适用于护理对象系统对压力源没有发生反应时，主要是预防疾病发生，如进行健康宣教、保护易感人群、疾病早期检查等。

96. 解析：二级预防适用于压力源已经穿过正常防御线后，人的动态平衡被破坏，出现症状或体征时主要是早发现、早诊断、早治疗。

97. 解析：一致性沟通即共鸣性沟通，是沟通的最高层次。

98. 解析：陈述事实的沟通是一种纯工作性质的沟通，沟通的内容只涉及沟通事实，不掺杂个人意见。

99. 解析：粪便培养标本采集时，如患者无便意，周长棉签蘸无菌生理盐水溶液，由肛门插入 6~7cm，顺一个方向轻轻旋转后退出，将棉签置于培养瓶内。

100. 解析：10% 水含氯醛用于保留灌肠，起镇静作用，插入肛门深度为 15~20cm，保留药液在 1h 以上。

预测卷（三）

基础知识

序号	1	2	3	4	5	6	7	8	9	10
答案	B	C	D	E	C	B	E	B	E	B
序号	11	12	13	14	15	16	17	18	19	20
答案	C	C	D	E	D	B	B	C	D	A
序号	21	22	23	24	25	26	27	28	29	30
答案	E	B	B	D	D	B	C	B	D	C
序号	31	32	33	34	35	36	37	38	39	40
答案	D	C	C	D	A	B	A	D	B	D
序号	41	42	43	44	45	46	47	48	49	50
答案	D	A	B	B	A	B	B	E	C	C
序号	51	52	53	54	55	56	57	58	59	60
答案	A	B	E	E	A	C	C	D	B	D
序号	61	62	63	64	65	66	67	68	69	70
答案	C	E	C	C	B	A	C	A	A	C
序号	71	72	73	74	75	76	77	78	79	80
答案	B	B	A	D	B	C	C	C	D	D
序号	81	82	83	84	85	86	87	88	89	90
答案	E	B	A	E	E	D	B	B	A	B
序号	91	92	93	94	95	96	97	98	99	100
答案	B	B	D	E	B	C	D	A	B	D

24.解析：小儿生长发育顺序的规律是：由近到远、由上到下、由粗到细、由低级到高级、由简单到复杂。

30.解析：心绞痛发作持续时间多在 3~5 分钟内，一般不超过 15 分钟。

44.解析：低渗性脱水的特点是失钠多于失水，以失钠为主。

51.解析：病人平卧，膝关节伸直，被动直腿抬高下肢，至 60° 以内即出现放射痛，称为直腿抬高试验阳性。

59.解析：高温、高湿、无风环境可引起中暑，日平均气温＞30℃或相对湿度＞75% 是引起中暑的气象阈值。

69.解析：肝硬化出现门静脉高压时，脾静脉回流不畅，脾淤血、脾肿大，引起脾功能亢进，导致血细胞减少。

77.解析：腹泻的小儿钙丢失多，可引起低钙惊厥，脱水、酸中毒纠正后尤其容易出现低钙抽搐，往往表现为全身性或局限性惊厥，同时伴有口唇青紫。上述患者体温仅 38.6℃，通常不会引起高热惊厥。

78.解析：上述患者妇科检查白带呈豆腐渣样，阴道黏膜红肿并附有白膜，提示为外阴阴道假丝酵母菌病。外阴阴道假丝酵母菌病的病原体为假丝酵母菌。

90.解析：高血压发病机制中占主导地位的是高级神经中枢功能失调。

92.解析：足月儿出生后不需要尽早输液和输血。

93.解析：开放性气胸时患侧胸膜腔与大气直接相通，患侧胸膜腔负压消失，肺被压缩而萎陷；两侧胸膜腔压力不等使纵隔移位，健侧肺受压。吸气时健侧胸膜腔负压增大，纵隔向健侧移位；呼气时两侧胸膜腔压力差减小，纵隔移向患侧，纵隔位置随呼吸运动而左右摆动，称为纵隔扑动。

预测卷（三）

相关专业知识

序号	1	2	3	4	5	6	7	8	9	10
答案	E	D	D	A	A	A	E	C	E	B
序号	11	12	13	14	15	16	17	18	19	20
答案	E	A	D	A	A	A	D	D	E	D
序号	21	22	23	24	25	26	27	28	29	30
答案	A	E	A	A	D	C	E	A	C	D
序号	31	32	33	34	35	36	37	38	39	40
答案	E	E	D	B	E	B	A	C	B	D
序号	41	42	43	44	45	46	47	48	49	50
答案	A	C	D	B	C	C	C	A	B	C
序号	51	52	53	54	55	56	57	58	59	60
答案	C	B	C	E	B	D	E	C	E	E
序号	61	62	63	64	65	66	67	68	69	70
答案	C	D	B	C	E	A	B	B	E	B
序号	71	72	73	74	75	76	77	78	79	80
答案	C	D	A	C	E	C	B	D	E	D
序号	81	82	83	84	85	86	87	88	89	90
答案	B	A	C	E	C	B	A	A	B	C
序号	91	92	93	94	95	96	97	98	99	100
答案	E	B	A	D	B	C	A	B	A	B

1. 解析：羊水栓塞在第一产程发病者应立即考虑行剖宫产结束分娩，在第二产程发病者可根据病情经阴道助产结束分娩。

19. 解析：为新生儿缺血缺氧性脑病患儿治疗脑水肿，可选用呋塞米静脉推注，严重者可用 20% 甘露醇。

27. 解析：基础代谢率的测定应在禁食 12 小时、睡眠 8 小时以上，静卧空腹状态下进行。

39. 解析：病毒性心肌炎患者急性期要绝对卧床休息 4 周至 2~3 个月，减少心肌耗氧量。

44. 解析：乳腺癌患者皮内和皮下淋巴管被癌细胞阻塞引起淋巴回流受阻，皮肤呈"橘皮样"改变。

56. 解析：胎粪吸入性肺炎，胸部 X 线检查出现两侧肺纹理增粗伴有肺气肿。

59. 解析：强心苷治疗小儿心力衰竭时，当患儿出现室性期前收缩时，提示洋地黄中毒，应立即停药。

66. 解析：上述患者停经 9 周，少量阴道流血 3 天，无腹痛，子宫符合孕月，宫口未开，考虑为先兆流产。针对先兆流产的产妇，应避免刺激，采取保胎治疗。

70. 解析：敌百虫农药中毒时，禁忌使用 2% 碳酸氢钠洗胃，以免被氧化成毒性更强的敌敌畏。

80. 解析：膀胱内残余尿超过 50ml，应考虑手术治疗。

93. 94. 解析：颅盖骨折依靠头颅正侧位 X 线摄片可以诊断，颅底骨折做 X 线摄片检查价值不大，CT 检查有诊断意义。93.A，94.D。

预测卷（三）

专业知识

序号	1	2	3	4	5	6	7	8	9	10
答案	C	C	B	B	D	E	B	B	E	B
序号	11	12	13	14	15	16	17	18	19	20
答案	E	C	D	E	A	A	C	D	D	A
序号	21	22	23	24	25	26	27	28	29	30
答案	D	A	D	B	B	C	D	C	B	D
序号	31	32	33	34	35	36	37	38	39	40
答案	A	D	C	B	B	C	D	D	E	D
序号	41	42	43	44	45	46	47	48	49	50
答案	D	B	B	A	B	A	C	C	B	A
序号	51	52	53	54	55	56	57	58	59	60
答案	B	C	D	B	A	A	B	B	E	E
序号	61	62	63	64	65	66	67	68	69	70
答案	D	A	D	C	B	B	E	E	C	A
序号	71	72	73	74	75	76	77	78	79	80
答案	D	B	C	E	E	B	B	C	E	A
序号	81	82	83	84	85	86	87	88	89	90
答案	D	C	B	A	D	E	A	E	A	B
序号	91	92	93	94	95	96	97	98	99	100
答案	D	C	D	E	A	E	C	B	A	D

1. 解析：法洛四联症包括肺动脉狭窄、室间隔缺损、主动脉骑跨和右心室肥厚四个病理畸形。

3. 解析：胎膜早破的孕妇应绝对卧床休息，取侧卧位、抬高臀部，以减少羊水漏出，防脐带脱垂。

4. 解析：乳管内乳头瘤的瘤体很小，钼靶X线等检查难以发现，乳腺导管造影可明确乳管内肿瘤的大小和部位。

6. 解析：引流管不慎脱出后，护士首先应捏紧伤口处皮肤，消毒处理后，用凡士林纱布封闭伤口，协助医生进一步处理。

8. 解析：幽门梗阻病人术前3天每晚应用等渗盐水洗胃，可使胃黏膜水肿减轻，有利于手术后吻合口愈合。

11. 解析：胸腔闭式引流时水封瓶应距离引流口60cm以上。

13. 解析：晚期病人凝血因子减少、凝血酶原时间延长，血浆鱼精蛋白副凝试验应为阳性。

14. 解析：利用 ^{131}I 治疗甲亢是利用 ^{131}I 释放的β射线破坏甲状腺腺泡上皮，减少甲状腺素的合成和释放，放射性碘治疗可致永久性甲减。

20. 解析：冬眠低温治疗时应先使用冬眠药物，待自主神经系统被充分阻滞、病人御寒反应消失后，方可加用物理降温。否则，病人一旦出现寒战，可使机体代谢率升高、体温升高。

22. 解析：直肠癌造口通常位于左下腹，为防止流出稀薄的粪便污染腹部切口，病人应取左侧卧位。

24. 解析：该患者属肥胖人群，且血糖较高，双胍类降糖药最适合超重的 2 型糖尿病患者。

26. 解析：正常成年男性体内水含量约占体重的 60%，其中细胞内液占体重 40%，细胞外液占体重 20%。细胞外液又分为血浆和组织间液，其中血浆占体重的 5%，组织间液占体重的 15%。

27. 解析：高热惊厥在一次发热性疾病过程中很少连续发作多次。

28. 解析：糖尿病神经病变非常多见，以周围神经病变为最常见，常为对称性，下肢较上肢严重。

29. 解析：营养性缺铁性贫血患者服用铁剂停药的时间是血红蛋白量恢复正常后 2 个月。

30. 解析：早产儿室内温度应保持在 24℃~26℃。

33. 解析：病毒性脑膜炎多数完全恢复，少数留有智力发育落后、肢体瘫痪、癫痫等后遗症。

38. 解析：心功能 III 级表现为体力活动明显受限，稍事活动即可引起呼吸困难、心悸。

40. 解析：急性肾炎患者起病后 2 周内应卧床休息，待水肿消退、血压降至正常、肉眼血尿消失后，可下床轻微活动；血沉恢复正常可上学；Addis 计数正常后恢复正常生活。

43. 解析：放疗、化疗对骨髓均有抑制作用，病人常有白细胞下降，血小板减少，因此治疗期间每周应查血常规 1~2 次，出现异常及时给予相应处理。

47. 解析：全髋关节置换术后应置患肢于外展中立位，严禁屈曲、内收、内旋动作，避免再脱位。

49. 解析：高渗性脱水时缺水多于缺钠，细胞外液呈高渗状态，5% 葡萄糖注射液不含钠，渗透压接近血浆，因此是首选液体。

51. 解析：对于类风湿关节炎患者，病情缓解时要指导患者进行功能锻炼。

53. 解析：妊娠晚期或临产时，发生无诱因、无痛性反复阴道流血是前置胎盘的主要症状。

56. 解析：口服铁剂后大便呈黑色是正常的反应，如不伴有其他不适症状，不需要处理。

60. 解析：颅中窝骨折病人常出现脑脊液鼻漏，若用抗生素溶液冲洗鼻腔易导致颅内感染。

64. 解析：为避免诱发和加重肝性脑病，肝性脑病患者昏迷期应禁食蛋白质，食物中以糖类为主。

70. 解析：诊断呼吸衰竭的血液血气分析标准为在海平面、静息状态及呼吸空气的情况下 $PaO_2 < 60mmHg$，伴有或不伴有 $PaCO_2 > 50mmHg$。

预测卷（三）

专业实践能力

序号	1	2	3	4	5	6	7	8	9	10
答案	E	E	C	A	A	D	C	E	A	C
序号	11	12	13	14	15	16	17	18	19	20
答案	D	B	E	B	D	E	E	A	B	A
序号	21	22	23	24	25	26	27	28	29	30
答案	E	D	E	B	C	B	B	C	C	A
序号	31	32	33	34	35	36	37	38	39	40
答案	A	A	E	E	D	A	B	E	D	E
序号	41	42	43	44	45	46	47	48	49	50
答案	C	D	A	B	A	B	A	D	C	A
序号	51	52	53	54	55	56	57	58	59	60
答案	B	B	C	C	C	E	D	C	B	D
序号	61	62	63	64	65	66	67	68	69	70
答案	E	D	C	A	B	B	E	B	B	C
序号	71	72	73	74	75	76	77	78	79	80
答案	D	D	D	C	A	A	E	D	D	E
序号	81	82	83	84	85	86	87	88	89	90
答案	C	D	B	D	C	A	A	C	C	C
序号	91	92	93	94	95	96	97	98	99	100
答案	D	A	A	E	B	C	A	C	E	D	C

11. 解析：对于病人主观资料的记录应用病人的原话，并加引号。

19. 解析：尸体护理时，为了防止面部淤血变色，头部应垫枕头。

21. 解析：灭鼠药中毒后忌用脂肪类和碱性食物，以减少毒物的吸收，限制饮水。

23. 解析：气的气化作用是指通过气的运动而产生的各种生理功能效应。主要表现在精、气血、津液各自的新陈代谢及其相互转化。

31. 解析：护士为病人行导尿术时未用屏风遮挡，侵犯了病人的隐私权。

40. 解析：肛管排气时，肛管保留的时间不宜超过20min，以免引起肛门括约肌松弛。

44. 解析：中毒患者在洗胃前须留取毒物标本进行检验，当毒性物质不明时，洗胃溶液可选用温开水或生理盐水，当毒性物质明确后再采用对抗剂洗胃。

46. 解析：2岁以下婴幼儿因臀部肌肉发育不完善，注射臀大肌有损伤坐骨神经的危险，应选用臀中肌、臀小肌注射。

56. 解析：手压式雾化器雾化吸入时，间隔时间不少于3~4小时。

预测卷（四）

基础知识

1	2	3	4	5	6	7	8	9	10
A	C	E	B	E	C	B	B	D	E
11	12	13	14	15	16	17	18	19	20
E	C	E	D	C	B	D	D	C	C
21	22	23	24	25	26	27	28	29	30
B	C	A	B	A	D	C	D	D	B
31	32	33	34	35	36	37	38	39	40
E	C	E	C	C	E	B	C	C	E
41	42	43	44	45	46	47	48	49	50
C	B	E	C	A	D	E	C	C	A
51	52	53	54	55	56	57	58	59	60
E	B	B	B	E	D	B	B	C	A
61	62	63	64	65	66	67	68	69	70
B	D	A	C	C	C	B	A	D	A
71	72	73	74	75	76	77	78	79	80
D	D	D	B	C	A	D	B	B	B
81	82	83	84	85	86	87	88	89	90
C	B	A	D	C	E	C	E	D	B
91	92	93	94	95	96	97	98	99	100
C	E	D	E	A	A	D	C	D	E

1.解析：腹外疝发生的原因有腹壁强度降低和腹内压力增高，其中，腹壁强度降低包括某些组织穿过腹壁、腹白线因发育不全、手术切口愈合不良、腹壁神经损伤等；腹内压增高的原因有：慢性咳嗽、慢性便秘、排尿困难、搬重物、腹水、举重、妊娠、婴儿经常啼哭等。

4.解析：引起尿潴留的原因分为机械性和动力性梗阻，其中以机械性梗阻最多见，如良性前列腺增生、前列腺肿瘤。

5.解析：除了 E 选项，其他四项必须由已获得执业证书的护理人员操作完成。

6.解析：无形失水是指人体在正常生理条件下皮肤和呼吸蒸发的水分，正常成年人每日无形失水约850ml。

9.解析：面部"危险三角区"的疖如被挤压或处理不当，病原菌可沿内眦静脉和眼静脉向颅内扩散，引起化脓性海绵窦静脉炎。

10.解析：肾上腺素为心肺复苏中首选药物，可增强心肌收缩力。

12.解析：慢性失血是导致成人缺铁性贫血的最常见原因，如胃、十二指肠溃疡、月经过多、咯血等。

14.解析：多系统器官功能衰竭中最常见的器官是肺，其次是肾、肝、心、中枢神经系统、胃肠、免疫系统以及凝血系统。

17.解析：宫内节育器是一种安全、有效、简便、经济、可逆的避孕工具，为我国育龄妇女的主要避孕措施。

18.解析：有效循环血容量锐减及组织灌注不足是各类休克共同的病理生理基础。

19.解析：风湿性心脏病患者中二尖瓣最常受累，其次为主动脉瓣。

21.解析：破伤风病人入院后应住隔离病室，避免光、声刺激，减少刺激引起抽搐。

22.解析：等渗性缺水又称急性缺水或混合性缺水，外科病人最易发生。

24.解析：柔韧感是由于腹膜受到轻度刺激或慢性炎症所造成的，是粘连型结核性腹膜炎的临床特征。

26.解析：社区获得性肺炎常见病原体为肺炎链球菌、支原体、衣原体、流感嗜血杆菌和呼吸道病毒等。

28.解析：乳房淋巴液输出的最主要途径是经胸大肌外侧缘淋巴管–腋窝淋巴结。

30.解析：甲状腺功能亢进症是由各种原因引起的循环血中甲状腺素增多而出现以全身代谢亢进为主要特征的疾病总称，其主要致病因素是自身免疫。

31.解析：低血容量性休克包括失血性休克和创伤性休克。失血性休克多见于大血管破裂，腹部损伤引起肝、脾破裂，胃十二指肠出血等；创伤性休克多见于严重外伤，如挤压伤或大手术等。

32.解析：足月儿生后2~3天出现黄疸，4~5天达高峰，5~7天消退，最迟不超过2周。

34.解析：各种病毒和细菌均可引起急性上呼吸道感染，但90%以上为病毒。

37.解析：护士执业注册有效期为5年。护士执业注册有效期届满需要继续执业的，应在有效期届满前30日，向原注册部门申请延续注册。

38.解析：育龄妇女放置宫内节育器的时间：（1）月经干净3~7日无性交；（2）人工流产后立即放置；（3）产后42天恶露已干净，会阴伤口愈合，子宫恢复正常；（4）剖宫产后半年放置；（5）自然流产于转经后放置，药物流产2次正常月经后放置；（6）哺乳期放置应先排除早孕。

40.解析：急性肾小球肾炎多见于链球菌感染后。

41.解析：阴道属于女性内生殖器，其他选项均属于女性外生殖器。

43.解析：类风湿关节炎的基本病理改变是滑膜炎和血管炎，滑膜炎是关节表现的基础，血管炎是关节外表现的基础。

44.解析：胃癌的好发部位以胃窦部为主，占50%，其次是胃底贲门部，约占1/3。

46.解析：颅前窝骨折时出血可经鼻流出，或进入眶内在眼睑和球结膜下形成淤血斑，俗称"熊猫眼"或"眼镜征"。

52.解析：慢性脓胸时，纵隔向患侧移位。

54.解析：正常妊娠期妇女血液成分变化：白细胞轻度增加，中性粒细胞增多，血浆平均增加1000ml，血沉加快。

61.解析：在月经第7日卵泡分泌雌激素量迅速增加，于排卵前达高峰。

63.解析：人体的散热方式有四种：分别是辐射、传导、对流和蒸发。

64.解析：急性呼吸窘迫综合征主要病理特征为由于肺微血管通透性增高，导致肺泡渗出液中富含蛋白质进而肺水肿及透明膜形成。

65.解析：新生儿破伤风是指破伤风梭状杆菌侵入脐部，并产生痉挛毒素引起以牙关紧闭和全身肌肉强直性痉挛为特征的急性感染性疾病。

68.解析：肠外营养是经静脉途径供应病人所需要的营养要素，包括热量（碳水化合物、脂肪乳剂）、必需和非必需氨基酸、维生素、电解质及微量元素。

74.解析：间歇性跛行是脉管炎局部缺血期的主要症状。

75.解析：肾结核病灶在肾脏，症状在膀胱，膀胱刺激征是肾结核的典型症状。

76.解析：感染、劳累、妊娠及肾毒性药物（如氨基酸苷类抗生素、含马兜铃酸的中药等）均可能损伤肾脏，导致肾功能恶化，应予以避免。

78.解析：当胸腔内迅速积聚大量血液，超过肺、心包和膈肌运动所引起的去纤维蛋白作用时，胸腔内积血发生凝固，形成凝固性血胸。

79.解析：骨盆骨折合并腹腔内脏破裂时，不宜移动患者。

81. 解析：法洛四联症表现为青紫、蹲踞症状、杵状指（趾）、缺氧发作，体格检查时胸骨左缘第 2~4 肋间可闻及Ⅱ～Ⅲ级粗糙喷射性收缩期杂音。

84. 解析：尿酸结石和胱氨酸结石在酸性尿中形成，磷酸镁铵结石和磷酸钙结石在碱性尿中形成。

85. 解析：尿酸盐、胱氨酸等含钙较少的结石，因 X 线能穿透它，所以 X 线不能显示，故又称"阴性结石"或"透光性结石"

86~87 解析：滴虫阴道炎分泌物典型特点为：稀薄脓性、黄绿色、泡沫状、有臭味；外阴阴道假丝酵母菌病的分泌物特征为：白色稠厚呈凝乳或豆腐渣样。

88~90 解析：婴儿辅助食品添加顺序：2~3 月龄添加鱼肝油等；4~6 月龄添加蛋黄、无刺鱼泥等；7~9 月龄添加软饭、肉末等；10~12 月龄：碎菜、烂饭等。

94. 解析：葡萄胎诊断一经成立，应及时清宫。

95. 解析：侵蚀性葡萄胎的治疗原则为采用化疗为主、手术和放疗为辅的综合治疗。

96. 解析：微循环扩张期：毛细血管前括约肌舒张，而后括约肌则因对其敏感性低仍处于收缩状态。微循环衰竭期：淤滞在微循环内的黏稠血液在酸性环境中处于高凝状态，红细胞和血小板容易发生聚集并在血管内形成微血栓，甚至引起弥散性血管内凝血。

98~100 解析：年轻女性推荐超声作为首选的检查方法，因为它没有 X 线的电离辐射。乳管造影是乳头溢液病因诊断的首选手段。老年女性乳腺肿块检查首选乳腺钼靶检查。

预测卷（四）

相关专业知识

1	2	3	4	5	6	7	8	9	10
B	A	B	D	B	C	B	B	D	C
11	12	13	14	15	16	17	18	19	20
A	B	C	D	E	A	B	E	C	B
21	22	23	24	25	26	27	28	29	30
C	E	C	A	C	D	A	D	A	E
31	32	33	34	35	36	37	38	39	40
A	D	A	B	E	C	D	A	D	A
41	42	43	44	45	46	47	48	49	50
A	C	C	C	C	C	B	D	A	C
51	52	53	54	55	56	57	58	59	60
A	A	E	D	B	C	E	A	D	A
61	62	63	64	65	66	67	68	69	70
D	C	C	B	B	C	E	D	A	C
71	72	73	74	75	76	77	78	79	80
B	B	B	A	A	A	D	D	D	D
81	82	83	84	85	86	87	88	89	90
A	C	A	E	B	A	B	B	E	C
91	92	93	94	95	96	97	98	99	100
D	E	D	A	C	E	E	C	C	D

4.解析：老年人高血压的用药原则为24小时平稳降压，合理联合用药，个体化用药。

6.解析：空腹血糖≥7.0mmol/L或OGTT2小时血糖≥11.1mmol/L时，考虑为糖尿病。

7.解析：肝硬化时由于肝功能减退，雌激素水平升高，雌激素在手掌和腹部沉积，称为肝掌和蜘蛛痣。

9.解析：胎动监测是通过孕妇自测评价胎儿宫内情况最简便有效的方法之一。

12.解析：病原体未明确时，可根据临床经验选用广谱高效抗生素，然后依据细菌培养和药敏实验结果，调整抗生素种类和剂量。

13.解析：小细胞低色素贫血多见于缺铁性贫血，其治疗原则是病因治疗和补铁治疗。

15.解析：肾性水肿多从眼睑、颜面部开始。

19.解析：感染性休克的治疗首先以输注平衡盐溶液为主，其次是使用抗生素。

23.解析：小肠占据中下腹的大部分空间，故受伤的机会比较多。

27.解析：患有脓性指头炎时，若患指剧烈疼痛、肿胀明显、伴有全身症状，应当及时切开引流，以免指骨受压发生坏死和骨髓炎。

29. 解析：肝癌治疗性切除是目前治疗肝癌最有效的方法之一。

31. 解析：急性感染性多发性神经根神经炎患者脑脊液在发病后 1~2 周出现蛋白细胞分离现象，并在第 2~8 周最为显著，以后渐渐恢复。白细胞数不超过 10×10^6/L，细胞学分类以淋巴细胞及单核细胞为主，并可见巨噬细胞。蛋白含量显著增高。

33. 解析：低血容量性休克患者治疗时可静脉快速滴注平衡盐溶液和胶体液。

35. 解析：子宫肌瘤无症状者一般不需治疗，症状轻、近绝经年龄者可采取药物治疗。

38. 解析：乳腺癌手术后为避免复发，应指导患者 5 年内避免妊娠。

39. 解析：尿频是前列腺增生最常见的早期症状，夜间更为明显；进行性排尿困难是前列腺增生最重要的症状。

41. 解析：痰液中找到结核分枝杆菌是确诊肺结核的主要方法。

43. 解析：颅内压增高初期生命体征变化为血压升高、脉搏缓慢、呼吸减慢。

44. 解析：腰椎间盘突出症的临床表现为：腰痛、坐骨神经痛、马尾综合征；体征表现为：腰椎侧凸、腰部活动受限、压痛及骶棘肌痉挛、直腿抬高试验及加强试验阳性、神经系统表现（感觉异常、肌力下降、反射异常）。

47. 解析：尖锐湿疣是由人类乳头瘤病毒感染引起的性传播疾病，好发于男女生殖器及肛周。

48. 解析：高血钾症患者心电图早期 T 波高而尖、Q-T 间期延长，随后出现 QRS 波群增宽，PR 间期延长。

51. 解析：阴道后穹隆穿刺是一种简单、可靠的异位妊娠诊断方法，适用于疑有腹腔内出血的患者。

55. 解析：外阴癌最常发生的部位是大阴唇。

56. 解析：一部分结肠位于腹膜后，受伤后容易漏诊，常导致严重的腹膜后感染。

63. 解析：对高热惊厥的患儿进行健康教育的重点是惊厥预防及急救措施。

66. 解析：丙硫基氧嘧啶适用于妊娠期甲亢患者。

68. 解析：注意缺陷多动障碍表现为与年龄和发育水平不相称的注意力不集中和注意时间短暂、活动过度和冲动，常伴有学习困难、品行障碍和适应不良。

79 解析：敌百虫中毒禁用 2% 碳酸氢钠，因可使其转为毒性更强的敌敌畏。

81. 解析：败血症经抗生素治疗后病情好转时应继续治疗 5~7 天；血培养阳性，疗程至少需要 10~14 天；有并发症者应治疗 3 周以上。

预测卷（四）

专业知识

1	2	3	4	5	6	7	8	9	10
E	E	D	D	D	A	A	C	E	C
11	12	13	14	15	16	17	18	19	20
C	C	A	B	A	D	C	E	B	C
21	22	23	24	25	26	27	28	29	30
D	C	A	D	C	D	D	B	B	E
31	32	33	34	35	36	37	38	39	40
D	C	C	D	A	B	A	C	B	E
41	42	43	44	45	46	47	48	49	50
D	C	D	B	A	D	B	E	B	B
51	52	53	54	55	56	57	58	59	60
B	A	E	C	D	B	B	D	D	A
61	62	63	64	65	66	67	68	69	70
A	D	C	D	E	D	D	D	B	B
71	72	73	74	75	76	77	78	79	80
C	E	A	C	C	E	B	D	E	D
81	82	83	84	85	86	87	88	89	90
E	A	C	C	E	D	E	A	A	D
91	92	93	94	95	96	97	98	99	100
C	D	E	A	E	A	B	C	B	D

2. 解析：有机磷农药中毒后患者呼出气体呈蒜臭味。

4. 解析：消化性溃疡的并发症有：出血（最常见）、穿孔、幽门梗阻、癌变。

5. 解析：各种流产的临床特点：（1）先兆流产：阴道少量流血，无妊娠物排出，宫颈口未开，子宫大小与停经周数相符；（2）难免流产：阴道流血量增多，腹痛加重，宫颈口已开；（3）不全流产：部分妊娠物排出宫腔，宫颈口已开，宫颈口有胚胎堵塞，阴道持续流血，子宫小于停经周数；（4）完全流产：妊娠物全排出，阴道流血停止，腹痛消失，宫颈口关闭，子宫接近正常大小；（5）稽留流产：早孕反应消失，子宫缩小，宫颈未开，子宫较停经周数小，胎心音消失。

7. 解析：拔管时嘱患者深呼吸，在深吸气后屏气拔管。

8. 解析：由于股管几乎是垂直的，疝块在卵圆窝处向前转折时形成一锐角，且股环本身较小，周围韧带坚韧，因此股疝容易嵌顿。

9. 解析：阵发性刺激性干咳是支气管肺癌最常见的早期症状。

12. 解析：低钾患者补钾时尿量应达到 40ml/h。

13. 解析：使用双气囊三腔管时，拔管后 24 小时仍需严密观察。

16. 解析：多数慢性肾衰竭患者有贫血，主要由于肾组织分泌促红细胞生成素减少所致，故称为肾性贫血。

18. 解析：泌尿道感染途径有：上行性感染、血源性感染、淋巴感染和直接蔓延。其中上行性感染是最主要的感染途径。

19. 解析：类风湿性关节炎常见临床表现包括：晨僵、关节痛与压痛、关节肿、肺间质病变、胸膜炎、干燥综合征、高热等。

23. 解析：阻塞性肺气肿的并发症包括：自发性气胸，呼吸衰竭，慢性肺源性心脏病，肺部急性感染。

24. 解析：自发性气胸典型的临床表现是：胸痛，刺激性干咳，呼吸困难。

25. 解析：肝性脑病应严格控制蛋白质的摄入，以减少体内氨的产生、减轻肝昏迷的症状，所以产氨较多的食物，如肉类、蛋类、乳类等严禁食用。

28. 解析：器官移植慢性排斥反应一般在器官移植后数月至数年发生，表现为进行性移植器官的功能减退直至丧失。

30. 解析：原发性高血压可引起脑出血、脑血栓形成、心力衰竭和冠心病、慢性肾衰竭、主动脉夹层。其中最严重的是脑血管病。

35. 解析：多器官功能障碍综合征患者表现出高心输出量和低外周阻力，即高动力低阻力型。

37. 解析：尿道损伤的患者首选的检查是逆行尿道造影。

40. 解析：溃疡性结肠炎的消化系统症状有：腹泻、黏液脓血便、腹痛、其他症状（腹胀、食欲不振、恶心、呕吐等）。

41. 解析：预产期推算方法是按末次月经时间的第一日算起，月份减 3 或加 9，日数加 7。

43. 解析：营养性维生素 D 缺乏性佝偻病骨骼改变：（1）3~6 个月：头部颅骨软化；（2）8~9 个月：头部为方颅；（3）1 岁左右：胸部肋骨串珠、肋膈沟、鸡胸、漏斗胸；（4）1 岁以后："O" 形腿或 "X" 形腿。

46. 解析：体外循环结束时为中和肝素应选择的药物是鱼精蛋白。

47. 解析：风湿性心瓣膜病患者就诊和致死的最主要原因是充血性心力衰竭。

48. 解析：骨折早期并发症有：休克、脂肪栓塞综合征、重要内脏器官损伤（肝脾破裂、肺损伤、膀胱和尿道损伤）、重要周围组织损伤、骨筋膜室综合征。

50. 解析：肾病综合征使用激素治疗要缓慢逐渐减量，直至停药。

53. 解析：根据患儿的临床表现和实验室检查，最可能的诊断是过敏性紫癜。

54. 解析：新生儿出生 1 分钟 Apgar 评分为 3 分，考虑为重度窒息，因此应首先清理呼吸道。

56. 解析：会阴侧切伤口红肿，局部湿热敷宜选择的溶液是 50% 硫酸镁。

57. 解析：蛋黄含铁丰富，4 个月大营养性缺铁性贫血可添加。

60. 解析：病人出现典型的中间清醒期，即昏迷 - 清醒 - 昏迷，考虑为硬膜外血肿。

62. 解析：该疖长在面部三角区，若随意挤压患处，容易引起颅内海绵窦炎。

64. 解析：根据患者的临床表现，可能的诊断是系统性红斑狼疮，该疾病的典型表现是皮损，因此，其首选护理诊断是皮肤完整性受损。

67. 解析：Colles 骨折是指桡骨下端的骨松质骨折，骨折发生在桡骨下端 2~3cm 范围内的骨松质部位。其典型体征有银叉状畸形、枪刺状畸形等。

71. 解析：子宫肌瘤按肌瘤与子宫肌壁的关系分为 3 类：肌壁间肌瘤、浆膜下肌瘤、黏膜下肌瘤。其中浆膜下肌瘤约占 20%，肌瘤向子宫浆膜面生长，并突出于子宫表面，肌瘤表面仅由子宫浆膜覆盖。

74. 解析：代谢性碱中毒的主要病因之一是胃液丧失过多，酸性胃液大量丢失，例如严重呕吐、长期胃肠减压等。

75. 解析：患者处于休克状态，禁忌使用热水袋，以免加重缺氧。

77. 解析：DIC 患者出现皮肤紫斑，切口部位有出血，提示处于低凝期，应及时使用止血剂。

78. 解析：急性粟粒型，肺结核起病多急骤，多伴有寒战、盗汗、食欲不振、咳嗽、面色苍白等，至少在起病 2~3 周后，胸部 X 线片见两侧肺野有分布均匀、大小一致粟粒状阴影。

79. 解析：抗结核短程疗法一般为 6~9 个月。

80. 解析：根据患者的临床表现和实验室检查可能的诊断是肝硬化。

81. 解析：腹水应限制钠、水摄入：摄入钠盐 500~800mg/d（氯化钠 1.2~2.0g/d），入水量为 1000ml/d 左右。

84~86 题解析：对伴有胆囊结石的慢性胆囊炎或确诊为本病的无结石者应予胆囊切除；急性重症胆管炎需要急症手术行胆总管引流；坏疽性胆囊炎胆囊穿孔，病情危重需要急症手术行腹腔引流。

87~88 题解析：葡萄胎的随访时间是 2 年，子宫颈癌术后随访时间是 5 年以上。

89. 解析：中毒型细菌性痢疾的传播途径是粪 - 口传播。

90. 解析：麻疹主要通过飞沫传播。

91. 解析：流行性乙型脑炎的传播媒介是昆虫。

92. 解析：一般而言，墨菲征阳性提示急性胆囊炎者（结石和非结石），因其炎症波及胆囊周围和腹膜。

95~97 题解析：急性白血病病人的首发症状是贫血，常见慢性淋巴细胞白血病首发体征是淋巴结肿大，慢性粒细胞白血病病人最显著的体征是脾大。

98. 解析：大脑缺氧和中毒的症状体征是 CO 中毒的主要表现。轻度脑缺氧可表现为头晕、眼花、头痛、全身疲乏无力、恶心呕吐、胸闷、心悸、口唇呈樱桃红色等。重度脑缺氧病人表现为昏迷伴有肌张力增高和去皮质强直。

99. 解析：热射病表现为高热、无汗、口干、昏迷、血压升高，呼吸衰竭等现象，体温达到 40℃ 以上、皮肤干热无汗、神志障碍、脏器衰竭等。

100. 解析：日射病是由于在阳光下暴晒过久，头部缺少防护，突然发生高烧、耳鸣、恶心、头痛、呕吐、昏睡、怕光刺激等现象。

预测卷（四）

专业实践能力

1	2	3	4	5	6	7	8	9	10
B	E	B	B	A	D	C	C	E	D
11	12	13	14	15	16	17	18	19	20
D	D	A	A	E	A	D	B	E	D
21	22	23	24	25	26	27	28	29	30
C	D	D	A	C	B	A	B	C	A
31	32	33	34	35	36	37	38	39	40
D	A	D	A	A	B	E	D	E	B
41	42	43	44	45	46	47	48	49	50
B	D	A	B	C	B	D	C	D	C
51	52	53	54	55	56	57	58	59	60
B	C	B	D	A	E	D	A	D	C
61	62	63	64	65	66	67	68	69	70
B	A	B	A	B	E	D	B	C	A
71	72	73	74	75	76	77	78	79	80
D	B	B	A	C	B	B	A	D	C
81	82	83	84	85	86	87	88	89	90
B	D	C	A	D	C	E	D	C	B
91	92	93	94	95	96	97	98	99	100
D	E	D	A	A	B	B	C	D	C

2.解析：低分子右旋糖酐可扩充血容量，降低血液黏滞性，改善微循环。

6.解析：护士应尽可能地为患者创造安静环境。工作人员尽可能地做到"四轻"：说话轻、走路轻、操作轻、关门轻，以减少噪声，使患者得到良好休息。

8.解析：护士与患者日常接触中能直接、真实地观察到病人病情。

14.解析：要素饮食是一种化学精制食物，含有全部人体所需的易于消化吸收的营养成分，包含游离氨基酸、单糖、主要脂肪酸、维生素、无机盐类和微量元素。

15.解析：护理程序包括评估、诊断、计划、实施、评价五个步骤。

18.解析：虚证是指人体的正气不足，脏腑功能衰退所表现的证候，多见于素体虚弱，后天失调，或久病、重病之后。体质多壮实；声高气粗；胸腹按之疼痛，胀满不减；脉象有力属实证，是邪气过盛、脏腑功能亢盛所表现出来的的证候。

19.解析：中医治疗护理的原则一般是先护治本，后护治标，即所谓"治病必求其本"；但在病情发生变化，标病转为矛盾的主要方面时就有急则护治其标、缓则护治其本、标本俱急则宜标本兼护的不同。

20. 解析：超声雾化吸入的目的包括湿化气道、控制呼吸道感染、改善通气功能、预防呼吸道感染。

22. 解析：婴幼儿、昏迷患者使用热水袋的水温不应超过50℃。

24. 解析：护士向医生指出医嘱中的错误后，医生仍执意要求护士执行时，护士应坚决拒绝执行医嘱。

25. 解析：溶血反应属于输血反应。

28. 解析：有些药物需放置在避光阴凉处，如硝普钠。

29. 解析：甘露醇为利尿剂，因此应观察尿量。

32. 解析：输液中发生肺水肿时吸氧需用20%~30%的乙醇湿化，其目的是降低肺泡内泡沫的表面张力。

34. 解析：使用冰帽物理降温，肛温不得低于30℃。

35. 解析：穿刺针误入动脉，回血迅速，血液呈鲜红色，用力挤压头皮针近端输液管，局部皮肤迅速呈树枝状苍白，患儿可出现痛苦面貌或尖叫，应立即拔针，按压5~10min。

37. 解析：充血性心力衰竭患者用生理盐水灌肠后，部分盐会被肠黏膜吸收入血，加重心脏负担。

39. 解析：需要放置在避光阴凉处的药物有：硝普钠、氨茶碱等。

44. 解析：近代护理学形成于19世纪中叶。

45. 解析：等长练习又称为等长性力量练习或静力性练习，是肌肉以等长收缩的形式使人体保持某一特定位置或对抗固定不动的阻力练习方式。

48. 解析：意识障碍分为意识模糊、谵妄、嗜睡、昏迷（浅昏迷、深昏迷），而嗜睡是意识障碍中最轻的。

52. 解析：粪便隐血试验试验前3天内不要食用动物血、肉、肝、铁剂、绿色蔬菜，避免假阳性反应。

53. 解析：患者因面部受伤常有自卑感，不愿见人，此时护士应特别注意尊重患者。

54. 解析：根据题意可知，患者因亲人突然离世，精神刺激过大，一时没有接受而出现的生活不能自理，其主要原因是患者的心理因素。

61. 解析：操作后患者如有便意，嘱患者深呼吸、放轻松，不宜立即上厕所。

63. 解析：根据患者的实际情况和临床表现，可判断为该患者存在的健康问题是尿潴留。

66. 解析：心肌梗死患者疼痛剧烈，需要镇静止痛，可用小量吗啡静脉注射，其为最有效的镇痛剂，也可用杜冷丁（哌替啶）。烦躁不安、精神紧张者给予地西泮（安定）口服。

68. 解析：造影前一日进高脂肪饮食，使胆囊收缩，胆汁排空，有助于造影剂进入胆囊。造影前一日晚餐进无脂肪饮食，以减少胆汁分泌。晚餐后口服造影剂，禁食、禁烟至次日上午。

71. 解析：破伤风毒素配制的剂量为150U/1ml。

76. 解析：在护理该患者时，病室温度应保持在22℃~24℃，病室湿度应保持在50%~60%，病室内噪音的控制应低于45分贝。

80. 解析：即使无潮湿或污染也要更换隔离衣。

81. 解析：患者在做青霉素皮试5分钟后出现胸闷，面色苍白，出冷汗，脉细速，血压下降，呼之不应，考虑为过敏性休克。

83. 解析：突发心脏骤停的首选抢救措施为心脏按压，频率至少为100次/分，成人胸骨下压5cm。

87. 解析：颅脑疾病取头高足低位可减轻颅内压，以预防脑水肿。

90. 解析：高度危险品是穿过皮肤或黏膜进入无菌组织或器官的器材，或与破损的组织、皮肤黏膜密切接触的器材和用品，如手术器械和用品、穿刺针、输血器材、输液器材、注射用药物和液体、透析器、血液和血液制品、导尿管、膀胱镜、腹腔镜、脏器移植物和活体组织检查钳等。

91. 解析：中度危险品仅和皮肤、黏膜相接触，而不进入无菌的组织内，如呼吸机管道、胃肠道内窥镜、气管镜、麻醉机管道、子宫帽、避孕环、压舌板、喉镜、体温表等。

92.93.94. 解析：尸斑出现于死亡后2~4小时，尸僵出现于死亡后1~3小时，尸体腐败出现于死亡后24小时。

96. 解析：氯己定（洗必泰）不可与肥皂、碱等共用，不可与碘酊、高锰酸钾等配伍，不可用高压灭菌。

97. 解析：小儿的主要吸氧方法是头罩法，病情较重的吸氧方法是面罩法。

99. 解析：纽曼认为护士可根据护理对象系统对压力源的反应采取以下三种不同水平的预防措施：（1）一级预防：适应于护理对象系统对压力源没有发生反应时；（2）二级预防：适用于压力源已经穿过正常防御线后，人的动态平衡被破坏，出现症状或体征时；（3）三级预防：适用于人体基本结构及能量源遭到破坏后。

预测卷（五）

基础知识

序号	1	2	3	4	5	6	7	8	9	10
答案	D	D	E	C	B	D	C	C	E	D
序号	11	12	13	14	15	16	17	18	19	20
答案	A	C	C	E	B	E	E	A	B	C
序号	21	22	23	24	25	26	27	28	29	30
答案	E	C	E	C	E	E	D	A	D	D
序号	31	32	33	34	35	36	37	38	39	40
答案	C	B	D	E	B	C	E	E	B	D
序号	41	42	43	44	45	46	47	48	49	50
答案	A	C	A	C	B	E	E	E	E	B
序号	51	52	53	54	55	56	57	58	59	60
答案	D	C	A	A	D	B	D	B	C	B
序号	61	62	63	64	65	66	67	68	69	70
答案	B	E	D	C	E	C	C	A	B	E
序号	71	72	73	74	75	76	77	78	79	80
答案	D	E	E	E	D	C	B	A	C	B
序号	81	82	83	84	85	86	87	88	89	90
答案	E	B	D	A	C	C	B	C	B	A
序号	91	92	93	94	95	96	97	98	99	100
答案	E	C	D	E	C	E	D	E	D	B

2. 解析：小儿辅食添加应循序渐进，从少到多，从稀到稠，从细到粗，由一种到多种。

3. 解析：系统性红斑狼疮（SLE）是病变累及全身各个系统的特异性自身免疫性疾病。

4. 解析：停经是妊娠最早、最主要的症状。

5. 解析：婴幼儿最常见的贫血是由于铁摄入不足导致血红蛋白减少而引起的缺铁性贫血，6个月至2岁婴幼儿多见。

6. 解析：挤压面部"危险三角区"的疖，易引起感染扩散发生颅内化脓性海绵窦静脉炎。

8. 解析：肺癌综合治疗中，以手术治疗为主，结合放射、化学药物、中医中药以及免疫治疗等方法。

9. 解析：肾上腺素是心肺复苏的首选药。其作用是增加心肌收缩力，提高组织灌注。

10. 解析：子宫颈癌多发生在宫颈外口的原始鳞－柱状上皮交界部与生理性鳞－柱状上皮交界部间形成的移行带区，以鳞状细胞癌多见。

11. 解析：阻塞性肺气肿主要与吸烟、职业性粉尘和化学物质、大气污染、感染、气候，α_1－抗胰蛋白酶缺乏等有关。

12. 解析：胎盘早剥是指妊娠 20 周后或分娩期，正常位置的胎盘在胎儿娩出前部分或全部从子宫壁剥离。

13. 解析：静脉补钾时浓度不宜超过 0.3%。

14. 解析：ICU 护士应具备的条件：①需要有临床多个科室 2 年以上的轮转经历的注册护士；②接受院内 3~6 个月 ICU 专业培训；③专业技能过硬，掌握急救技术，掌握重症监护的专业技术等。

15. 解析：肾单位是肾脏的基本结构，包括肾小体和肾小管。

17. 解析：滑膜炎是类风湿关节炎的基本病理改变。

18. 解析：前囟于 1~1.5 岁时闭合，最迟 2 岁闭合。

19. 解析：脑出血为脑实质出血，可发生于大脑半球、脑干、小脑，以内囊出血最常见。

20. 解析：交界性肿瘤是指一种低度潜在恶性肿瘤，它具有良性肿瘤和恶性肿瘤的一些特征，如生长缓慢、复发迟，类似良性肿瘤，可发生转移，不过转移率较低。

21. 解析：国内胆道疾病是急性胰腺炎最常见的病因。

22. 解析：自发性气胸以继发于慢性阻塞性肺疾病及肺结核最常见，其次是原发性气胸。

23. 解析：通常受精常发生在排卵后 12 小时内。

24. 解析：急性排斥反应发生于移植后 1~2 周内，临床上表现为发热、全身不适、移植物肿大和疼痛。

25. 解析：麻醉前使用抗胆碱类药物可减少迷走神经兴奋，减少胆碱能神经递质的释放，减少呼吸道腺体分泌。

26. 解析：急性上呼吸道感染有 70%~80% 由病毒引起。

27. 解析：急性乳腺炎的主要病因是乳汁淤积。好发于产后哺乳的妇女，以初产妇多见。

28. 解析：左心功能不全主要病理改变为肺循环淤血引起呼吸困难，最早出现的是劳力性呼吸困难。

30. 解析：肿瘤的二级预防是指肿瘤的早期发现、早期诊断和早期治疗。

31. 解析：60% 的足月儿和 80% 以上早产儿在生后 2~3 天出现黄疸，5~7 日最重，足月儿 10~14 天消退，未成熟儿延迟至 3~4 周消退。

32. 解析：胆绞痛发作时勿使用吗啡，以防胆道下端括约肌痉挛，使胆道梗阻加重。

33. 解析：大肠埃希菌是肾盂肾炎最常见的致病菌，其次为副大肠埃希菌、变形杆菌等。

34. 解析：小儿铁需求增加而摄入不足，是营养性缺铁性贫血最常见的病因。

38. 解析：胎儿窘迫是指胎儿在宫内有缺氧征象，危及胎儿生命，其基本病理变化是缺血缺氧引起的一系列变化。

39. 解析：癫痫持续状态是指癫痫连续发作之间意识未完全恢复又频繁再发，或发作持续 30 分钟以上。

42. 解析：消化道出血出现黑便，提示出血量大于 50~70ml。

43. 解析：腹外疝发生的原因包括：①腹壁强度降低（先天性，如精索或子宫韧带穿过腹股沟管、股动静脉穿过股管等发育不良；后天性，如手术切口愈合不良、外伤等）；②腹内压力增高（慢性咳嗽、便秘、腹水、妊娠、举重、婴幼儿经常啼哭等）。

44. 解析：感染性休克主要由于细菌及毒素作用所造成，常继发于释放内毒素为主的革兰阴性杆菌感染，又称内毒素性休克。其处理原则是在抗休克时抗感染。

45. 解析：静脉壁薄弱、静脉瓣膜缺陷及浅静脉内压力持续升高（长期站立、重体力劳动、妊娠、慢性咳嗽、习惯性便秘等）是引起下肢静脉曲张的主要原因。

48. 解析：消化性溃疡是消化道出血的最常见病因。

49. 解析：肛门周围脓肿是最多见的肛管直肠周围脓肿。

50. 解析：肾小球滤过膜损伤、通透性增加时可发生蛋白尿。

51. 解析：水肿是肾病综合征最突出的体征，其发生与低蛋白血症导致的血浆胶体渗透压下降有关。

52. 解析：胆囊结石最易嵌顿的部位是胆囊颈部。

53. 解析：甲亢术前药物准备主要是预防甲状腺危象的发生。

55. 解析：子宫内膜不规则脱落，在月经周期中患者有排卵，黄体发育良好，但萎缩过程延长，导致子宫内膜不规则脱落。

56. 解析：妊娠期子宫明显增大变软，宫腔容积足月时约 5000ml；宫颈管腺体肥大，宫颈黏液分泌增多；阴道黏膜着色、增厚、皱襞增多，结缔组织变松软，伸展性增加。

57. 解析：人体在术后早期应激状态下出现的代谢改变是高血糖。

58. 解析：由于下腰椎负重和活动范围大，故腰椎间盘突出发生在 $L_4 \sim L_5$ 和 $L_5 \sim S_1$。

59. 解析：麻疹病毒是一种副黏液病毒，仅有一个血清型，抗原性稳定，病毒不耐热，对日光和消毒剂均敏感，在低温下能长期生存。

62. 解析：敌百虫在碱性溶液中可转化为毒性更强的敌敌畏。

63. 解析：良性葡萄胎病变局限于子宫内，不侵入肌层，也不发生远处转移。

70. 解析：血栓闭塞性脉管炎病变主要累及四肢远端的中、小动静脉，以下肢为主。

74. 解析：脓胸主要是继发性感染，大多数来自肺脓肿，常见致病菌为金黄色葡萄球菌。

75. 解析：稳定性骨折指骨折端不易移位，重复位不易再移位的骨折，如不完全性骨折及横行骨折、嵌插骨折等。

82. 解析：妊娠期母体血液相对稀释，呈生理性贫血，白细胞增加，血液处于高凝状态，血沉加快，网织红细胞轻度增加，血浆白蛋白减少。

93. 解析：滴虫性阴道炎应用 1% 乳酸或者 0.5% 醋酸冲洗。

94. 解析：外阴阴道假丝酵母菌病应用 2%~4% 碳酸氢钠溶液冲洗。

95. 解析：椎动脉型颈椎病由于椎动脉受累，可引起眩晕、视力模糊等，表现为一过性脑缺血。

96. 解析：神经根型颈椎病表现为与脊神经根分布区相一致的感觉、运动及反射障碍，压头试验阳性。

97. 解析：脊髓型颈椎病可出现上运动神经元损伤表现，四肢反射亢进，肌张力增强，出现病理征，躯体有感觉障碍平面，并可有括约肌功能障碍。

98. 解析：损伤性气胸患者伤侧胸腔积气，叩诊呈鼓音。

99. 解析：张力性气胸时，听诊呼吸音完全消失，叩诊呈鼓音。

100. 解析：开放性气胸时，呼吸时可听到空气进入胸膜腔伤口的响声类似吸吮。

预测卷（五）

相关专业知识

序号	1	2	3	4	5	6	7	8	9	10
答案	E	C	D	E	D	E	D	C	C	A
序号	11	12	13	14	15	16	17	18	19	20
答案	C	C	A	C	C	D	C	D	A	C
序号	21	22	23	24	25	26	27	28	29	30
答案	A	E	C	C	D	C	B	B	D	B
序号	31	32	33	34	35	36	37	38	39	40
答案	E	C	B	A	B	B	B	A	C	B
序号	41	42	43	44	45	46	47	48	49	50
答案	A	C	A	C	D	A	D	C	C	A
序号	51	52	53	54	55	56	57	58	59	60
答案	B	D	C	C	D	A	C	D	C	D
序号	61	62	63	64	65	66	67	68	69	70
答案	A	E	B	D	B	C	A	D	B	D
序号	71	72	73	74	75	76	77	78	79	80
答案	A	E	B	B	B	B	E	B	D	B
序号	81	82	83	84	85	86	87	88	89	90
答案	D	C	E	B	D	A	C	E	D	C
序号	91	92	93	94	95	96	97	98	99	100
答案	B	D	E	A	D	A	E	D	A	B

2. 解析：脓肿形成后应尽早切开引流，保持引流通畅，及时换药，促进伤口愈合。

3. 解析：腹部压痛、反跳痛、肌紧张是腹膜炎的标志性体征，称为腹膜刺激征。

4. 解析：静脉补钾的先决条件是见尿补钾，尿量在 40ml/h 以上。

5. 解析：血清游离三碘甲状腺原氨酸（FT_3）不受血甲状腺结合球蛋白（TBG）影响，直接反应甲状腺功能状态，是临床诊断甲亢的首选指标。

6. 解析：首选硫酸镁，因为镁离子可抑制运动神经末梢释放乙酰胆碱，阻断神经肌肉接头间的信息传导，使骨骼肌松弛。

7. 解析：凡是住在 ICU 病房的患者需持续心电图、心率、呼吸频率监测。

8. 解析：心跳骤停的诊断依据是意识丧失和大动脉搏动消失。

9. 解析：取活体组织做病理检查是确诊肿瘤最可靠的检查。

10. 解析：厌氧菌感染伤口换药时，应选用过氧化氢溶液。

11. 解析：治疗系统性红斑狼疮的首选药物是糖皮质激素，如强的松等。

12. 解析：中毒型细菌性痢疾的诊断依据是粪便细菌培养找到痢疾杆菌。

13. 解析：抗甲状腺药物的常见不良反应有粒细胞减少，严重者可致粒细胞缺乏症，因此必须定期检测血常规。

14. 解析：大便隐血试验前3天应禁食绿叶蔬菜、动物血、内脏以及肉，防止发生假阳性；可进食土豆、白菜、牛奶等。

15. 解析：颅内压明显增高时应禁止做腰椎穿刺，以防发生枕骨大孔疝。

17. 解析：小细胞癌恶性程度最高，但对放射疗法最敏感。

18. 解析：静脉壁软弱、静脉瓣膜缺陷、浅静脉内压力持续升高（长期站立、重体力劳动、妊娠、慢性咳嗽、习惯性便秘）是引起下肢静脉曲张的主要原因。

19. 解析：骨筋膜室综合征一旦发生应立即切开筋膜减压，防止肌肉和神经发生缺血性坏死。

20. 解析：手术切除是目前治疗原发性肝癌的最好方法。

21. 解析：上腹部手术备皮范围为上起乳头连线，下至耻骨联合，两侧至腋后线。

22. 解析：肝素用药前应测定凝血时间，用药后2h再次测定凝血时间。如凝血时间短于12分，提示肝素剂量不足；若超过30分钟提示过量。

24. 解析：病理学检查是肿瘤定性诊断时最可靠的检查。

25. 解析：便秘时高压灌肠可加重颅内压增高，因此颅内压增高的患者禁忌高压灌肠，便秘时使用缓泻剂或低压小量灌肠。

26. 解析：患者伤后昏迷出现"中间清醒期"，提示为硬脑膜外血肿，应立即手术清除血肿。

27. 解析：甲状舌管囊肿多见于15岁以下儿童，表现为颈前区中线、舌骨下方出现圆形囊性肿块，边界清楚，表面光滑，有囊性感，无压痛，不与皮肤粘连，随伸缩舌上下移动。

29. 解析：化疗药可抑制骨髓造血功能，但病人白细胞降至 3.5×10^5/L(3500/mm^3) 时应及时停药。

31. 解析：溃疡病合并瘢痕性幽门梗阻病人术前3天用温盐水洗胃，可消除胃黏膜水肿，促进术后吻合口愈合。

34. 解析：病人出现腹痛、寒战、高热、黄疸，之后又出现神志不清，休克症状，出现雷诺五联征的表现，应考虑为急性梗阻性化脓性胆管炎。

37. 解析：初始血尿提示出血部位在前尿道。

41. 解析：血小板减少可见于再生障碍性贫血。

42. 解析：网织红细胞减少提示骨髓功能低下，见于再生障碍性贫血、急性白血病。

43. 解析：休克患者，尤其是重症休克患者，不适合进行营养疗法。

44. 解析：急性非淋巴细胞白血病化疗诱导缓解方案有：DA方案（柔红霉素＋阿糖胞苷）。

46. 解析：蛋白尿是指尿液蛋白量每日超过150mg。

47. 解析：运动疗法是肥胖症患儿减轻体重的主要手段。

48. 解析：门静脉高压脾功能亢进者白细胞计数下降至 3×10^9/L 以下，血小板计数减少至（70~80）$\times 10^9$/L 以下，血红蛋白和血细胞比容下降。

49. 解析：对可疑宫颈癌患者进行碘试验的目的是筛查早期宫颈癌。

50. 解析：非甾体类抗炎药是改善早期类风湿病患儿症状的主要药物。

51. 解析：上述患者出现了休克，因此应采取的首要措施是建立静脉通路补充血容量。

54. 解析：患者原发性痛经，近1年内不考虑生育，治疗痛经可选择避孕药。

55. 解析：菌痢患者大便检查，镜下可见大量脓细胞（每高倍镜视野白细胞或脓细胞≥15个）、红细胞和巨噬细胞。

56. 解析：利福平有损害耳神经和肝功能的副作用。患儿出现了利福平肝损害症状，应服用保肝药物。

57. 解析：冠状动脉造影术常使用的造影剂是泛影葡胺，属于碘造影剂，使用之前应做碘过敏试验。

58. 解析：患者左侧季肋撞伤，腹腔穿刺抽出不凝血。应考虑脾破裂。

59. 解析：机械性肠梗阻会出现脱水、血液浓缩、血红蛋白值及细胞比容升高，尿比重增高造成体液紊乱。

60. 解析：患者由于前列腺肥大导致了尿潴留，现在首要的处理措施是导尿。

61. 解析：控制小儿风湿热复发首选的药物是长效青霉素，每月肌注1次，疗程至少5年，一般用至25

岁或更久。

62.解析：对麻疹患儿宜采取呼吸道隔离，隔离至出疹后 5 天，有并发症者应隔离至出疹后 10 天。

63.解析：结核性脑膜炎脑脊液的特点包括脑脊液压力增高，外观透明或毛玻璃样，白细胞总数升高，分类以淋巴细胞为主，蛋白升高等，糖和氯化物两者同时降低。

64.解析：硫酸镁具有解痉作用，可预防和控制子痫发作，适用于先兆子痫和子痫。

66.解析：未婚、阴道闭锁或月经期妇女不宜做双合诊检查。

68.解析：根据题干信息，上述患者为不全流产，因此应进行吸宫术或钳刮术以清除宫腔内残留组织，迅速止血并控制感染。

79.解析：新生儿出生后 2 周每天服用维生素 D 的剂量是 400~800IU，以预防佝偻病。

90.解析：急性化脓性阑尾炎腹腔穿刺液呈粪臭味液体。

91.解析：胃十二指肠溃疡穿孔时腹穿液呈黄色、浑浊、无臭，有时可见食物残渣。

92.解析：腹腔内出血腹腔穿刺液呈不凝固血液，因腹膜有去纤维蛋白作用。

预测卷（五）

专业知识

序号	1	2	3	4	5	6	7	8	9	10
答案	A	E	E	B	A	B	E	C	B	B
序号	11	12	13	14	15	16	17	18	19	20
答案	D	B	A	B	C	B	B	B	A	D
序号	21	22	23	24	25	26	27	28	29	30
答案	B	C	D	C	B	A	C	C	D	E
序号	31	32	33	34	35	36	37	38	39	40
答案	A	C	C	A	A	C	C	A	A	A
序号	41	42	43	44	45	46	47	48	49	50
答案	A	C	E	C	D	A	B	D	D	A
序号	51	52	53	54	55	56	57	58	59	60
答案	B	D	E	C	C	A	B	D	E	B
序号	61	62	63	64	65	66	67	68	69	70
答案	C	B	B	C	D	B	B	D	E	B
序号	71	72	73	74	75	76	77	78	79	80
答案	B	C	A	C	E	E	A	E	B	E
序号	81	82	83	84	85	86	87	88	89	90
答案	B	A	A	D	A	E	D	B	A	B
序号	91	92	93	94	95	96	97	98	99	100
答案	A	D	C	B	D	D	A	B	B	D

1.解析：有机磷农药中毒的烟碱样症状表现为交感神经节和横纹肌活动异常所引起的症状，表现为肌纤维颤动，常由小肌群开始，如眼睑、面部、肌肉颤动等，逐渐发展为肌肉抽搐、牙关紧闭、颈项强直、严重肌力减退，甚至瘫痪等。

2.解析：心前区疼痛是急性心肌梗死最早最突出的症状。诱因多不明显，疼痛性质和部位与心绞痛相似，口服硝酸甘油不缓解。

3.解析：肝硬化病人禁食坚硬、粗纤维食物是为了防止损伤胃肠道或曲张的静脉而导致出血。

6.解析：法洛四联症包括4种畸形：肺动脉狭窄、室间隔缺损、主动脉骑跨、右心室肥厚。

7.解析：乳头皲裂主要是由哺乳姿势不正确，婴儿含接姿势不良引起。

8.解析：梗阻性黄疸是胰头癌主要的症状和体征，肿瘤靠近壶腹周围，黄疸可较早出现，黄疸常呈持续性且进行性加深。

10.解析：慢阻肺呼气困难伴低氧血症应避免给予高流量给氧，避免抑制 CO_2 对呼吸中枢的刺激，加重缺氧。

11. 解析：多饮水、勤排尿是预防肾盂肾炎最简单有效的措施。

12. 解析：先兆流产表现为停经后少量阴道流血。

13. 解析：患者端坐卧位可减轻肺淤血，从而减轻呼吸困难。

14. 解析：脑脊液耳漏禁忌耳鼻冲洗的目的是避免引起颅内感染，也须严禁鼻腔置导管、吸痰等。

15. 解析：支气管哮喘发作时的呼吸形态是呼气性呼吸困难。

17. 解析：慢性肾衰最常见早期表现是消化道症状，如食欲减退、恶心、呕吐等。

20. 解析：使用钙剂时，静推时间应超过 10min，以免引起心跳骤停。

21. 解析：上述患者夜间睡眠中出现胸闷、憋气、咳嗽、咳白色泡沫样痰，查体发现双肺底有湿啰音，提示发生了急性左心衰竭。

22. 解析：在护理出血倾向的病人时，尽可能避免引起出血，护理操作轻柔，保持床单平整、被褥轻软，减少和避免皮肤摩擦。患者不必绝对卧床，肢体应适当活动，以避免发生压疮或关节僵硬。

23. 解析：甲状腺功能亢进伴突眼者宜进食低盐饮食、高枕卧位，以减轻眼球后软组织水肿。

24. 解析：患者在胰岛素治疗期间突然出现极度饥饿、软弱、手抖、出汗、头晕等症状，考虑为低血糖反应，如患者意识清醒，给患者口服糖水即可缓解，严重者静脉推注 50% 葡萄糖。

26. 解析：系统性红斑狼疮病人应保持皮疹和红斑处的皮肤清洁，用 30℃ 左右的温水擦洗或湿敷。碱性肥皂和化妆品会刺激皮肤，加重皮损。避免日光暴晒。

27. 解析：肌力的分级为：0 级：完全不能动，无肌肉收缩；1 级：可见或仅在触摸中感到肌肉轻微收缩，但不能牵动关节肢体运动；2 级：肢体能够在床上移动，但不能抬起肢体；3 级：肢体能克服地心引力，可以抬高，离开床面，但不能抗阻力；4 级：肢体稍能抗阻力运动；5 级：正常肌力。

28. 解析：对感觉障碍的肢体不宜使用暖水袋保暖，防止烫伤。

29. 解析：急性感染性多发性神经炎的首发症状多数为双下肢无力，然后向上肢发展。随病情进展，可出现吞咽困难、声音嘶哑、复视、头痛、大小便失禁等。

30. 解析：急性呼吸窘迫综合征患者应及时给予机械通气，选用呼气终末正压给氧，以纠正低氧血症。

31. 解析：口对口人工呼吸吹气频率为每分钟 10~12 次。

32. 解析：血栓性静脉炎患者严禁按摩，以防止血栓脱落引起栓塞。

35. 解析：停用冬眠低温治疗时先停物理降温，再逐渐停用冬眠药物，任其自然复温。

36. 解析：5 年内避免妊娠可减轻雌激素对乳腺的刺激，防止肿瘤复发。

37. 解析：水封瓶装置应密封；水封瓶塞上长管须在水平面下 3~4cm，以避免气体和液体逆流；水封瓶应低于胸腔导管出口 60~80cm；引流管在床上妥善固定；换瓶时用双钳夹闭引流管近端。

38. 解析：Horner 综合征是指颈部交感神经受压，出现病侧眼睑下垂、瞳孔缩小、眼球内陷、同侧额部及胸部无汗或少汗。

40. 解析：嵌顿疝若未能及时解除，肠管及其系膜受压，动脉血流减少，最后完全阻断，即为绞窄性疝，所以两者的主要区别是有无血运障碍。

44. 解析：全肺切除术后应严格控制输液的量和速度，避免肺水肿，24 小时补液量应控制在 2000ml 内，速度以 20~30 滴 / 分为宜。

46. 解析：颅内压增高患者宜取头高足低位以利于静脉回流减轻脑水肿，对不能进食者每日补液量不超过 1500ml，保持每日尿量不少于 600ml。

47. 解析：下肢静脉曲张术后应指导病人早期活动，卧床期间可足部伸屈和旋转运动，术后 24h 鼓励病人下地行走，避免深静脉血栓形成。

48. 解析：颗粒细胞瘤为低度恶性肿瘤，多发生于 45~55 岁，能分泌雌激素，多数病人以性激素紊乱为首发症状。

49. 解析：患者体温升高，白细胞计数升高，说明有感染发生，应取半坐卧位，减少炎症扩散和有毒物质吸收。

51. 解析：铁剂不可与牛奶、咖啡、浓茶同服，以免影响铁的吸收。

54. 解析：休克患者取中凹卧位，抬高上身 10°~20°，有利于呼吸道通畅，抬高下肢 20°~30°，有利于静脉回流，增加心输出量，缓解休克症状。

56. 解析：根据患儿病情，考虑为鹅口疮，鹅口疮为白色念珠菌感染引起。

57. 解析：脑出血患者急性期应绝对卧床休息，发病后 24~48h 减少搬动。

61. 解析：宫颈癌最常见的早期症状是阴道流血，表现为接触性出血，可见性交后或妇科检查后出血。

62. 解析：宫内节育器的放置时间：月经干净后 3~7 天；产后 42 天子宫恢复正常大小，恶露已净，会阴切口已愈合；剖宫产术后半年，哺乳期排除早孕；人工流产术后宫腔深度＜10cm。

63. 解析：放置宫内节育器后 2 周内禁止性生活及盆浴。

64. 解析：正常小儿 1 岁时头围约 46cm，可初步判断出该小儿约为 12 个月。根据体重 9.6kg，身长 75cm，可以进一步判断其年龄约为 12 个月。

65. 解析：蓝光照射应保证皮肤均匀受光，尽量使身体广泛照射，以保证照射的效果。若使用单面光疗箱一般每 2 小时应更换体位一次，仰卧、侧卧、俯卧交替进行。

69. 解析：单纯性肾病发病年龄多为 2~7 岁，水肿最常见，水肿呈凹陷性，一般无血尿、高血压及补体下降。

70. 解析：水痘为自限性疾病，一般病程为 10 天左右。

72. 解析：该患儿出现消化道出血症状，应限制饮食，给予无渣流食。大量出血时应禁食，给静脉补充营养。

73. 解析：该患者夜间突发呼吸困难，咳白色泡沫样痰且伴双肺底有湿啰音，初步为左心衰竭。

74. 解析：一旦发生急性左心衰竭应立即协助患者取两腿下垂，端坐位，并给予高流量的吸氧，以迅速缓解缺氧，减轻急性肺淤血症状。

75. 解析：该患者自行增加胰岛素剂量后出现心悸、饥饿、出冷汗等低血糖症状，随后昏迷。首先宜考虑为胰岛素的低血糖反应。因此应立即检查血糖。

76. 解析：患者已处于昏迷状态，须静脉注射 50% 葡萄糖溶液。

77. 解析：腹腔穿刺若抽出不凝固血液，即可明确诊断。

79 解析：病人因肝破裂导致失血性休克，应边抗休克边手术止血。

81. 解析：病人存在慢性便秘多年，应先处理，防止腹内压增高引起疝气复发。

82 解析：术后当天病人宜取平卧位，膝下垫一软枕，使髋关节微屈，以松弛腹股沟切口张力，促进切口愈合和减轻切口疼痛。

83. 解析：为避免阴囊内积血、积液和促进淋巴回流，术后可用丁字带将阴囊托起。

86. 解析：患肢应适当抬高，以促进静脉血液回流。石膏绷带固定后鼓励病人做患侧握拳运动以及手指伸屈运动等功能锻炼。

90. 解析：患儿出现了水肿，故应限制钠、水的入量。

91. 解析：多卧床休息，以减轻心脏和肾脏负担，增加排尿，以减轻眼睑水肿。

预测卷（五）

专业实践能力

序号	1	2	3	4	5	6	7	8	9	10
答案	B	B	A	C	B	A	B	C	C	A
序号	11	12	13	14	15	16	17	18	19	20
答案	D	B	B	B	C	E	A	A	D	B
序号	21	22	23	24	25	26	27	28	29	30
答案	E	A	D	E	E	A	C	D	C	E
序号	31	32	33	34	35	36	37	38	39	40
答案	B	C	E	D	D	E	E	C	A	A
序号	41	42	43	44	45	46	47	48	49	50
答案	B	A	E	C	C	B	E	C	A	E
序号	51	52	53	54	55	56	57	58	59	60
答案	C	C	C	D	D	A	C	B	C	C
序号	61	62	63	64	65	66	67	68	69	70
答案	C	B	B	B	E	B	E	D	C	B
序号	71	72	73	74	75	76	77	78	79	80
答案	C	B	A	D	D	D	E	A	D	B
序号	81	82	83	84	85	86	87	88	89	90
答案	B	C	B	D	C	C	E	D	B	A
序号	91	92	93	94	95	96	97	98	99	100
答案	D	D	E	D	B	A	E	C	D	B

1. 解析：危险的护理诊断是对现在未发生，但健康状况和生命过程可能出现反应的描述，常用 PE 公式陈述。

2. 解析：氯化钾严禁静脉推注，以免血钾突然升高引起心脏骤停。

3. 解析：佩皮劳的人际关系模式重点强调病人或护理对象与护士的关系是在护理过程中形成的。

4. 解析：强腐蚀性毒物如强酸、强碱中毒禁忌洗胃。

6. 解析：肾脏移植术后的病人抵抗力低下，极易感染，所以对其进行保护性隔离。

7. 解析：罗伊认为人是一个适应系统处于不断与其环境互动的状态，在系统和环境之间存在着信息物质和能量的交换，人是有生物心理、社会属性的有机整体。

8. 解析：新生儿及老年患者，病室温度以保持在 22℃～24℃为佳。

9. 解析：动脉注射完毕局部使用无菌纱布或沙袋加压止血 5~10 分钟。

10. 解析：检查阿米巴原虫，留取粪便标本时应将便器加热至接近人体的体温，以保持阿米巴原虫的活动状态。

12. 解析：口服液体铁剂需使用吸管避免牙齿染黑。为预防或减轻服用铁剂产生的胃肠道反应，应饭后服用，避免铁剂与牛奶、茶、咖啡同服。

14. 解析：肠套叠病人血液与粪质混合会使粪便呈果酱样。

15. 解析：尿频、尿急、尿痛是膀胱刺激征的主要表现，主要见于膀胱及尿道感染。

16. 解析：酵母片易潮解，应干燥保存。

17. 解析：灌肠以"E"表示，灌肠后排便以E做分母，排便次数做分子表示，1 1/E表示自行排便一次，灌肠后排便一次。

18. 解析：青霉素过敏性休克时，最早出现的症状是皮肤瘙痒、呼吸道症状。

20. 解析：紫外线的消毒时间须从灯亮5~7分钟后开始计时。

21. 解析：主动－被动型模式适用于昏迷、全身麻醉未清醒、婴儿、精神性疾病等患者。

22. 解析：酒精擦拭的禁忌部位包括枕后、心前区、腹部、足底。

26. 解析：ROM练习是指根据每一特定关节可活动的范围来对此关节进行屈曲和伸展的运动。活动受限病人应尽快开始ROM练习，每天进行2~3次，病人出现疼痛、痉挛、疲劳或抵抗反应时应停止操作。活动时比较双侧关节活动情况，了解原来关节活动程度。每个关节每次有节律地做5~10次完整的ROM练习。

27. 解析：清洁是指清除物品上的一切污秽，如血迹、分泌物、油脂、污垢等。通过机械冲刷，可将物体上细菌污染数量降低，但并不能杀灭病原微生物。

28. 解析：铺好的无菌盘4小时内有效。

29. 解析：溶血反应时，由于红细胞发生溶解，大量血红蛋白散布到血浆中，出现黄疸和血红蛋白尿（酱油色）。

31. 解析：如护理人员发现医嘱有明显错误有权拒绝执行，并向医生提出质疑和申辩，但不能私自修改医嘱。

32. 解析：甘露醇有利尿脱水的作用，使用时应观察并记录尿量。

33. 解析：由有知识、负责任的护士照顾，可以保证各方面的安全。

34. 解析：艾瑞克森的心理社会发展学说将人格发展分为8期，青春期会产生自我认同与角色紊乱危机。

36. 解析：容易氧化和遇光变质的药物应装在有色密封瓶中，放在阴冷处或用黑纸遮盖。如维生素C、盐酸肾上腺素、氨茶碱等。

37. 解析：牛奶、蛋清水、镁乳可用于抢救误服硫酸中毒的患者。

38. 解析：为伤寒病人灌肠时，溶液不得超过500ml，液面距肛门不得超过30cm。

39. 解析：氧气雾化吸入时，应当将药物用蒸馏水稀释或溶解药物在5ml以内，注入雾化器，吸气时以手指按住出气口，同时深吸气，可使药液充分达至支气管和肺内，吸气后再屏气1~2秒，则效果更好，呼气时，手指移开出气口，以防药液丢失。湿化瓶内不能放水。

40. 解析：采集血气分析样本，血液抽出后立即用小橡皮密封针头、隔绝空气，并使用肝素抗凝。

41. 解析：舌下给药硝酸甘油时，将药片置于舌下，任其自然溶解，不可嚼碎吞下。

42. 解析：整体护理是指把人看成一个统一的功能整体，实施身心各方面的护理。

43. 解析：戊二醛、碘酊对皮肤黏膜有刺激性，乙醇常用于皮肤消毒。0.02%过氧乙酸用作黏膜冲洗消毒。

44. 解析：客观资料记录时应避免护士的主观判断和结论，记录时需注意全面和准确，避免使用模糊不清的言论。

45. 解析：如因抢救急重症患者未能及时记录的应当在抢救结束后6h内据实补记，并注明抢救完成时间和补记时间。

47. 解析：警告期人体主要表现为血糖和血压升高、心跳加速、肌肉紧张度增加等。

48. 解析：肌内注射进针后回抽有回血，说明针头刺入血管内，应拔出针头更换注射器后重新进针。

49. 解析：四诊（望、闻、问、切）是中医收集病情资料的基本方法。护士运用四诊的方法收集病情资料，进行有目的的病情观察和分析，可为正确辨证施护提供依据。

50. 解析：浓缩红细胞适用于携氧功能缺陷者。

51. 解析：此病人诊断为COPD，最佳吸氧方式为持续低流量、低浓度吸氧。

52. 解析：吸痰插管时不可有负压，以免引起呼吸道黏膜损伤，应严格执行无菌操作，每吸痰一次更换吸痰管，每次吸痰时间不超过15s，以免造成缺氧。

53. 解析：自我实现是指一个人充分发挥自己的才能与潜力，病人由于骨折而无法跳舞，对于舞蹈演员来说是无法实现自己价值的，属于自我实现价值需要未满足。

56. 解析：α－糜蛋白酶，可使黏稠的痰液稀化，便于咳出，对脓性和非脓性痰液均有效。

57. 解析：采用排除法。无菌持物镊不可用于夹取消毒棉球进行外阴消毒。

58. 解析：留置导尿病人尿液出现浑浊沉淀时，应嘱病人多饮水，以促进尿液的生成，达到冲洗尿道的目的。

59. 解析：传染病人出院后，病室应执行传染病终末消毒法，被服及时送洗衣房清洗消毒并与普通患者分开。室内空气可用喷雾消毒，病床、桌椅用消毒液擦拭。

60. 解析：患者发生了使用青霉素引起的过敏性休克，应首先皮下注射0.1%盐酸肾上腺素。

62. 解析：尿糖定量检查需留置24小时尿，取其中100~200ml送检。

63. 解析：过氧乙酸能产生新生态氧将菌体蛋白质氧化，使细菌死亡。

66. 解析：止咳糖浆对呼吸道黏膜起安抚作用，服后不宜饮水，以免降低药效。同时服用多种药物，应最后服用止咳糖浆。

68. 解析：长期鼻饲者应定期更换胃管，乳胶胃管每周更换1次，硅胶胃管每月更换1次。

69. 解析：为昏迷病人插胃管时，为提高插管的成功率，插管前将病人头前屈，当插入14~16cm（会厌部）时，以左手将病人头部托起向前屈，使下颌靠近胸骨柄，以增大咽喉部通道的弧度，提高插管的成功率。

72. 解析：异相睡眠的第Ⅳ时相，即深睡眠期，极难唤醒，全身松弛，无任何活动，体温、脉搏继续下降，呼吸缓慢均匀，体内分泌大量激素，组织愈合加快，可能出现遗尿和梦游。

74. 解析：胰岛素皮下注射应选用1ml注射器。

75. 解析：注射时做到两快一慢，即进针和拔针快，推液慢，可减少病人的疼痛感。

76. 解析：皮下注射时进针深度是针梗的2/3，不宜全部刺入。

79. 解析：该患者血红蛋白为50g/L，处于贫血状态。故输血的主要目的是纠正贫血。

80. 解析：静脉输液时滴速开始宜慢，观察10分钟后无不良反应，再根据病情调节滴速。

83. 解析：WHO将疼痛分为四级：0级：无痛；1级：轻度疼痛，尚可忍受，不影响睡眠；2级：中度疼痛，疼痛明显，不能忍受，要求使用镇痛剂；3级：重度疼痛，疼痛剧烈，不能忍受，需要使用镇痛剂。

88. 解析：某些面及颈部手术后病人采取半坐卧位，可减少局部出血。

89. 解析：十二指肠引流患者，采取头低脚高位，有利于胆汁排出。

92. 解析：慢性痢疾病变多在乙状结肠和直肠，故采用左侧卧位为宜，阿米巴痢疾病变多见于回盲部，应采取右侧卧位，以提高治疗效果。

94. 解析：尸斑一般在死亡2~4小时后出现。

95. 解析：尸僵一般在死亡后1~3小时开始出现，4~6小时发展到全身，12~16小时发展至高峰，24小时后开始减弱。

预测卷（六）

基础知识

1	2	3	4	5	6	7	8	9	10
D	C	C	D	B	A	D	B	C	E
11	12	13	14	15	16	17	18	19	20
C	C	C	B	A	B	C	B	C	A
21	22	23	24	25	26	27	28	29	30
C	E	E	B	B	A	B	E	E	C
31	32	33	34	35	36	37	38	39	40
C	E	E	E	E	C	C	A	B	E
41	42	43	44	45	46	47	48	49	50
A	E	A	E	C	E	B	E	D	C
51	52	53	54	55	56	57	58	59	60
D	E	D	D	A	B	B	A	B	A
61	62	63	64	65	66	67	68	69	70
E	C	E	E	C	D	D	C	E	E
71	72	73	74	75	76	77	78	79	80
E	E	D	E	D	C	A	B	E	E
81	82	83	84	85	86	87	88	89	90
A	C	A	E	C	D	C	A	B	D
91	92	93	94	95	96	97	98	99	100
E	A	C	C	D	D	B	E	D	E

2.解析：麻疹发病以冬春季节为主，发病高峰季节在2~5月份。

3.解析：骨髓微环境是造血干细胞赖以生存的基础，由巨噬细胞、网状组织和微血管组成。

4.解析：黑便多见于上消化道大出血，当上消化道出血量达到50~70ml时，病人则出现黑便。

5.解析：脑出血多由于高血压引起，病人多在情绪激动、体力活动、用力排便时，血压突然、急剧升高而发病。

9.解析：学龄前期是指幼儿满3岁后至7岁前的时期，5岁即属于学龄前期。

10.解析：尿路结石、尿路畸形、机体抵抗力下降、女性妊娠期、留置导尿致黏膜损伤等均为肾盂肾炎的易感因素。

11.解析：颅底骨折急性期病人有明显的脑水肿，若行腰椎穿刺，极有可能诱发枕骨大孔疝。

13.解析：患者右上腹损伤，可能为肝破裂造成胆汁外漏，胆汁刺激腹膜，引起腹膜刺激征，病人出现剧烈腹痛、腹肌紧张、压痛、反跳痛等。

14. 解析：在缺氧环境下，破伤风杆菌迅速繁殖并产生大量外毒素，即痉挛毒素与溶血毒素，是导致破伤风病人出现抽搐的直接原因。

15. 解析：TSAb 测定是停止抗甲状腺药物治疗的最好指标，也是 Graves 病诊断和判断预后的重要指标。

21. 解析：铁的主要吸收部位在十二指肠及空肠上段，当胃大部切除术后，影响铁的吸收，病人易发生缺铁性贫血。

23. 解析：失衡综合征是透析过程中或透析结束后不久出现的以神经系统症状为主要表现的综合征，轻者仅有焦虑不安、头痛、恶心、呕吐、视力模糊、血压升高，重者出现肌肉阵挛、震颤、嗜睡，甚至引起癫痫样大发作、昏迷，甚至死亡。

26. 解析：气道的慢性炎症及气道高反应性是支气管哮喘发作的关键因素。

27. 解析：急性脓胸多为继发性感染，肺是原发病灶的主要来源，常见致病菌为金黄色葡萄球菌。

30. 解析：前列腺增生、膀胱结石、尿道结石和尿道狭窄引起的急性尿潴留均为机械性梗阻引起；而不习惯卧床排尿引起的急性尿潴留为非机械性梗阻引起。

35. 解析：月经期子宫内膜的周期性变化是：子宫肌层收缩，引起内膜螺旋小动脉痉挛性收缩，血管远端的管壁及其供应的组织缺血、缺氧，继而引起局灶性坏死，于是坏死内膜脱落，月经来潮。

41. 解析：烧伤后体液渗出自伤后数分钟开始，2~3 小时最快，8 小时达高峰，48 小时后趋于稳定并开始回吸收。烧伤后 48 小时内最大的危险是低血容量性休克。

45. 解析：早产儿体温中枢发育不完善，体表面积相对较大，皮下脂肪薄，易散热，加之棕色脂肪少，无寒战反应，产热不足，故患儿易出现体温下降。

49. 解析：环境中可诱发哮喘发作的因素有花粉、动物毛屑、尘螨等。上述病人给宠物犬洗澡后哮喘发作，因此考虑诱因为毛屑。

53. 解析：乳房形成脓肿后应及时切开引流。为避免损伤乳管形成乳瘘，切口应呈放射状至乳晕处。

54. 解析：有机磷农药中毒时，胆碱酯酶失活，乙酰胆碱蓄积，引起一系列临床中毒症状。

57. 解析：前囟为顶骨与额骨边缘形成的菱形间隙，其对边中点连线的长度在出生时为 1.5~2cm，6 个月后逐渐变小，1~1 岁半时应闭合。

58. 解析：粪便干结引起排便的机械性创伤，形成肛裂；裂口上端肛瓣和肛乳头水肿形成肥大乳头；下端皮肤因水肿及静脉、淋巴回流受阻，形成突出于肛门外的袋状皮垂，称为前哨痔。肛裂、肥大乳头和前哨痔同时存在称为"肛裂"三联征。

61. 解析：肝癌结节破裂出血时，出现局部疼痛，后蔓延至全腹，小破口出血可出现血性腹水，大量出血引起休克和死亡。

62. 解析：发生癫痫持续状态时应静脉注射地西泮 10~20mg，以迅速控制抽搐的症状。

63. 解析：新生儿时期心率为 120~140 次 / 分，1 岁以内为 110~130 次 / 分，2~3 岁为 100~120 次 / 分，4~7 岁为 80~100 次 / 分，8~14 岁为 70~90 次 / 分。

66. 解析：ICU 的基本监测设备包括：多功能监护仪、心排出量测定仪、有创静脉测压装置、脉搏血氧饱和度仪、呼气末 CO 测定仪、血气分析仪、呼吸机、氧治疗用具、心电图机、除颤器、输液泵、注射泵及各种急救用具等。

68. 解析：各类休克的共同病理生理是有效循环血量锐减、组织灌注不足及由此导致的微循环、代谢改变和内脏器官继发性损害。

71. 解析：冠状动脉粥样硬化所致的冠脉管腔狭窄时，对心肌供血处于相对固定状态。当心脏负荷突然增加时，冠状动脉不能相应扩张以满足心机耗氧量，心肌缺血、缺氧，产生代谢产物，刺激心脏内传入神经末梢而产生心绞痛。

72. 解析：胚胎从第 6~8 周开始出现骨髓，但至第 4~5 个月时才开始造血，直至生后 2~5 周成为唯一的造血场所。

75. 解析：处女膜闭锁及有子宫的先天性无阴道病人，术后需取半卧位，促进经血排出。

77. 解析：护士需要病人填写护理质量问卷，需要事先征得病人同意。某病人拒绝填表，但是护士坚持让病人填写，其行为违反患者了病人的自主权。

81. 解析：生理性黄疸常于生后 2~3 天出现，5~7 天达高峰，足月儿 2 周消退，早产儿 4 周消退。

84. 解析：胸腔内活动性出血时，由于胸膜的去纤维化作用，胸腔内血液不凝固。

85. 解析：会阴骑跨伤可引起尿道球部损伤，骨盆骨折可引起膜部损伤，经尿道器械操作不当时会导致球膜交界处尿道损伤。

　　90.解析：开放性气胸时，吸气时健侧胸膜腔负压升高，与伤侧压力差增大，纵隔向健侧移位；呼气时两侧胸膜腔压力差缩小，纵隔移向伤侧，导致纵隔随呼吸运动而左右摆动。

　　91.解析：张力性气胸时，支气管裂口与胸膜腔相通，且形成活瓣，吸气时空气从裂口进入胸膜腔，呼气时活瓣关闭，空气只能进入而不能排出胸膜腔，使胸膜腔内积气越来越多，压力不断升高。

预测卷（六）

相关专业知识

1	2	3	4	5	6	7	8	9	10
E	E	D	E	A	D	C	B	A	A
11	12	13	14	15	16	17	18	19	20
B	D	B	C	D	A	A	D	D	D
21	22	23	24	25	26	27	28	29	30
E	B	B	E	D	E	A	B	C	B
31	32	33	34	35	36	37	38	39	40
A	C	B	E	B	E	D	C	C	C
41	42	43	44	45	46	47	48	49	50
B	B	E	E	C	E	E	B	A	B
51	52	53	54	55	56	57	58	59	60
D	A	D	A	E	B	C	A	B	E
61	62	63	64	65	66	67	68	69	70
B	C	C	B	E	D	C	C	C	E
71	72	73	74	75	76	77	78	79	80
C	E	A	E	B	E	A	C	B	A
81	82	83	84	85	86	87	88	89	90
C	A	C	A	C	A	E	E	A	B
91	92	93	94	95	96	97	98	99	100
C	D	E	D	C	E	E	B	A	C

1. 解析：过敏性紫癜除皮肤受累出现皮肤紫癜外，关节、消化道、肾脏也常受累。

2. 解析：前尿道结石可在麻醉下，压迫结石近端尿道，注入无菌液状石蜡，轻轻向远端推挤、钩取和钳出，尽量不切开尿道取石。

4. 解析：昏迷分浅昏迷和深昏迷，浅昏迷对强刺激有痛苦表情和躲避反应，各种生理反射存在；深昏迷时病人意识全部丧失，各种反射均消失。

5. 解析：奇脉主要见于心包积液和缩窄性心包炎。

6. 解析：获得性免疫缺陷综合征应抗病毒治疗和一般对症治疗，常用药物为抗病毒药物、干扰素、免疫刺激剂、抗生素等。

8. 解析：老年高血压病人降压时应：小剂量开始，联合用药，缓慢降压，连续用药，嘱病人勿自行调整用药。

13. 解析：肾移植供、受者术前须做淋巴细胞毒性试验，淋巴细胞毒性试验小于10%或为阴性才能实施肾移植手术。

17. 解析：盆腔炎术后，病人应取半卧位，以降低腹壁切口的张力，促进切口愈合。

20. 解析：输入异型血，红细胞凝聚成团，然后红细胞溶解，红细胞中的血红蛋白进入尿液中形成血红蛋白尿，尿液呈酱油色。

24. 解析：病人受伤后出现呼吸窘迫，查体右胸部饱满，呼吸音消失，叩诊呈鼓音，右胸部有骨擦音、皮下气肿，考虑为张力性气胸。因此，应立即进行胸腔穿刺排气减压。

29. 解析：肝脾破裂大出血导致低血容量性休克时，应遵医嘱快速补液，先输晶体再输入胶体溶液。

30. 解析：长期卧床的心衰病人应多活动下肢，预防下肢静脉血栓形成。

31. 解析：心肌梗死病人典型心电图改变为：宽而深的 Q 波，ST 段升高，T 波倒置；早期出现高耸状 T 波。

34. 解析：产褥感染的病人应按药敏试验选择广谱高效抗生素，注意需氧菌、厌氧菌及耐药菌株问题，必要时可短期加用肾上腺皮质激素。

37. 解析：发生胎膜早破后病人应绝对卧床休息，取左侧卧位，抬高臀部，以减少羊水流出，防止脐带脱垂。

39. 解析：阴道脱落细胞多来自于阴道上段和宫颈阴道部，也可来源于宫腔、输卵管、卵巢及腹腔上皮。

40. 解析：昏迷前期以意识错乱、嗜睡障碍、行为失常为主，此期扑翼样震颤存在，可出现不随意运动及运动失调，脑电图有特征性异常。从此期开始患者病人可出现肝臭。

41. 解析：肝炎病人由于血液中胆红素浓度升高，胆红素在结膜上沉积，病人出现结膜黄染。

45. 解析：良性前列腺增生的老年病人，若无心肺疾病，首选的治疗措施是经尿道前列腺电切术。

46. 解析：非手术治疗适用于子宫脱垂Ⅰ度，子宫脱垂Ⅱ度、Ⅲ度、合并直肠阴道膨出者应选择手术治疗。

52. 解析：年老体弱的慢性阻塞性肺气肿病人应避免使用镇静药，以免抑制呼吸。

53. 解析：有机磷农药中毒时可使用胆碱酯酶复能剂，如解磷定，以缓解烟碱样症状，如肌纤维颤动。

58. 解析：支气管哮喘病人急性发作时，首选 β 受体激动剂，给药方法首选吸入法。

62. 解析：中年男性，餐后出现上腹部烧灼痛 2 个月，黑便 2 天，初步考虑为胃溃疡合并出血。为明确诊断，应选择胃镜明确诊断。

63. 解析：足月儿出生后全身皮肤苍白，呼吸微弱，心率 30 次／分，肌张力松弛，考虑发生了新生儿窒息，因此应首先清理口鼻腔分泌物，保持呼吸道通畅。

66. 解析：共济失调型脑瘫，病变主要部位在小脑，患者表现为步态不稳，快速轮换动作差，肌张力低下等。

69. 解析：对 ARDS 病人而言，护士应及时吸痰，非每小时定时吸痰。

70. 解析：甲胎蛋白（AFP）是早期筛查原发性肝癌的主要指标。当 AFP 持续 8 周高于 200μg/L 或持续 4 周高于 500μg/L 或者逐渐升高而不下降，且排除肝炎、胚胎性肿瘤，妊娠，即可诊断为原发性肝癌。

71. 解析：早期支气管肺癌病人应首选手术切除癌肿病灶，然后根据肿瘤的病理分型采取综合性治疗。

72. 解析：结核病患者化疗应遵循早期、规律、联合、适量、全程的原则，切忌自行停药。

77. 解析：急性肠梗阻病人出现呼吸深快，口唇樱红，考虑为代谢性酸中毒，因此首选药物为 5% 碳酸氢钠。

78. 解析：2002 年 WHO 推荐 ORS 液的配方为：氯化钠 2.6g，枸橼酸钠 2.9g，氯化钾 1.5g，葡萄糖粉 13.5g，加水至 1000ml 配置而成，其中含量较多的电解质为氯化钠。

82. 解析：急性肛裂以非手术疗法为主，对陈旧性肛裂或者Ⅲ期肛裂，以手术治疗为主。

83. 解析：上述患儿右耳垂周围肿痛，同学中有类似患者，考虑为流行性腮腺炎。

87. 解析：肠源性氮质血症，一般在上消化道大出血后数小时开始升高，24~48 小时达高峰。

90~92 题解析：体重超过均值 20%~29% 者为轻度肥胖，超过均值 30%~49% 者为中度肥胖，超过 50% 者为重度肥胖。90 题选 B，91 题选 C，92 题选 D。

99~100 题解析：葡萄胎病人，子宫腔内绒毛水泡状水肿和滋养细胞增生；而绒毛膜癌病人子宫肌内滋养细胞极度不规则增生，周围大片出血，坏死，绒毛结构消失。99 题选 A，100 题选 C。

预测卷（六）

专业知识

1	2	3	4	5	6	7	8	9	10
B	A	A	B	B	A	D	D	B	D
11	12	13	14	15	16	17	18	19	20
A	D	C	A	D	B	D	E	C	B
21	22	23	24	25	26	27	28	29	30
E	C	B	D	E	A	A	D	B	E
31	32	33	34	35	36	37	38	39	40
B	B	C	E	D	E	B	E	C	E
41	42	43	44	45	46	47	48	49	50
A	B	D	C	D	A	E	D	D	A
51	52	53	54	55	56	57	58	59	60
C	C	E	D	A	B	A	E	D	D
61	62	63	64	65	66	67	68	69	70
B	B	A	C	E	C	D	A	B	C
71	72	73	74	75	76	77	78	79	80
B	D	E	B	C	A	E	C	B	B
81	82	83	84	85	86	87	88	89	90
A	D	A	C	A	E	D	B	D	E
91	92	93	94	95	96	97	98	99	100
D	E	A	A	A	E	C	C	B	C

1. 解析：颗粒细胞瘤为低度恶性肿瘤，好发于45~55岁妇女，因肿瘤能分泌雌激素，多数病人以性激素分泌紊乱为首发症状，预后较好。

4. 解析：病人大咯血发生窒息时，护士应立即协助病人取头低脚高位，保持呼吸道通畅。

7. 解析：糖尿病病人出现低血糖时，轻者表现为出汗、心悸、饥饿、焦虑、紧张、面色苍白、肢体震颤和血压轻度升高等，重者出现意识障碍、昏迷。病人的上述情形符合低血糖表现。

9. 解析：慢性肾功能衰竭病人由于肾功能减退，毒素排出受阻，尿素沉积于皮肤，出现皮肤瘙痒。

11. 解析：尿路结石病人非手术治疗期间，每日饮水量3000ml以上，经常做跳跃运动，促进结石排出。

13. 解析：原发免疫性血小板减少症患儿应适当限制活动；血小板$< 50 \times 10^9/L$，勿做较强体力活动，可适当散步预防外伤。上述病人血小板为$20 \times 10^9/L$，应绝对卧床休息，警惕颅内出血。

14. 解析：胎膜早破者应住院待产，胎先露部未衔接者须绝对卧床休息，取左侧卧位，抬高臀部，防止脐带脱垂造成胎儿缺氧或宫内窘迫。

16. 解析：慢性肺源性心脏病病人使用利尿剂时，应缓慢、小量、间歇给药，以避免大量利尿剂使用造成血液浓缩、痰液黏稠，加重气道阻塞。

20. 解析：有机磷农药中毒时胆碱酯酶失活，乙酰胆碱蓄积，迷走神经持久兴奋，瞳孔缩小。

22. 解析：硝酸酯制剂（硝酸甘油、硝酸异山梨酯）是最有效、作用最快的终止心绞痛发作的药物，可扩张冠状动脉，增加冠状动脉血供，同时扩张外周血管，减轻心脏负担而缓解心绞痛。

23. 解析：脑出血病人应绝对卧床休息，发病 24~48 小时内避免搬动病人，病人取侧卧位，头部稍抬高，以促进颅内静脉血液回流，减轻脑水肿。

28. 解析：Ⅰ度烧伤仅伤及表皮层，浅Ⅱ度烧伤及表皮生发层和真皮浅层，深Ⅱ烧伤伤及真皮层，Ⅲ度烧伤伤及皮肤全层，可达皮下、肌肉、骨骼。

31. 解析：插入三腔管后应先向胃囊囊注气，使胃囊压迫胃底部曲张静脉，如单用胃囊压迫已止血，则食管囊不必充气。胃气囊注气量为 100~150ml，食管气囊注气量约为 100ml；放置 48 小时后出血停止，放气观察 12h 后无出血再拔管；拔管前口服液状石蜡油 20~30ml。

33. 解析：腰椎间盘突出症保守治疗时病人应选择硬板床平卧，加强腰背肌锻炼，缓解疼痛。

36. 解析：2 岁之前小儿心脏位置较高并呈横位，心尖搏动位于第四肋间锁骨中线外侧。

38. 解析：上呼吸道感染患儿可出现高热，护士应密切注意患儿体温变化，防止高热惊厥。

42. 解析：在实施肾移植手术的过程中，需要将肾静脉与髂外静脉吻合，使移植侧的髂外静脉受损，故不宜选择移植侧下肢静脉作为静脉输液通道。

44. 解析：疝囊通过股环、经股管向卵圆窝突出的疝，称为股疝。股疝多见于 40 岁以上妇女。由于股管几乎垂直向下，疝内容物似直线状下坠，但一出卵圆窝后，却突转向前，形成一锐角；加以股环本身狭小，周围韧带坚韧，因此股疝容易发生嵌顿和绞窄。

47. 解析：休克代偿期表现为精神紧张、兴奋或烦躁不安。血容量减少的症状还不明显，病人开始出现皮肤苍白、四肢发冷、心跳呼吸加速、尿量减少等症状。

48. 解析：发生产后大出血时，应针对不同原因迅速止血，补充血容量纠正失血性休克等，不轻易切除子宫。

53. 解析：麻疹病人 90% 以上于病程的第 2~3 日，在第一白齿对应的颊黏膜处，可见 0.5~1mm 大小的白色麻疹黏膜斑（柯氏斑），周围红晕，常在 2~3 天内消退，是早期诊断的可靠指标。

56. 解析：注意缺陷多动障碍患儿出现攻击行为时应及时制止，告诉家长与学校取得联系，不宜歧视患儿，共同教育、管理，使患儿的行为得到控制。

58. 解析：病人出现腹壁压痛、反跳痛、肌紧张等腹膜炎症状，同时腹腔穿刺抽出含食物残渣的浑浊液体，考虑为胃肠穿孔。

60. 解析：营养性缺铁性贫血病人应及时添加含铁丰富的食物，如动物肝脏、肾、血、瘦肉及蛋黄、黄豆、紫菜、木耳等来增加铁剂。

62. 解析：肝硬化病人应给予高热量、高蛋白、高维生素易消化饮食，如血氨偏高者应限制或禁食蛋白质。上述病人血氨正常，无须限制蛋白质的摄入。

64. 解析：肾脏损伤的病人应绝对卧床休息 2~4 周，防止出血；恢复后 2~3 个月不宜从事重体力劳动，不宜做剧烈运动。

67. 解析：稽留流产：子宫小于妊娠周数，子宫颈口关闭；难免流产：子宫大小与停经周数相符或略小，宫颈口扩张但妊娠产物未排出；不全流产：妊娠产物部分排出，尚有部分残留在子宫内，子宫小于停经周数，宫口已扩张；完全流产：妊娠产物已完全排出，阴道流血逐渐停止，腹痛逐渐消失。

71~72 题解析：单侧喉返神经损伤可引起声音嘶哑；双侧喉返神经损伤可引起两侧声带麻痹，易失声、呼吸困难，甚至窒息；喉上神经外支损伤可引起声带松弛、声调降低；喉上神经内支损伤容易引起误咽、呛咳。71~72 题分别选 B、D。

78~79 题解析：急性梗阻性化脓性胆管炎主要诊断是在 Charcot 三联征（腹痛、寒战高热、黄疸）的基础上，病人又出现休克和神经精神症状，即 Reynolds 五连征。胰头癌病人由于压迫胆总管，胆汁排出受阻，病人出现进行性黄疸。78 题选 C、79 题选 B。

83~85 题解析：糖皮质激素具有强大的抗炎作用；类风湿关节炎病人为尽快控制症状，早期可选用激素；强直性脊柱炎病人伴发顽固性眼病，除使用激素外，可考虑应用甲氨蝶呤；类风湿关节炎病人出现进行性呼吸困难，胸片检查有双肺网状阴影，在常规治疗的基础上应首选糖皮质激素（泼尼松）。83~85 题分别选 A、

C、A。

90~92题解析：维生素D缺乏性佝偻病初期表现为神经、精神症状，如易激惹、烦躁、睡眠不安、夜间啼哭，出现枕秃；患儿冬季应进行户外活动和晒太阳，在室内活动时应开窗，以保证光线进入；患儿给予治疗量治疗1个月后，应每日给予维生素D 400~800IU维持。90~92题分别选E、D、E。

97~100题解析：心肺复苏首选静脉途径给药；心脏复苏首选肾上腺素静脉注射；如病人出现心室纤颤应立即行电击除颤；复苏后应降低头部的温度，使体温降至33℃~35℃，降温需持续至神志恢复。97~100题分别选C、C、B、C。

预测卷（六）

专业实践能力

1	2	3	4	5	6	7	8	9	10
A	B	A	D	A	E	D	E	C	B
11	12	13	14	15	16	17	18	19	20
A	E	E	B	E	D	C	B	D	C
21	22	23	24	25	26	27	28	29	30
E	B	C	A	B	D	C	A	B	D
31	32	33	34	35	36	37	38	39	40
A	E	E	C	D	D	A	E	A	C
41	42	43	44	45	46	47	48	49	50
B	E	B	D	D	D	D	E	D	A
51	52	53	54	55	56	57	58	59	60
C	D	D	D	A	B	C	B	A	A
61	62	63	64	65	66	67	68	69	70
E	E	E	D	A	C	B	D	A	A
71	72	73	74	75	76	77	78	79	80
D	B	A	D	A	A	B	E	B	D
81	82	83	84	85	86	87	88	89	90
C	E	B	A	C	B	D	E	C	A
91	92	93	94	95	96	97	98	99	100
C	C	D	E	D	A	C	D	B	A

1. 解析：使用无菌容器时手指不可触及容器盖边缘及内面；物品取出后即使未用也不得放回容器内；开盖后立即盖好，防止污染；打开容器盖时盖的内面向上放在稳妥处。

5. 解析：一级医院是指直接向具有一定人口（≤10万）的社区提供医疗、预防、保健和康复服务的基层医疗卫生机构，如农村的乡镇卫生院、城市的街道医院等。

6. 解析：胸外心脏按压有效的指标包括：大动脉出现搏动，收缩压在60mmHg以上，瞳孔缩小，皮肤由苍白转红润，自主呼吸恢复。

11. 解析：浓缩红细胞是新鲜全血经离心或沉淀移去血浆后剩余的部分，适用于携氧功能缺陷的病人，如一氧化碳中毒病人。

15. 解析：吸氧浓度(%)=21+4×氧流量(L/min)，氧浓度为45%，应调节的氧流量为（45−21）/4=6L。

16. 解析：滴速=[液体总量(ml)×滴系数]/输液时间(min)，即[2880ml×15]/[24h×60]=30滴/分。

17. 解析：过失犯罪是指应当预见自己的行为可能会发生危害的结果，因疏忽大意而没有预见，或虽有预见而轻信能够避免，以致造成不良结果。护士因自信药物不会出错，没有进行查对，导致错误的药物输入病人体内，造成病人死亡，即属于过失犯罪。

19. 解析：严密隔离适用于经飞沫、分泌物、排泄物传播的烈性传染病，如霍乱、鼠疫等。凡护士接触传染强、死亡率高的传染病时须每次更换口罩。

25. 解析：为气管切开的病人吸痰时，应先吸气管再吸口腔，吸痰管应每次更换。

26. 解析：血液－体液隔离主要适用于经血液和体液传播的疾病，如艾滋病、梅毒、乙型肝炎等。

27. 解析：长期反复输血或超过病人原血液总量的大量输血，由于库血中的血小板破坏较多，使凝血因子减少而引起出血。病人皮肤、黏膜瘀斑，穿刺部位大块淤血，或手术后伤口渗血。

28. 解析：红外线局部照射会阴侧切口时，当局部皮肤出现紫红色，提示照射剂量过大，应立即停止照射，局部涂凡士林纱布。

32. 解析：支持－教育系统适用于慢性病病人和文化层次较高者，糖尿病为慢性疾病，因此护士应为病人提供支持－教育系统。

36. 解析：绿脓杆菌感染的病人用过的剪刀应先灭菌，再清洗，最后再灭菌。

38. 解析：压迫性尿失禁是指当病人腹内压增高时，尿液不自主流出，主要见于老年女性，与膀胱括约肌功能减退有关。

39. 解析：朵贝尔溶液具有轻微抑菌、消除口臭的功效。上述病人口腔有异味，因此应选择朵贝尔溶液漱口。

44. 解析：国际护士会1899年成立时会所在伦敦，1925年迁到日内瓦。

46. 解析：自我实现的需要是指个人潜能得到充分发挥，实现自己在工作及生活上的愿望，并能从中获得满足。学习、探究事物真相属于学习、认知的需要。

48. 解析：护理是诊断和处理人类对现存的或潜在健康问题的反应。在诊疗过程中，病人的健康问题会不断发生变化，所以，护理工作的中心内容应随着时间的推移而发生变化。

51. 解析：确认期是指确定适当的专业性帮助的时期。在此阶段病人对能满足其需要者作出一定的反应，一般有3种不同情况：①独立自主，不依赖护士；②与护士分担，相互依赖；③完全被动地依赖护士。

55. 解析：不适当的沟通方式包括：突然改变话题、不时评论对方所谈内容、匆忙下结论或表达个人的判断、虚假或不适当的安慰、针对性不强的解释、应用事实不当等。

57. 解析：大量输血时随之输入大量枸橼酸钠，如肝功能不全，枸橼酸钠尚未氧化即和血中游离钙结合导致血钙下降，病人出现手足搐搦、血压下降、伤口渗血等。

62. 解析：一旦发生青霉素过敏性休克，应立即停药，协助病人平卧，氧气吸入，注意保暖，皮下注射0.1%盐酸肾上腺素0.5~1ml。

65. 解析：心火亢盛证表现为失眠梦多，口舌生疮，小便短赤、灼热涩痛，舌尖红绛，苔黄，脉数等。

66. 解析："木曰曲直，火曰炎上，土爱稼穑，金曰从革，水曰润下"，是对五行特性的高度概括。"水曰润下"，润下是指水具有滋润、下行的特性。

71. 解析：为预防逆行感染，留置导尿的病人应每周检查一次尿常规。

73. 解析：影响舒适的社会因素包括：①角色适应不良：出现角色行为冲突、角色行为紊乱。②缺乏支持系统：缺少关心和帮助，被亲朋、好友忽视，缺少经济支持等。

74. 解析：低蛋白饮食适用于需要限制蛋白质摄入的病人，如急性肾炎、尿毒症、肝性脑病等。

76. 解析：真性尿失禁是指膀胱内一有存尿便会不自主地流出，膀胱始终处于空虚状态。

77. 解析：假性尿失禁是指膀胱内有大量尿液，当充盈达到一定压力时，即可不自主溢少量尿液。膀胱内压力低时，排尿立即停止，但膀胱仍呈胀满状态。

85. 解析：病人在住院期间需要得到家属的陪伴和关爱，这属于爱与归属的需要。

86. 解析：病人在做胃镜检查前，由于担心安全，常会产生紧张、焦虑情绪，护士讲解检查的过程及指导病人配合，是为了满足病人安全的需要。

87. 解析：护士为化疗后脱发的病人戴假发，是为了满足病人自尊的需要。

88. 解析：腹部手术后的病人取半坐卧位，可减轻腹部切口缝合部位张力，缓解伤口疼痛，促进伤口愈合。

89. 解析：上述病人取半坐卧位，可减轻腹部切口缝合部位张力，缓解伤口疼痛，促进伤口愈合。

90. 解析：上述病人尿蛋白定性检查（+++），尿蛋白定量3.5g/24h，考虑为肾病综合征，因此应给予优质低蛋白饮食。

95.解析：肌内注射部位有：臀大肌、臀中肌、臀小肌、股外侧肌、上臂三角肌，其中以臀大肌最为常用。

96~97 题解析：甲亢病人术后，如病情平稳应取半坐卧位，以减少局部出血形成血肿压迫气管。

2025

护师技术资格考试预测卷

预测卷（一）

王　冉　主编

中国健康传媒集团

中国医药科技出版社

内 容 提 要

　　本套试卷包含基础知识、相关专业知识、专业知识、专业实践能力各个方面。试卷根据最新考试大纲要求，通过分析历年考试真题，并在研究命题规律的基础上精心编写而成，具有针对性和应试性。可供考生进行模拟自测，梳理对知识点的掌握程度。试卷中题型、题量及题目难易程度与考试真题保持高度一致，适合于参加护师技术资格考试的考生进行最后阶段的冲刺和自测。

图书在版编目（CIP）数据

2025 护师技术资格考试预测卷 / 王冉主编 .—北京：中国医药科技出版社，2024.8.—（全国护士（师）资格考试预测卷系列）.—ISBN 978-7-5214-4794-1

Ⅰ. R47-44

中国国家版本馆 CIP 数据核字第 2024TG7165 号

美术编辑　陈君杞

版式设计　也　在

出版　**中国健康传媒集团**｜中国医药科技出版社

地址　北京市海淀区文慧园北路甲 22 号

邮编　100082

电话　发行：010-62227427　邮购：010-62236938

网址　www.cmstp.com

规格　880×1230mm $^1/_{16}$

印张　16 $^1/_2$

字数　606 千字

版次　2024 年 8 月第 1 版

印次　2024 年 8 月第 1 次印刷

印刷　河北环京美印刷有限公司

经销　全国各地新华书店

书号　ISBN 978-7-5214-4794-1

定价　**46.00 元**

获取新书信息、投稿、为图书纠错，请扫码联系我们。

编 委 会

主 编　王　冉

编 者（以姓氏笔画为序）

王　冉　　王　辉　　王海涛　　艾　琳

成晓霞　　李红珍　　余立平　　张　璐

张立君　　陈　寒　　范国正　　罗先武

季　诚　　周维春　　常菊群　　程明文

焦平丽　　曾　芳　　谢　萍　　路　兰

蔡秋霞　　谭花凡　　谭丽娇

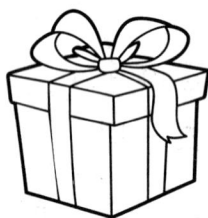

免费赠送数字资源（10月份左右上线）

获取方式见封底

基础知识

一、以下每一道考题下面有 A、B、C、D、E 五个备选答案，请从中选择一个最佳答案，并在答题卡上将相应题号的相应字母所属的方框涂黑。

1. 引起慢性胃炎常见的细菌是

A. 沙门菌

B. 大肠杆菌

C. 嗜盐杆菌

D. 空肠弯曲菌

E. 幽门螺杆菌

2. 一氧化碳（CO）中毒的主要机制是

A.CO 对脑细胞造成不可逆损伤

B.CO 引起血液凝固性发生改变

C.CO 破坏血红蛋白结构

D.CO 与血红蛋白结合形成不能携带氧气的 COHb

E.CO 破坏红细胞膜

3. 急性心肌梗死主要由于

A. 肾动脉狭窄

B. 上腔静脉受压

C. 冠状动脉阻塞

D. 主动脉瓣狭窄

E. 肺动脉栓塞

4. 最重要的门、腔静脉交通支是

A. 脐旁静脉与腹壁下静脉交通支

B. 脐旁静脉与腹壁上静脉交通支

C. 胃底、食管下段交通支

D. 直肠下段、肛管交通支

E. 腹膜后交通支

5. 大叶性肺炎常见的致病菌是

A. 克雷伯杆菌

B. 铜绿假单胞菌

C. 大肠埃希菌

D. 肺炎链球菌

E. 金黄色葡萄球菌

6. 反复感染可引起风湿性心脏瓣膜病的病原菌是

A. 铜绿假单胞菌

B. 流感嗜血杆菌

C. 肺炎链球菌

D. 金黄色葡萄球菌

E.A 组乙型溶血性链球菌

7. 不属于尿路结石病因的是

A. 饮食成分和结构

B. 尿路损伤

C. 尿路梗阻

D. 尿液中钙、草酸或尿酸排出增加

E. 尿液 pH 改变

8. 关于原发性肝癌的叙述，错误的是

A. 亚硝胺、有机氯农药为可疑致癌物质

B. 池塘中生长的蓝绿藻产生的微囊藻毒素可致肝癌

C. 黄曲霉素的代谢物黄曲霉毒素 B1 有较强的致癌作用

D. 原发性肝癌合并肝硬化多为小结节性肝硬化

E. 发病与丙型肝炎病毒感染有关

9. 系统性红斑狼疮属于

A. 自身免疫性疾病

B. 衣原体感染性疾病

C. 细菌感染性疾病

D. 病毒感染性疾病

E. 支原体感染性疾病

10. 甲亢患者的大便次数多，是因为

A. 肠蠕动过快

B. 甲状腺素过少

C. 高热

D. 饮水过多

E. 进食过多

11. 急性肠梗阻易引起的休克是

A. 失血性休克

B. 过敏性休克

C. 低血容量性休克

D. 神经性休克

E. 心源性休克

12. 下列哪个选项属于冠心病危险因素

A. 血清总胆固醇下降

B. 血清甘油三酯下降

C. 血清高密度脂蛋白、胆固醇增高

D. 血清低密度脂蛋白、胆固醇增高

E. 血清肌酸磷酸激酶降低

13. 严重挤压伤引起肾衰竭的原因是

A. 肾前性

B. 肾后性

C. 肾性

D. 肾前性及肾性

E. 肾性及肾后性

14. 急性肾小球肾炎尿呈浓茶色，是由于

A. 酸性尿中红细胞破坏

B. 尿相对密度增高

C. 尿酸盐结晶

D. 饮水少

E. 尿蛋白太高

15. 帕金森病的主要病因是

A. 脑干网状结构胆碱能系统受损

B. 脑桥蓝斑去甲肾上腺素能系统受损

C. 低位脑干 5–羟色胺能系统受损

D. 中脑黑质多巴胺能系统受损

E. 纹状体 GABA 能系统受损

16. 关于急性胰腺炎患者尿淀粉酶与血清淀粉酶的叙述，正确的是

A. 两者同时增高

B. 尿淀粉酶先增高

C. 血清淀粉酶先增高

D. 尿淀粉酶不增高

E. 尿淀粉酶持续增高

17. 系统性红斑狼疮的发病机制是

A. 自身免疫

B. 烈日暴晒

C. 烟酒过多

D. 劳累过度

E. 药物过敏

18. ICU 的收治对象不包括

A. 急性心力衰竭

B. 急性肝衰竭

C. COPD

D. DIC

E. 休克

19. 人体最重要的神经内分泌器官是

A. 下丘脑

B. 腺垂体

C. 肾上腺

D. 甲状腺

E. 胰腺

20. 某医院内科病房，治疗护士误将甲床病人的青霉素注射给乙床，而将乙床病人的庆大霉素注射给甲床病人。当她发现后心里十分矛盾和紧张，想把此事隐瞒下去。此护士的行为违反了医疗机构从业人员护士行为规范的

A. 不断更新知识，提高专业技术能力和综合素质

B. 严格落实各项规章制度，正确执行临床护理实践和技术规范

C. 工作严谨、慎独，对执业行为负责

D. 严格执行医嘱，发现医嘱违反法律、法规、规章或者临床诊疗技术规范，应及时与医师沟通或按规定报告

E. 按照要求及时准确、完整规范书写病历，认真管理

21. 妊娠足月，子宫腔容积由非孕时的 5ml 增加至

A. 2000ml

B. 3000ml

C. 3500ml

D. 4000ml

E. 5000ml

22. 患者，男，29 岁，1 年来排尿次数增多，伴尿急、尿痛。夜间有低热、盗汗，实验检查：酸性尿，镜下见大量红细胞及白细胞，尿抗酸杆菌培养阳性，该患者的致病菌是

A. 大肠埃希菌

B. 破伤风杆菌

C. 真菌

D. 结核杆菌

E. 铜绿假单胞菌

23. 小儿缺铁性贫血最主要的原因是

A. 铁摄入量不足

B. 铁吸收障碍

C. 先天储铁不足

D. 生长发育过快

E. 铁丢失过多

24. 患者，男，30 岁。胸部损伤，多根肋骨多处骨折，出现反常呼吸，其原因是

A. 疼痛

B. 胸壁软化

C. 肋间神经损伤

D. 气胸

E. 血胸

25. 50 岁以上男性易患的肺癌类型是

A. 腺癌

B. 鳞癌

C. 髓样癌

D. 小细胞癌

E. 大细胞癌

26. 早产儿缺乏肺泡表面活性物质可引起

A. 肺气肿

B. 肺水肿

C. 呼吸暂停

D. 坠积性肺炎

E. 肺透明膜病

27. 患者，女，48 岁，2 年来月经周期不规则，持续时间长，经量增加，咨询避孕措施，应指导其选用

A. 阴茎套

B. 长效避孕针

C. 宫内节育器

D. 安全期避孕

E. 短效口服避孕药

28.预防尿酸盐结石可服用

A.氧化镁

B.氯化铵

C.碳酸氢钠

D.氯化钾

E.别嘌呤醇

29.属于癫痫发作持续状态的是

A.连续发作

B.强直阵挛发作，在发作间歇期患者仍意识障碍

C.一侧肢体有节律地抽动

D.尖叫一声后意识丧失

E.在两次服药间发作

30.下列措施不能减轻心衰患者心脏前负荷的是

A.低热量饮食

B.低盐饮食

C.两腿下垂

D.控制输液速度

E.半坐卧位

31.泌尿系梗阻的早期病理改变是

A.肾积水

B.梗阻以上的尿路扩张

C.肾实质萎缩

D.菌血症

E.肾功能损害

32.关于呼吸系统结构的叙述，错误的是

A.胸膜腔为潜在的密闭腔隙

B.肺泡是气体交换的场所

C.直径小于2mm的细支气管为小气道

D.呼吸道以喉为界，分为上、下呼吸道

E.气管在隆突处分为左、右主支气管

33.肾盂肾炎最常见的致病菌是

A.粪链球菌

B.厌氧菌

C.葡萄球菌

D.大肠埃希菌

E.变形杆菌

34.成人缺铁性贫血最常见的原因是

A.饮食中缺铁

B.铁吸收不良

C.慢性失血

D.骨髓造血不良

E.铁需要量过多

35.患者，女，30岁，左手腕受伤不慎离断，断肢的保存方法是

A.生理盐水浸泡

B.10%葡萄糖液浸泡

C.伤口外用抗生素

D.干燥包裹、4℃左右冷藏

E.0℃以下低温冷冻保存

36.肾蒂损伤最严重的临床表现是

A.血尿

B.休克

C.肿块

D.疼痛

E.排尿困难

37.护士给患者测量血压时，发现患者睡着了，此时正确的做法是

A.等患者醒后再测

B.叫醒患者，告知患者后测量血压

C.查阅病历，判断可否等患者醒后再测

D.继续完成操作

E.不测，按平时情况估计血压值记录

38.腹外疝发病原因中最重要的是

A.腹壁有薄弱点或腹壁缺损

B.长期便秘

C.腹部手术后

D.慢性咳嗽

E.排尿困难

39.卵巢因素导致不孕的根本原因是

A.不排卵

B.多囊卵巢

C.卵裂异常

D.影响受精

E.精卵结合异常

40.烧伤的病因不包括

A.放射线

B.超声波

C.光源

D.电击

E.酸碱等化学物质

41.肺炎球菌肺炎患者的热型是

A.稽留热

B.弛张热

C.间歇热

D.不规则热

E.波状热

42.患儿，女，1岁半。发热、流涕3天，今日外耳道流出少量脓性分泌物，考虑为中耳炎。其易患中耳炎的原因是

A.后鼻道狭窄

B.鼻腔相对较小

C.鼻窦口相对较大

D.咽鼓管宽、短、直

E.喉部较长，呈漏斗状

43.慢性肾衰竭患者贫血的最主要原因是

A. 铁缺乏

B. 叶酸缺乏

C. 消化道出血

D. 营养不良

E. 促红细胞生成素缺乏

44. 患儿，女，6个月，诊断为粟粒型肺结核，关于此患儿病情特点的叙述，错误的是

A. 病情重而不典型

B. 易伴发结核性脑膜炎

C. 病情进展慢

D. 累及器官多

E. 死亡率高

45. 患者，男，40岁，饱餐后出现上腹持续性疼痛并向左肩、腰背部放射，伴恶心呕吐，诊断为急性胰腺炎，入院后收集的资料中与其疾病相关的是

A. 患者父亲因冠心病去世

B. 平时喜食素食

C. 不嗜烟酒

D. 有胆绞痛史

E. 24岁时做过阑尾切除术

46. 胃癌最主要的转移途径是

A. 淋巴转移

B. 直接蔓延

C. 腹腔内种植

D. 血行转移

E. 盆腔内种植

47. 关节脱位以手法复位为主，最好在伤后几周内进行

A. 1周

B. 2周

C. 3周

D. 4周

E. 5周

48. 患者，女，26岁，去某医院做彩超检查，护士站里一位护士告诉该患者做彩超前需要饮用大量的水，并且解释了饮水的量和原因，在等待检查的过程中，该患者有尿意难忍，遂向护士反映，护士查看了该患者的状态，向医生反映，同时与前面的患者沟通过后，将该患者的序号向前调动，让其提前检查。检查结束之后，护士主动告知该患者洗手间的位置。分析上述案例，下列选项从医学伦理视角错误的是

A. 护士履行了维护病人的健康，减轻病人痛苦的义务

B. 护士履行了解释说明的义务，向患者解释了做法和原因

C. 护士的行为，融洽了医患关系

D. 护士违背了自主公正原则，侵犯了其他患者

的合法权益

E. 护士实施有效沟通，对患者进行了人文关怀

49. 心脏正常的起搏点是

A. 窦房结

B. 房室束

C. 左束支

D. 右束支

E. 房室结

50. 关于胎盘早剥的叙述，正确的是

A. 对孕妇无影响

B. 分娩期不易发生

C. 是指前置胎盘在胎儿娩出后从子宫壁剥离

D. 是指正常位置胎盘在胎儿娩出前从子宫壁剥离

E. 多发生于妊娠28周后

51. 最常见的心脏瓣膜病是

A. 联合瓣膜病变

B. 二尖瓣狭窄

C. 三尖瓣狭窄

D. 主动脉病变

E. 肺动脉病变

52. 患者，男，45岁。从事仓库管理员20年。双下肢内侧皮下静脉隆起、迂曲、呈团块状，足靴区色素沉着，诊断为原发性静脉曲张。其病因不包括

A. 长时间站立工作

B. 静脉壁薄弱

C. 从事负重工作

D. 工作环境寒冷

E. 静脉瓣膜发育不良

53. 闭合性损伤造成腹腔内出血的常见原因是

A. 肠壁破裂

B. 肠系膜损伤

C. 腹膜后血肿

D. 实质脏器破裂

E. 膀胱破裂

54. 患者，男，64岁。以慢性支气管炎并发阻塞性肺气肿入院。于一阵干咳后突感左上胸剧烈胸痛，出现明显呼吸困难、不能平卧，听诊左肺呼吸音明显减弱，应考虑为

A. 肺栓塞

B. 渗出性胸膜炎

C. 急性肺炎

D. 自发性气胸

E. 急性心肌梗死

55. 急性腹膜炎的标志性体征是

A. 持续高热

B. 腹胀明显

C. 肠鸣音消失

D. 腹膜刺激征

E. 移动性浊音

56. 颅底骨折易导致颅内感染的原因是

A. 抵抗力下降

B. 脑脊液逆流

C. 内开放骨折

D. 合并软组织出血

E. 颅底骨面凹凸不平

57. 冠状动脉严重狭窄时，心肌缺血达多长时间即可发生急性心肌梗死

A. 10~20 分钟以上

B. 20~30 分钟以上

C. 30~40 分钟以上

D. 40~50 分钟以上

E. 50~60 分钟以上

58. 传染病的基本特征不包括

A. 有病原体

B. 有传染性

C. 有流行性、地方性

D. 感染后有免疫性

E. 有阶段性

59. 急性主动脉夹层动脉瘤患者最典型的胸痛性质是

A. 压榨性疼痛

B. 撕裂样剧痛

C. 窒息样疼痛

D. 针刺样疼痛

E. 刀割样疼痛

60. 腰椎间盘突出症的基本病因是

A. 妊娠

B. 遗传因素

C. 腰部软组织感染

D. 腰椎间盘退行性变

E. 腰椎间盘急性损伤

61. 关于预防新生儿臀红的措施，不正确的是

A. 勤换尿布

B. 避免尿液和粪便长时间刺激

C. 垫塑料布防止床单潮湿

D. 大便后用温水洗净臀部

E. 包裹不可过松或过紧

62. 患者，女，48 岁。主诉经期延长，平常月经规律，近 4 个月来月经期长达 10 天，且出血量多，妇科检查未见异常，诊断为功能失调性子宫出血，最佳的止血方法是

A. 止血药

B. 雌激素

C. 雄激素

D. 刮宫术及送病理检查

E. 中草药

63. 导致支气管哮喘患者症状反复发作的最重要因素是

A. 遗传因素

B. 支气管平滑肌舒缩功能失调

C. β 受体敏感性降低

D. 支气管黏膜下迷走神经感受器敏感

E. 气道慢性炎症

64. 患者，男，30 岁。高热，右上腹痛 7 天，B 型超声波检查提示肝脓肿，曾有胆囊炎病史。其感染来源最可能是

A. 胆道感染

B. 阑尾炎

C. 右膈下脓肿

D. 脓毒血症

E. 急性胰腺炎

65. 高血压脑病指的是

A. 外来血栓堵塞脑动脉

B. 脑肿瘤

C. 脑血管内压高而破裂

D. 血黏稠致脑血栓形成

E. 脑小动脉严重痉挛致脑水肿

66. 引起原发性肝癌的原因不包括

A. 乙型病毒性肝炎

B. 肝硬化

C. 饮食中含多量粗纤维

D. 长期饮用蓝绿藻污染水

E. 黄曲霉真菌感染

67. 短暂性脑缺血发作的主要病因是

A. 动脉硬化

B. 结节性动脉炎

C. 先天性血管畸形

D. 风湿性心脏瓣膜病

E. 持久发作心房颤动

68. 患者，男，56 岁。急性肾功能衰竭少尿期，出现呼吸困难、头痛、软瘫、腹胀，心电图示：T 波高尖，Q-T 间期延长。该患者最可能发生了

A. 低钾血症

B. 高钾血症

C. 水中毒

D. 尿毒症

E. 酸中毒

69. 正常脐带中应含有

A. 一条脐静脉和一条脐动脉

B. 一条脐静脉和两条脐动脉

C. 一条股静脉和两条股动脉

D. 一条上腔静脉和两条颈动脉

E. 一条股静脉和两条脐动脉

70. 甲亢危象治疗过程中禁用的药物是

A. 异丙嗪

B. 阿司匹林

C. 抗生素

D. 丙硫氧嘧啶

E. 碘化钠

71. 上消化道大出血最常见的病因是

A. 消化性溃疡

B. 食管胃底静脉曲张破裂出血

C. 急性糜烂性出血性胃炎

D. 胆管结石

E. 胃癌

72. 子宫颈癌的好发部位是

A. 子宫颈外口

B. 子宫峡部

C. 子宫颈管内

D. 宫颈鳞－柱状上皮交界处

E. 宫颈阴道部

73. 我国肝硬化最常见的病因是

A. 酒精中毒

B. 乙型肝炎

C. 胆汁淤积

D. 药物中毒

E. 循环障碍

74. 适用于冠心病病人的麻醉药物是

A. 恩氟烷

B. 异氟烷

C. 七氟烷

D. 地氟烷

E. 氟烷

75. 内痔好发于截石位的

A. 3、5、9 点

B. 4、8、11 点

C. 4、7、11 点

D. 5、9、12 点

E. 3、7、11 点

76. 下列可引起肾后性肾衰竭的是

A. 脱水

B. 腹泻

C. 急性肾炎

D. 先天性尿路畸形

E. 急性肾盂肾炎

77. 患者，男，45 岁。1 小时前酒后突然呕鲜血 2 次，共约 300ml。诊断为肝硬化、门静脉高压症。最可能出现交通支的曲张、破裂出血的部位是

A. 前腹壁

B. 肠系膜血管

C. 胃底食管下段

D. 直肠下端肛管

E. 腹膜后

78. 各类休克共同的病理生理改变是

A. 酸碱平衡失调

B. 组织细胞坏死

C. 外周血管阻力升高

D. 有效循环血量锐减

E. 心排出量减少

79. 婴儿肠道一般为身长的

A. 2～3 倍

B. 3～4 倍

C. 4～5 倍

D. 5～7 倍

E. 7～9 倍

80. 中暑的主要病因是

A. 环境湿度过大

B. 对高温环境的适应能力不足

C. 汗腺功能障碍

D. 散热障碍

E. 环境温度过高

81. 慢性肺源性心脏病的发病机制是

A. 右心前负荷加重

B. 右心后负荷加重

C. 左心前负荷加重

D. 左心后负荷加重

E. 左心前、后负荷加重

82. 新生儿期应进行的预防接种是

A. 百白破疫苗

B. 脊髓灰质炎疫苗

C. 麻疹疫苗

D. 卡介苗

E. 流脑疫苗

83. 小儿泌尿道感染最常见的致病菌是

A. 大肠埃希菌

B. 变形杆菌

C. 克雷伯杆菌

D. 肠杆菌

E. 革兰阳性球菌

84. 血小板来源于骨髓中的

A. 浆细胞

B. 单核细胞

C. 巨核细胞

D. 巨噬细胞

E. 嗜碱细胞

85. 患者，女，23 岁。生长在高原缺碘地区。一年前发现颈前部节状肿物，现肿物变化不大，无任何不适。最可能的诊断是

A. 甲状腺腺瘤

B. 甲状腺癌

C. 单纯性甲状腺肿

D. 甲状腺功能亢进症

E. 桥本甲状腺炎

86. 尿道裂伤引起的急性尿潴留，最有效的护理措施为

　　A. 按摩腹部

　　B. 热敷

　　C. 强行导尿

　　D. 膀胱穿刺造瘘

　　E. 改变排尿姿势

87. 患者，女，32岁。妊娠33周，突感有较多液体自阴道流出，胎心70~80次/分，阴道检查有条索状物脱出宫颈2cm。其胎心异常的最可能原因为

　　A. 胎头受压

　　B. 脐带打结

　　C. 脐带脱垂

　　D. 脐带先露

　　E. 脐带绕颈

88. 类风湿关节炎引起自身免疫反应的因子是

　　A. 自身抗体 IgM

　　B. 外源性抗体

　　C. 自身抗体 IgA

　　D. 胶原蛋白

　　E. Ⅱ型胶原抗体

89. 护理伦理从本质上来看，属于

　　A. 社会公德

　　B. 职业道德

　　C. 家庭道德

　　D. 个人私德

　　E. 传统道德

二、以下提供若干组考题，每组考题共同使用在考题前列出的 A、B、C、D、E 五个备选答案。请从中选择一个与考题关系最密切的答案，并在答题卡上将相应题号的相应字母所属的方框涂黑。每个备选答案可能被选择一次、多次或不被选择。

（90~92题共用备选答案）

　　A. 高位梗阻

　　B. 结肠梗阻

　　C. 绞窄性肠梗阻

D. 麻痹性肠梗阻

E. 不完全性肠梗阻

90. 呕吐频繁可见于

91. 有少量排便排气可见于

92. 血性呕吐物可见于

（93~94题共用备选答案）

　　A. 儿童期

　　B. 青春期

　　C. 性成熟期

　　D. 围绝经期

　　E. 老年期

93. 36岁女性属于

94. 50岁女性属于

（95~96题共用备选答案）

　　A. 清宫术

　　B. 引产

　　C. 药物流产

　　D. 手术切除子宫

　　E. 化疗

95. 一旦发现葡萄胎，应尽快行

96. 侵蚀性葡萄胎治疗以何种方式为主

（97~98题共用备选答案）

　　A. 大脑

　　B. 心脏

　　C. 肾脏

　　D. 脾脏

　　E. 肺脏

97. 一氧化碳中毒最先受损的部位是

98. 系统性红斑狼疮最常受损的部位是

（99~100题共用备选答案）

　　A. 24 小时内

　　B. 2~3 天

　　C. 3~4 天

　　D. 4~6 天

　　E. 7~10 天

99. 新生儿第一次排出胎粪时间为出生后

100. 新生儿生理性黄疸开始出现时间为出生后

相关专业知识

一、以下每一道考题下面有 A、B、C、D、E 五个备选等案，请从中选择一个最佳答案，并在答题卡上将相应题号的相应字母所属的方框涂黑。

1. 腹膜炎术后胃管拔除、开始进食的指征是
A. 腹痛减轻或消失
B. 血压平稳
C. 有饥饿感
D. 体温恢复正常
E. 肠鸣音恢复，肛门排气

2. 糖尿病酮症酸中毒患者呼出气体的气味是
A. 氨臭味
B. 烂苹果味
C. 粪臭味
D. 恶臭味
E. 刺激性蒜味

3. 行肛瘘切除术后，每日需行温水坐浴和换药的患者，合理的安排是
A. 清晨先换药
B. 先温水坐浴
C. 先大便，再换药，后坐浴
D. 先坐浴，再换药，后大便
E. 先大便，再坐浴，后换药

4. 心脏骤停患者最重要的诊断依据是
A. 无呼吸动作
B. 意识突然丧失
C. 颈动脉搏动消失
D. 血压下降
E. 两侧瞳孔不等大

5. 水痘的皮疹特点是
A. 皮肤弥漫性红疹
B. 疹间无正常皮肤
C. 皮疹按斑疹、丘疹、疱疹、结痂的顺序演变
D. 出血性皮疹
E. 糠皮样脱屑

6. 内生肌酐清除率下降提示
A. 肾功能衰竭
B. 心力衰竭
C. 肝昏迷
D. 呼吸衰竭
E. 脑出血

7. 某产妇，28 岁，分娩后第 2 天，会阴侧切伤口处水肿明显。正确的处理措施是
A. 75% 乙醇湿敷
B. 95% 乙醇湿敷
C. 1% 乳酸溶液坐浴
D. 50% 硫酸镁湿热敷
E. 1:5000 高锰酸钾溶液坐浴

8. 晚期产后出血是指分娩多长时间后在产褥期内发生子宫大量出血
A. 2 小时
B. 8 小时
C. 12 小时
D. 16 小时
E. 24 小时

9. 患者，男，74 岁。因肺部感染出现咳嗽、咳痰入院。既往 COPD 病史 6 年。血气分析：PaO_2 50mmHg，$PaCO_2$ 55mmHg。最可能的入院诊断是
A. 支气管肺炎
B. 支气管哮喘
C. 支气管扩张
D. Ⅰ 型呼吸衰竭
E. Ⅱ 型呼吸衰竭

10. 慢性呼吸衰竭患者出现的最早最突出的症状是
A. 发绀
B. 呼吸困难
C. 精神神经症状
D. 其他器官损害
E. 心血管系统症状

11. 患者，女，52 岁。因心前区疼痛，行心电图检查，诊断为心绞痛。能最有效、最快终止心绞痛发作的药物是
A. 解热镇痛剂
B. 硝酸酯制剂
C. 钙离子通道拮抗剂
D. β 受体阻滞剂
E. 抑制血小板聚集药

12. 结肠癌最早出现的临床表现是
A. 排便习惯及粪便性状改变
B. 腹痛
C. 肠梗阻症状
D. 腹部肿块
E. 贫血

13. 全身麻醉中最严重的并发症是
A. 心搏停止
B. 肺不张
C. 肺梗死
D. 低血压

E. 室性心律失常

14. 慢性肾功衰竭患者最早以哪个系统症状最为突出

A. 血液系统

B. 呼吸系统

C. 消化系统

D. 精神、神经系统

E. 循环系统

15. 脓肿形成后首要的处理措施是

A. 全身支持

B. 理疗热敷

C. 切开引流

D. 外敷消炎膏

E. 应用抗生素

16. 口服补液盐（ORS 液）的张力为

A. 1/2 张

B. 1/3 张

C. 2/3 张

D. 1/4 张

E. 1/5 张

17. 目前治疗颅内高压应用最广泛且效果较好的脱水药物是

A. 50% 葡萄糖溶液

B. 20% 甘露醇

C. 25% 山梨醇溶液

D. 20% 人血白蛋白

E. 10% 葡萄糖溶液

18. 肾病综合征患者最常见的体征是

A. 大量蛋白尿

B. 低蛋白血症

C. 水肿

D. 高脂血症

E. 感染

19. 镜下血尿是指每高倍视野中红细胞数大于

A. 3 个

B. 4 个

C. 5 个

D. 6 个

E. 7 个

20. 患儿，男，5 岁。幼儿园老师反映上课时不停摇椅，多跑动，不专心听课，不能完成手工作业，但智力正常，最可能的诊断是

A. 脑性瘫痪

B. 注意缺陷多动障碍

C. 多发性神经根神经炎

D. 癫痫小发作

E. 大脑发育不全

21. 门静脉高压患者出血后采取的措施，错误的是

A. 输血、输液

B. 应用静脉止血药物

C. 应用保肝药物

D. 应用肥皂水灌肠

E. 应用三腔二囊管压迫止血

22. 某孕妇，30 岁。孕 36 周来院做常规妇科复查，必查的项目是

A. 骨盆外测量

B. 胸部 X 线检查

C. 内诊检查

D. 测宫底高度

E. 血 HCG

23. 对于腹内脏器损伤诊断阳性率可达 90% 的检查是

A. 诊断性腹腔穿刺和腹腔灌洗术

B. B 超检查

C. X 线检查

D. CT 检查

E. 腹腔镜检查

24. 癫痫患者强直阵挛性发作时，不妥的护理措施是

A. 将患者就地平卧，松开领口和裤带，用软物垫在患者头下

B. 移走身边危险物品

C. 纱布包裹压舌板放于患者上下臼齿之间，防止舌咬伤

D. 肢体抽搐时用力按压

E. 密切观察病情，及时执行医嘱给予药物治疗

25. 患者，女，28 岁。3 天前出现肛周肿胀，持续性跳痛。查体：局部红肿、触痛，肿物质软，有波动感。首选的治疗方法是

A. 抗生素治疗

B. 热水坐浴

C. 局部理疗

D. 局部涂止痛膏

E. 手术切开排脓

26. 关于子宫肌瘤的治疗方法，不正确的是

A. 近绝经期症状不明显者可定期观察

B. 肌瘤生长迅速者需手术

C. 妊娠期肌瘤红色变性可暂不手术

D. 青年妇女尚未生育者可不做手术

E. 黏膜下有蒂肌瘤行阴道内摘除

27. 类风湿关节炎最常累及的关节是

A. 肩关节

B. 肘关节

C. 髋关节

D. 膝关节

E. 四肢小关节

28. 双胎妊娠在分娩期，第一个胎儿娩出后由于子宫腔突然缩小，容易发生

A. 前置胎盘

B. 胎盘早剥

C. 胎膜早破

D. 胎儿畸形

E. 产程缩短

29. 治疗洋地黄中毒引起的室性期前收缩宜选用的药物是

A. 普罗帕酮

B. 普萘洛尔

C. 苯妥英钠

D. 维拉帕米

E. 利多卡因

30. 患儿，女，6 岁，不规则中等度发热，乏力，食欲差 1 月余。查体：消瘦。T 38℃，肝肋下 3cm，脾肋下 2cm。X 线胸片：双肺广泛分布"粟粒大小"的结节状阴影，伴右肺门影扩大。最可能的诊断是

A. 粟粒型肺结核

B. 原发型肺结核

C. 小叶性干酪性肺炎

D. 粟粒型肺结核 + 干酪性肺炎

E. 原发型肺结核 + 粟粒型肺结核

31. 关于急性颅内压增高患儿的临床表现，正确的叙述是

A. 晨起头痛较轻

B. 婴儿发病早期头痛明显

C. 早期表现为血压降低，继而脉率增快

D. 晨起呕吐不明显

E. 上视丘受压可产生落日眼

32. 应立即收治 ICU 的是

A. 肾挫伤患者

B. 冠心病患者

C. 呼吸衰竭患者

D. 轻度脱水患者

E. 阑尾切除术后患者

33. 治疗休克的基本措施是

A. 治疗原发病

B. 补充血容量

C. 应用血管活性药物

D. 纠正代谢紊乱

E. 增强心功能

34. 幽门梗阻患者术前用温盐水洗胃的目的是

A. 纠正脱水

B. 纠正低氯低钾碱中毒

C. 纠正营养不良

D. 减轻胃壁水肿和炎症

E. 缓解梗阻症状

35. 患者，女，35 岁。右上腹阵发性绞痛伴恶心呕吐 5 小时，Murphy 征阳性，进一步检查应首选

A. 腹部 CT

B. 腹部 B 超

C. 腹部 MRI

D. 腹部 X 线平片

E. 经皮肝穿刺造影

36. 尿液呈酱油色主要见于

A. 阻塞性黄疸

B. 肾性肿瘤

C. 泌尿系感染

D. 急性溶血

E. 晚期丝虫病

37. 患儿，女，7 个月。因"反复发作性抽搐 2 天"就诊。足月顺产，人工喂养，户外活动少。查体：神志清，精神尚可，体重 8kg；前囟 2cm×2cm，平坦；颈无抵抗，心肺无异常；四肢肌张力正常，病理反射未引出。实验室检查：血钙 1.25mmol/L，血清 25-（OH）D_3 下降。最可能的诊断是

A. 维生素 D 缺乏性佝偻病

B. 原发性癫痫

C. 缺氧缺血性脑病

D. 颅内感染

E. 维生素 D 缺乏性手足抽搐症

38. 风湿热的主要表现不包括

A. 心脏炎

B. 环形红斑

C. 舞蹈病

D. 关节畸形

E. 多发性关节炎

39. 患者，男，50 岁，肝硬化病史 10 年，半年前曾有上消化道出血史。1 天前患者出现黑便，下列护理措施中错误的是

A. 饮食温度要低

B. 不进食粗糙、刺激性食物

C. 口服药物应研磨成粉冲服

D. 一般不放置胃管

E. 避免咳嗽，常做屏气锻炼

40. 大隐静脉曲张术后早起活动的主要目的是防止

A. 患肢淤血

B. 患肢僵直

C. 术后复发

D. 血栓形成

E. 血管痉挛

41. 血淀粉酶显著增高常见于

A. 胰腺炎

B. 溃疡病

C. 急性肝炎

D. 肝硬化

E. 心肌炎

42. 对有机磷农药中毒最有诊断价值的检查是

A. 碳氧血红蛋白测定

B. 碱性磷酸酶测定

C. 氧合血红蛋白测定

D. 胆碱酯酶活力测定

E. 血清淀粉酶测定

43. 治疗急性肺水肿不恰当的措施是

A. 取端坐位，两腿下垂

B. 口服地高辛

C. 高流量吸氧

D. 静滴氨茶碱

E. 皮下注射吗啡

44. 关于新生儿坏死性小肠结肠炎的临床表现，不正确的叙述是

A. 常无窒息史

B. 以腹痛起病

C. 腹胀

D. 呕吐

E. 便血

45. 器械护士和巡回护士的共同责任是

A. 静脉输液

B. 管理器械台

C. 传递器械

D. 核对病人姓名

E. 清点器械、敷料

46. 对血液病诊断最有价值的实验室检查方法是

A.CT

B.B 型超声

C.X 线检查

D. 骨髓检查

E. 肝功能检查

47. 肿瘤诊断有很多方法，定性诊断的检查是

A.X 线

B. 超声波

C. 核素

D. 血管造影

E. 病理

48. 糖尿病微血管病变的典型改变是

A. 肾小管间质病变

B. 出现微血管瘤，视网膜出血，硬性渗出物

C. 心脏微血管病变

D. 弥漫性肾小球硬化病变

E. 微血管基膜增厚和微循环障碍

49. 腹膜刺激征是指

A. 腹痛、腹胀、肠鸣音亢进

B. 压痛、反跳痛、腹肌紧张

C. 腹胀、压痛、反跳痛

D. 恶心、呕吐、腹泻、压痛

E. 发热、腹痛、压痛

50. 患者，女，40岁。因严重感染入院，查体：T 39.8℃、P 90 次 / 分、R 25 次 / 分、BP 116/80mmHg。血气分析：PaO_2 55mmHg，$PaCO_2$ 30mmHg。首先考虑为

A. 急性肾衰竭

B. 急性呼吸窘迫综合征

C. 弥散性血管内凝血

D. 急性肝衰竭

E. 急性心力衰竭

51. 某患者患肺结核病1年，现仍有低热、咳嗽、咯血等症状。为明确病因，相关的辅助检查是

A.CT

B. 磁共振

C.X 线胸片

D. 结核菌素试验

E.B 超

52. 患者，男，49 岁。有肝硬化病史，近半个月来肝区疼痛明显。有助于确诊的检查是

A. 血沉

B. 甲胎蛋白

C. 尿胆红素

D. 血三酰甘油

E. 血清球蛋白

53. 清创术的最佳时机是伤后

A.6~8 小时内

B.8~10 小时内

C.10~12 小时内

D.24 小时内

E.48 小时内

54. 患者，男，33 岁。左胸部受伤后，烦躁不安，查体：脉搏 110 次 / 分，血压 80/60mmHg，左胸叩诊鼓音，呼吸音消失，左颈胸广泛皮下气肿，首要的急救措施是

A. 吸氧

B. 镇静止痛

C. 穿刺排气

D. 剖胸探查

E. 补充血容量

55. 关于注意缺陷多动障碍的叙述，不正确的是

A. 临床主要症状为注意力缺陷和活动过度

B. 可能是一种多基因的遗传性疾病

C. 大多伴有语言发育迟缓和智力低下

D.6 岁以下及青春期以后原则上不用药

E. 患儿情绪不稳、任性冲动

56. 一般**不会**引发咯血的疾病是

A. 上消化道出血

B. 支气管扩张

C. 肺癌

D. 左心衰

E. 肺结核

57. 高血压急症首选的降压药物是

A. 速尿

B. 硝普钠

C. 硝酸甘油

D. 地尔硫草

E. 拉贝洛尔

58. 被动体位见于以下哪类病人

A. 支气管哮喘

B. 瘫痪

C. 肺气肿

D. 下肢水肿

E. 肺淤血

59. 排卵性功血的治疗原则是

A. 防止子宫内膜病变

B. 恢复黄体功能

C. 积极止血

D. 调整周期

E. 促排卵

60. 腹部触诊有"腹壁柔韧感"提示

A. 急性胃穿孔

B. 肝硬化腹水

C. 结核性腹膜炎

D. 急性胰腺炎

E. 急性胃扩张

61. 患儿，男，1岁。因高热惊厥入院，治疗1周后痊愈出院。出院前对其家长进行健康教育的重点是

A. 合理的喂养方法

B. 体格锻炼的方法

C. 惊厥的预防及急救措施

D. 预防接种的时间

E. 门诊复查的时间

62. 现场抢救一氧化碳中毒者的首选措施是

A. 给予吸氧

B. 将患者转移到空气新鲜处

C. 使其平卧

D. 给予脱水治疗

E. 开放气道

63. 大便呈柏油样常见于

A. 痢疾

B. 上消化道出血

C. 直肠癌

D. 霍乱

E. 胰腺炎

64. 胰腺癌的影像学检查中，可以同时进行活检的是

A. B超

B. CT

C. MRI

D. ERCP

E. PTC

65. 下列关于急性乳腺炎的治疗，**错误**的是

A. 停止哺乳

B. 排空乳汁

C. 局部冷敷

D. 应用抗生素

E. 理疗

66. 亲体肝移植术前准备中，**错误**的是

A. 供受者血型相符

B. 需经过伦理鉴定

C. 供受者之间有血缘关系即可

D. 供体身体健康符合捐献标准

E. 供者剩余肝脏重量 / 供者体重 > 0.8%

67. 慢性支气管炎常可发展为

A. 肺出血

B. 支气管扩张

C. 肺栓塞

D. 小叶性肺炎

E. 阻塞性肺气肿

68. 主动脉瓣狭窄患者终末期极少见到的并发症是

A. 心房颤动

B. 左心衰竭

C. 右心衰竭

D. 感染性心内膜炎

E. 体循环栓塞

69. 上消化道出血病因诊断的首选检查

A. X线钡餐检查

B. 内镜检查

C. 选择性动脉造影

D. 胃液分析

E. 粪潜血试验

70. 缺铁性贫血患儿血液检查的特点是

A. 红细胞数量减少较血红蛋白减少明显

B. 网织红细胞减少

C. 血清铁蛋白增多

D. 血清总铁结合力下降

E. 红细胞中央淡染区扩大

71. 患者，女，50岁。胆囊切除术后2个月出

现腹痛，频繁呕吐，呕吐物为胃内容物，腹部轻压痛，无反跳痛。正确的处理措施是

A. 胃肠减压

B. 纠正休克

C. 解痉止痛

D. 立即手术

E. 应用抗生素

72. 下列泌尿系统检查，需要做碘过敏试验的是

A. 尿路平片

B. 静脉肾盂造影

C. 磁共振尿路成像

D. B 超

E. 膀胱镜检查

73. 判断腹泻患儿脱水性质的主要检查是

A. 血清钙

B. 血清钾

C. 血清钠

D. 血清镁

E. CO_2 结合力

74. 某孕妇，25 岁。G1P0，孕 8 周，早孕出现较重的呕吐。皮肤、黏膜苍白，毛发干燥无光泽，活动无力，易头晕。实验室检查：血红蛋白 70g/L，血细胞比容 0.15，血清铁 60μmol/L。下列孕期健康宣教的内容，错误的是

A. 给予心理支持，减少心理应激

B. 重点评估胎儿宫内生长发育状况

C. 如果服用铁剂时胃肠道反应较轻，则不需同服维生素 C

D. 重点监测胎心率变化

E. 应列为高危妊娠，加强母儿监护

75. 当前控制哮喘患者气道炎症最有效的药物是

A. β₂受体激动剂

B. 茶碱类药物

C. 糖皮质激素

D. 大环内酯类药物

E. 头孢菌素

76. 关于女性生殖道感染的防御机制，正确的叙述是

A. 阴道 pH 值在 4.5~5.5 之间

B. 外阴与阴道毗邻

C. 输卵管的细长解剖结构

D. 外阴皮肤为柱状上皮

E. 子宫颈黏液栓的形成

77. 属于急性原发免疫性血小板减少症病人骨髓象变化的是

A. 巨核细胞数量减少

B. 巨核细胞数量正常或增加

C. 巨核细胞浆退行性变

D. 巨核细胞多数为成熟型

E. 巨核细胞明显增多

78. 患者，女，30 岁，因不慎跌倒导致外阴裂伤，右侧大阴唇裂口长约 3cm，活动性出血，下列处理措施中错误的是

A. 建立静脉通道

B. 给予止血药物

C. 给予抗感染药物

D. 阴道内塞纱布止血

E. 给予止痛药物

79. 原发性肾病综合征首选的治疗药物是

A. 抗生素

B. 螺内酯

C. 糖皮质激素

D. 白蛋白

E. 环孢素

80. 毕Ⅱ式胃大部切除术后近期的严重并发症是

A. 胃排空延迟

B. 吻合口破裂

C. 吻合口梗阻

D. 胃出血

E. 十二指肠残端破裂

81. 做冠状动脉造影术前，必须做好

A. 凝血试验

B. 抗生素过敏试验

C. 造影剂过敏试验

D. 心电图检测

E. 血压监测

二、以下提供若干组考题，每组考题共同使用在考题前列出的 A、B、C、D、E 五个备选答案。请从中选择一个与考题关系最密切的答案，并在答题卡上将相应题号的相应字母所属的方框涂黑。每个备选答案可能被选择一次、多次或不被选择。

（82~83 题共用备选答案）

A. 板状腹

B. 恶心、呕吐

C. 肛门坠胀感

D. 突然发生持续性腹痛

E. 突感一侧下腹部撕裂样疼痛

82. 输卵管妊娠突然破裂时，首先出现的症状是

83. 胎盘早剥的主要症状是

（84~85 题共用备选答案）

A. 脓液

B. 带粪臭的血性液体

C. 粪样液体

D. 清亮液体

E. 胆汁

84. 小肠穿孔腹腔穿刺液为

85. 绞窄性肠梗阻腹腔穿刺液为

（86~88 题共用备选答案）

A. 血尿

B. 蛋白尿

C. 乳糜尿

D. 脓尿

E. 少尿或无尿

86. 急性肾盂肾炎常见的尿液特点为

87. 慢性肾小球肾炎常见的尿液特点为

88. 慢性肾衰竭常见的尿液特点为

（89~90 题共用备选答案）

A. 从胎儿娩出到胎盘娩出

B. 从宫口开全到胎儿娩出

C. 从有规律性宫缩到宫口开全

D. 从有规律性宫缩到胎儿娩出

E. 从有规律性宫缩到胎盘娩出

89. 第一产程指

90. 第二产程指

（91~93 题共用备选答案）

A. 吸宫不全

B. 术后感染

C. 子宫穿孔

D. 羊水栓塞

E. 人工流产综合征

91. 人工流产术中，受术者出现面色苍白、出汗、心率缓慢，应考虑为

92. 人工流产术中，受术者感到下腹撕裂样疼痛，术者探测宫腔有"无底"感觉，应考虑为

93. 人工流产术后 2 周仍有阴道流血较多，应考虑为

（94~96 题共用备选答案）

A. 肛裂

B. 骨盆直肠间隙脓肿

C. 肛门周围脓肿

D. 坐骨肛管间隙脓肿

E. 肛瘘

94. 疼痛、肿胀和局部压痛同时存在的是

95. 发病初期即出现寒战、发热等症状，局部可出现持续性胀痛的是

96. 常与前哨痔、乳头肥大同时存在的是

（97~98 题共用备选答案）

A. 排尿突然中断

B. 尿频、尿急、尿痛

C. 有尿意但不能排尿

D. 进行性排尿困难

E. 排尿淋漓不尽

97. 膀胱结石患者的排尿典型症状是

98. 慢性前列腺增生的最主要症状是

（99~100 题共用选项）

A. 1 周以内

B. 2 周以内

C. 2 周 ~2 个月

D. 2 个月以上

E. 半年以上

99. 迁延性腹泻病程为

100. 慢性腹泻病程为

专业知识

一、以下每一道考题下面有 A、B、C、D、E 五个备选等案，请从中选择一个最佳答案，并在答题卡上将相应题号的相应字母所属的方框涂黑。

1. 水痘患儿的隔离时间至少为
A. 疱疹全部结痂后 3 天
B. 疱疹全部结痂后 7 天
C. 疱疹全部消失后
D. 出疹后 7 天
E. 出疹后 14 天

2. 不属于白血病细胞浸润表现的是
A. 肝、脾、淋巴结肿大
B. 骨骼和关节疼痛
C. 肺脏浸润表现
D. 脾及黏膜浸润
E. 眼眶骨膜浸润

3. 绒毛膜癌患者如果出现胸痛、憋气，可能发生了
A. 肺转移
B. 肝转移
C. 脑转移
D. 肾转移
E. 脾转移

4. 细菌性肝脓肿的主要表现是
A. 恶心、呕吐
B. 黄疸
C. 右上腹肌紧张
D. 局部皮肤凹陷性水肿
E. 寒战、高热、肝区疼痛、肝肿大

5. 胎膜早破不会引起的并发症是
A. 早产
B. 感染
C. 胎儿宫内窘迫
D. 脐带脱垂
E. 泌尿系感染

6. 患者，男，36 岁。胸腔术后胸膜腔闭式引流管不慎自胸壁伤口脱出，首要的措施是
A. 急呼医生处理
B. 将引流管重新插入胸腔
C. 手指捏紧引流口皮肤，勿使进气
D. 吸氧
E. 急送手术室

7. 胆总管探查手术后，拔除 T 管引流的指征是
A. 术后 1 周，疼痛消失

B. 术后 1 周，引流量减少
C. 术后 2 周，引流量减少，造影通畅
D. 术后 2 周，引流量增加
E. 术后体温正常，白细胞不高

8. 心绞痛与急性心肌梗死的疼痛区别是
A. 前者疼痛更重
B. 前者含服硝酸甘油有效
C. 前者更持久
D. 前者无诱因
E. 前者伴高血压

9. 关于产程分期的叙述，正确的是
A. 第一产程，初产妇需 11~12h
B. 第一产程，经产妇需 8~10h
C. 第二产程，初产妇需 2~3h
D. 第二产程，经产妇需 1~2h
E. 第三产程，初产妇与经产妇均需 40min 左右

10. 坐骨结节间径的平均值为
A. 9cm
B. 9.3cm
C. 9.5cm
D. 10cm
E. 11cm

11. 肺心病患者死亡的首要原因是
A. 呼吸衰竭
B. 心力衰竭
C. 消化道出血
D. DIC
E. 肺性脑病

12. 原发型肺结核的转归最常见的是
A. 形成干酪性肺炎
B. 导致结核性胸膜炎
C. 形成粟粒型肺结核
D. 导致支气管内膜结核
E. 病灶钙化或形成硬结

13. 患者发生呼吸困难时，最适宜的体位是
A. 半坐卧位
B. 平卧位
C. 右侧卧位
D. 左侧卧位
E. 俯卧位

14. 患者，女，28 岁。足月顺产一男婴，产后半个月，产妇寒战，高热，右乳红、肿、热、痛，局部压痛。诊为乳腺炎。下列不必要的护理措施是
A. 托起患乳

B.吸引器吸尽患乳乳汁

C.局部热敷

D.高热量、高蛋白、易消化饮食

E.绝对卧床

15.患者，女，33岁。因卵巢功能障碍行辅助生育技术治疗。使用促排卵药物后出现下腹胀痛、腹水、胸水，B超示卵巢明显增大，该患者首先考虑

A.输卵管妊娠破裂

B.药物过敏

C.多胎妊娠

D.卵巢过度刺激综合征

E.卵巢肿瘤

16.某患者大量腹水，有腹壁静脉曲张。脐以上血管血流向上，脐以下血管血流向下，患者最可能发生了

A.右心衰

B.腹膜炎

C.幽门梗阻

D.肝硬化

E.胰腺炎

17.支气管肺癌最常见的早期症状是

A.阵发性刺激性干咳

B.发热

C.持续性痰中带血

D.血性胸水形成

E.胸痛

18.肺气肿患者的胸廓呈

A.鸡胸

B.漏斗胸

C.扁平胸

D.桶状胸

E.一侧胸廓局限性膨隆

19.对血栓闭塞性脉管炎病人的护理，错误的是

A.绝对戒烟

B.患肢避免受寒

C.保持局部清洁

D.患肢热水袋保暖

E.防止患肢外伤

20.在ICU病室监护中，不属于基础监护内容的是

A.持续心电监护

B.留置导尿管，观察尿量

C.吸氧

D.持续监测呼吸频率

E.定期检查尿素氮

21.患者，男，46岁。因急性梗阻性化脓性胆管炎急诊入院。患者寒战、高热，体温41℃，脉搏

116次/分，血压80/65mmHg。其休克类型是

A.过敏性休克

B.低血容量性休克

C.心源性休克

D.神经性休克

E.感染性休克

22.有机磷农药中毒后患者呼出的气体气味是

A.蒜臭味

B.烂苹果味

C.苦杏仁味

D.酒味

E.粪臭味

23.饮食中含铁量最少的食物是

A.奶类

B.海带

C.木耳

D.香菇

E.瘦肉

24.患儿，男，5岁。因颜面部水肿2周，拟诊肾病综合征收入院。现患儿阴囊皮肤薄而透明，水肿明显。应采取的处理措施是

A.用丁字带托起阴囊，并保持干燥

B.严格限制入水量

C.绝对卧床休息

D.低盐饮食

E.无须处理

25.甲状腺功能亢进症患者，术后出现声音嘶哑是由于

A.喉头水肿

B.甲状腺切除过多

C.喉返神经损伤

D.喉上神经损伤

E.喉痉挛

26.急性肾小球肾炎患儿在急性期每日食盐摄入量为

A.1~2g

B.3~4g

C.5~6g

D.7~8g

E.9~10g

27.妇科腹部手术备皮范围正确的是

A.上至剑突，下至两大腿上1/3，两侧至腋中线包括会阴部

B.上至剑突，下至两大腿上1/3，两侧至腋中线不包括会阴部

C.上至乳头，下至两大腿上1/3，两侧至腋中线包括会阴部

D.上至剑突，下至两大腿上1/2，两侧至腋中线

包括会阴部

E.上至剑突，下至两大腿上 1/2，两侧至腋中线不包括会阴部

28.食管癌患者早期最常见的临床表现是

A.进食哽噎感

B.胸骨后烧灼感

C.胸痛、声音嘶哑

D.进行性吞咽困难

E.进行性营养不良

29.患儿，男，6个月。化脓性脑膜炎。经正规治疗后，脑脊液正常，但头围进行性增大。该患儿最可能合并了

A.脑积水

B.脑出血

C.脑室管膜炎

D.中毒性脑病

E.慢性脑膜炎

30.消化性溃疡具有的特征性临床表现

A.反酸、嗳气

B.节律性上腹痛

C.消化功能紊乱

D.恶心、呕吐

E.营养失调

31.有较明显腹胀的患者不宜进食

A.米汤

B.馒头

C.牛奶

D.面条

E.肉末粥

32.患儿，男，5岁。中毒型细菌性痢疾，全身症状重，肠道反应轻，确诊此病最直接的证据为

A.黏液脓血便

B.有相关接触史

C.血常规检查白细胞升高

D.粪便标本培养出痢疾杆菌

E.粪便镜检可见大量脓细胞

33.急性胎儿宫内窘迫时，下列护理措施错误的是

A.立即给予吸氧

B.嘱产妇左侧卧位

C.严密监测胎心变化

D.立即静脉滴注催产素，加速产程

E.静脉注射高渗葡萄糖＋维生素 C

34.患者，男，25岁，车祸伤致骨盆骨折后 7h，患者出现小腹压痛及腹肌紧张，伴排尿困难，导尿试验可以顺利插入膀胱，注入 200ml 液体后抽出量明显减少，最有可能的诊断是

A.前尿道断裂

B.后尿道断裂

C.肾挫伤

D.膀胱损伤合并尿道损伤

E.膀胱破裂

35.羊水量过少是指妊娠足月时羊水量少于

A.100ml

B.300ml

C.500ml

D.700ml

E.900ml

36.患者，男，35岁，于 2 周前冲凉后出现咳嗽，咳黄痰并伴高热寒战，在诊所静脉输注抗生素治疗后症状有所缓解，3 天后，出现胸痛，伴呼吸困难。X 线胸片示右侧胸腔有外高内低弧形密度增高阴影，胸腔穿刺抽出脓液，目前应采取的措施是

A.胸腔开放引流

B.胸腔闭式引流

C.应用广谱抗生素

D.尽早开胸清除感染病灶

E.全身支持治疗

37.与风湿热的发病有关的病原体是

A.白色念珠菌

B.绿脓杆菌

C.大肠埃希菌

D.溶血性链球菌

E.葡萄球菌

38.产褥感染的临床表现不包括

A.急性外阴炎

B.急性子宫内膜炎

C.急性输卵管炎

D.血栓性静脉炎

E.慢性盆腔炎

39.先兆流产最早出现的症状

A.子宫停止增大

B.尿妊娠试验阴性

C.阵发性腹痛

D.少量阴道流血

E.子宫颈口扩张

40.患儿，女，18 个月。因发热 6 小时来院就诊，查体：患儿意识清楚，舌红，急性病容，体温 39.1℃，就诊时患儿突发抽搐，双目凝视，意识丧失，立即按压人中，约 1 分钟后患儿意识恢复，抽搐停止，引起患儿抽搐最可能的原因是

A.高热惊厥

B.低钙惊厥

C.颅内感染

D.癫痫

E.高血压脑病

41. 患儿，男，6个月，支气管肺炎，半天来突然烦躁不安，喘憋加重，口周青紫，查体：呼吸68次/分，心率180次/分，心音低钝；两肺细湿啰音增多，叩诊无异常；肝肋下3.5cm。该患儿最可能发生了

A. 急性心力衰竭

B. 脓脑

C. 脓气胸

D. 肺大疱

E. 肺不张

42. 患者，女，24岁，未婚，面部有较严重蝶形红斑，且长期不规则低热，其首要的护理诊断是

A. 体温过高

B. 皮肤完整性受损

C. 有感染的危险

D. 相关知识缺乏

E. 思维过程改变

43. 在营养疗法中，要素饮食的护理要点错误的是

A. 无菌操作

B. 滴注肠内的营养液温度应保持在20℃~22℃

C. 管饲导管要保持通畅

D. 保持口腔、鼻腔或造瘘的清洁

E. 详细记录24小时出入量

44. 关于斜疝患者的术后护理，错误的是

A. 切口处沙袋压迫

B. 早期下床

C. 托起阴囊

D. 伤口处勿污染

E. 防止腹压增加

45. 癫痫患者脑电图检查前患者准备不包括

A. 洗头

B. 必要时剥夺睡眠

C. 健康指导

D. 停服抗癫痫药物

E. 正常进食

46. 妊娠合并病毒性肝炎的潜在并发症是

A. 肝性脑病

B. 心力衰竭

C. 肝硬化

D. 羊水栓塞

E. 肝癌

47. 高血压病人饮食不需要限制的是

A. 高糖食物

B. 高钠食物

C. 高钙食物

D. 高脂肪食物

E. 高胆固醇食物

48. 患者，男，70岁，患高血压心脏病10年，近1年来，患者明显感觉体力活动受限，休息时无症状，但洗脸、刷牙即可引起呼吸困难、心悸，此患者目前心功能处于

A. 代偿期

B. 心功能Ⅰ级

C. 心功能Ⅱ级

D. 心功能Ⅲ级

E. 心功能Ⅳ级

49. 甲亢病人具有特征性的表现是

A. 易饥多食，体重锐减

B. 大便呈糊状

C. 大便有不消化食物

D. 肠鸣音亢进

E. 大便次数多

50. 二尖瓣狭窄伴房颤，血栓脱落引起的周围动脉栓塞多发生于

A. 上肢动脉

B. 肺动脉

C. 脑动脉

D. 脾动脉

E. 肾动脉

51. 采集清洁中段尿培养标本，正确的方法是

A. 可以在使用抗菌药物前或停用抗菌药物3天后收集尿标本

B. 留取标本时要严格无菌操作，清洁外阴，消毒尿道口

C. 标本留好后最好在2小时内做细菌培养

D. 不能立即送检的尿标本可以放在阴凉处

E. 做尿细菌定量培养时，可随时采集尿标本

52. 患者，男，20岁。剧烈运动后出现胸痛、干咳、呼吸困难。查体：患者极度烦躁，右肺外侧呼吸音消失。不恰当的处理措施是

A. 立即手术

B. 绝对卧床休息

C. 如出现支气管痉挛可静脉滴注氨茶碱

D. 如有剧烈咳嗽可使用可待因

E. 予以鼻导管吸氧，氧流量控制在2~5L/min

53. 休克病人的护理措施，不正确的是

A. 保持呼吸道通畅

B. 头和躯干抬高20°~30°，下肢抬高15°~20°

C. 严格无菌操作

D. 监测体温变化

E. 电热毯保温

54. 治疗代谢性酸中毒的首选药物是

A. 5%碳酸氢钠

B. 11.2%乳酸钠

C. 3.6%三羟甲基氨基甲烷

D. 5%葡萄糖盐水

E. 林格液

55. 关于肺结核患者的护理措施，<u>不正确</u>的是

A. 高蛋白、高热量、高维生素饮食

B. 注意隔离与消毒

C. 绝对卧床休息

D. 观察药物的不良反应

E. 做好卫生宣教工作

56. 腰椎管狭窄手术后最先需要处理的并发症是

A. 马尾神经损伤

B. 手术部位血肿

C. 压疮

D. 椎间感染

E. 脑脊液漏

57. 急性病毒性心肌炎患者，最重要的护理措施是

A. 保证绝对卧床休息

B. 保证蛋白质的供给

C. 给予易消化的饮食

D. 给予多种维生素

E. 严格记录每日出入量

58. 植皮术中应用最广的皮片是

A. 表层皮片

B. 点状皮片

C. 中厚皮片

D. 全厚皮片

E. 带蒂皮片

59. 蛋白质 – 热能营养不良患儿的皮下脂肪消耗的顺序为

A. 面颊→四肢→臀部→躯干→腹部

B. 面颊→四肢→腹部→躯干→臀部

C. 腹部→躯干→臀部→四肢→面颊

D. 腹部→臀部→四肢→面颊→躯干

E. 躯干→臀部→四肢→面颊→腹部

60. 对诊断主动脉瓣狭窄最有价值的检查是

A. 超声心动图

B. 胸部 X 线

C. 心电图

D. 左室造影术

E. 心导管检查术

61. 新生儿出生后 1 分钟 Apgar 评分的正常值是

A. 12~14 分

B. 10~12 分

C. 8~10 分

D. 6~8 分

E. 4~6 分

62. 患者，男，44 岁，因头部外伤紧急送医院，CT 检查示：左侧硬脑膜外血肿，收入院，准备行急诊手术。术前准备时，<u>错误</u>的措施是

A. 禁食、禁饮

B. 备皮

C. 检查血、尿常规、出凝血时间

D. 根据需要备血

E. 术前灌肠或服泻剂

63. 糖尿病酮症酸中毒患者经治疗清醒后，出现心慌、饥饿，出汗，又发生意识不清，应采取的措施是

A. 增加胰岛素用量

B. 加用优降糖

C. 静脉注射葡萄糖

D. 给予呼吸兴奋剂

E. 静脉滴注碳酸氢钠

64. 下列病变中，可经接触传染的是

A. 疖

B. 肺结核

C. 气性坏疽

D. 痈

E. 急性淋巴结炎

65. 阴道分泌物呈灰黄色、稀薄泡沫状，伴外阴及阴道瘙痒，可见于

A. 老年性阴道炎

B. 滴虫性阴道炎

C. 慢性宫颈炎

D. 盆腔炎

E. 外阴阴道假丝酵母菌病

66. 患者，女，40 岁。右乳肿块，界限不清，肿块多成串珠状，周期性疼痛。此肿物最可能是

A. 乳腺癌

B. 急性乳腺炎

C. 乳腺纤维瘤

D. 乳腺囊性增生病

E. 乳管内乳头状瘤

67. 患者，男，42 岁。患类风湿关节炎 20 年，目前仍有不规则发热，关节肿痛及晨僵。针对该患者的护理措施<u>不包括</u>

A. 高蛋白、高维生素饮食

B. 舒适体位，卧床休息

C. 保持病变关节功能位

D. 长期服用强的松

E. 对病变关节理疗

68. 中度肾性高血压病人适当卧床休息的益处是

A. 增强免疫力

B. 增加全身血液循环

C. 增加食欲

D. 增加尿量

E. 促进睡眠

69. 患者，女，31 岁。近日反复出现皮肤瘀点、

鼻衄，月经过多，脾大，实验室检查：Hb90g/L。护理措施错误的是

A. 适当限制活动

B. 预防各种创伤

C. 尽量减少各种创伤

D. 保持鼻腔通畅，剥去鼻血痂

E. 高蛋白、高维生素、易消化饮食

70. 炎症性病变所致的急腹症的特点是

A. 发病突然

B. 刀割样疼痛

C. 肠鸣音亢进

D. 有固定压痛点，可伴有反跳痛和肌紧张

E. 阵发性腹痛

71. 患者，女，55 岁。患支气管扩张多年，常反复咯血。此次住院中因剧烈运动致大量咯血，在观察中突然发现咯血停止，患者表情恐怖，张口瞪眼，双手乱抓，该患者最可能发生了

A. 休克

B. 窒息

C. 呼吸衰竭

D. 心力衰竭

E. 肺梗死

72. 服用铁剂治疗缺铁性贫血时，血红蛋白恢复正常后还需服用铁剂的时间是

A. 1~2 周

B. 3~4 周

C. 5~8 周

D. 3~6 个月

E. 12 个月

73. 急性胰腺炎最突出的症状是

A. 腹痛

B. 呕吐

C. 腹泻

D. 发热

E. 水电解质紊乱

74. 患者，26 岁。和朋友聚餐后出现腹痛、腹胀，频繁呕吐，诊断为急性胰腺炎。不恰当的处理措施是

A. 严密监测生命体征

B. 解痉止痛

C. 减少胰液分泌

D. 早期给予流质饮食

E. 抗休克

75. 某十二指肠溃疡患者，除有空腹痛、进食后缓解外，突然发生呕吐，呕吐物为昨天吃的食物。引发的原因最可能是

A. 食管炎

B. 急性胃炎

C. 胆石症

D. 幽门梗阻

E. 急性胰腺炎

二、以下提供若干组考题，每组考题共同使用在考题前列出的 A、B、C、D、E 五个备选答案。请从中选择一个与考题关系最密切的答案，并在答题卡上将相应题号的相应字母所属的方框涂黑。每个备选答案可能被选择一次、多次或不被选择。

（76~77 题共用备选答案）

A. 平衡盐溶液

B. 5% 葡萄糖盐溶液

C. 等渗盐水

D. 5% 葡萄糖溶液

E. 25% 葡萄糖溶液

76. 等渗性缺水病人应补充的是

77. 重度缺钠病人应先补充的是

（78~79 题共用备选答案）

A. 平卧位

B. 半坐卧位

C. 头低足高位

D. 头高足低位

E. 仰卧中凹位

78. 担架运送胸部创伤伴呼吸不畅患者，应采取的是

79. 担架运送左腿胫骨骨折患者，采取的是

（80~82 题共用备选答案）

A. 脓性

B. 血性

C. 黄水样

D. 豆渣样

E. 稀薄泡沫状

80. 急性淋病阴道分泌物多呈

81. 滴虫性阴道炎的典型阴道分泌物呈

82. 外阴阴道假丝酵母菌病典型阴道分泌物呈

（83~84 题共用备选答案）

A. 局部红斑有脱屑

B. 局部灰暗有坏死

C. 局部充血有水疱

D. 局部水肿有溃疡

E. 局部坏死有糜烂

83. 放疗中，属于皮肤一度反应的是

84. 放疗中，属于皮肤二度反应的是

（85~86 题共用备选答案）

A. 短暂性脑缺血发作

B. 蛛网膜下腔出血

C. 脑梗死

D. 脑血栓形成

E. 脑栓塞

85. 属于出血性脑血管疾病的是

86. TIA 是什么疾病的简称

三、以下提供若干个案例，每个案例下有若干个考题，请根据提供的信息，在每题的 A、B、C、D、E 五个备选答案中选择一个最佳答案，并在客题卡上按照题号，将所选答案对应字母的方框涂黑。

87~89 题共用题干

患儿，男，1 岁。4 天前发热、咳嗽、流涕。今晨发现耳后、发际出现浅红色斑丘疹，黏膜充血，口腔、咽部出现黏膜斑，两肺呼吸音粗，诊断为麻疹。

87. 最应警惕的并发症是

A. 心肌炎

B. 喉炎

C. 肺炎

D. 脑炎

E. 中耳炎

88. 针对该患儿的护理措施，错误的是

A. 卧床休息

B. 隔离

C. 加强皮肤护理

D. 给予易消化、营养丰富的半流质饮食

E. 监测体温，高热时乙醇擦浴冰敷快速降温

89. 如无并发症，该患儿应隔离至出疹后

A. 5 天

B. 7 天

C. 10 天

D. 2 周

E. 4 周

90~92 题共用题干

患者，男，24 岁。头部外伤后头痛、恶心、呕吐入院。CT 检查示颅骨线形骨折。3 天后患者诉头痛加重，喷射性呕吐 2 次、昏迷。查体：右侧瞳孔散大，对光反射消失，左侧肢体肌张力增高。

90. 此时该患者最可能发生了

A. 脑震荡

B. 脑挫裂伤

C. 颅内血肿

D. 枕骨大孔疝

E. 小脑幕切迹疝

91. 此时该患者的颅内压持续高于

A. 50mm H_2O

B. 70mm H_2O

C. 100mm H_2O

D. 150mm H_2O

E. 200mm H_2O

92. 目前对该患者的护理措施，错误的是

A. 吸氧

B. 静脉快速补液

C. 应用利尿剂和激素

D. 静脉快速输入脱水剂

E. 做好急诊手术准备

93~96 题共用题干

患者，男，48 岁。吸烟史 25 年，近 6 个月出现咳嗽，偶有痰中带血，近 1 周症状加重，伴有声音嘶哑，确诊为右肺癌入院。

93. 作为责任护士，首先应给予此患者的护理措施是

A. 保持呼吸道通畅

B. 指导有效咳嗽、咳痰

C. 做好患者及家属的心理护理

D. 指导右侧手臂及肩关节功能锻炼

E. 介绍胸腔引流设备的目的及注意事项

94. 患者声音嘶哑的原因是

A. 癌肿压迫或侵犯膈神经

B. 癌肿压迫或侵犯喉返神经

C. 癌肿压迫上腔静脉

D. 癌肿侵犯胸膜及胸壁

E. 癌肿侵入纵隔，压迫食管

95. 患者行右全肺切除术，术后第 1 天，胸腔引流管应

A. 保持引流通畅

B. 白天保持引流通畅，夜间钳闭

C. 夜间保持引流通畅，白天钳闭

D. 间断钳闭

E. 持续钳闭

96. 患者行右全肺切除术后 24 小时内的补液量最宜控制在

A. 1000ml 以内

B. 1500ml 以内

C. 2000ml 以内

D. 2500ml 以内

E. 3000ml 以内

97~98 题共用题干

患者，男，17 岁，学习游泳时不慎误入深水区，溺水，经抢救出水，当即发现心跳、呼吸停止。

97. 现场首先应采取的处理措施是

A. 送往医院

B. 拨打急救电话

C. 立即抢救，控水，使呼吸道通畅

D. 立即口对口人工呼吸

E. 立即胸外心脏按压

98. 下一步的处理措施是

A. 拨打急救电话

B. 送往医院

C. 立即心肺复苏

D. 寻找患者家属

E. 密切观察，暂时不予处理

99~100 题共用题干

患者，男，33岁，因反复排泡沫尿，发现血压升高1天入院，查体：血压 160/120mmHg，全身未见水肿，实验室检查：血肌酐 140μmol/L，尿蛋白（++），尿红细胞（+++），诊断为慢性肾小球肾炎。

99. 首选的降压措施是

A. 低盐饮食

B. 利尿剂

C. ACEI 类药物

D. 钙通道阻滞剂

E. β 受体阻滞剂

100. 当前对该患者的治疗措施中，正确的是

A. 尽快将血压降至正常

B. 蛋白质供给以植物蛋白为主

C. 尽早使用糖皮质激素

D. 给予低蛋白低磷饮食

E. 加强运动提高免疫力

专业实践能力

一、以下每一道考题下面有 A、B、C、D、E 五个备选等案，请从中选择一个最佳答案，并在答题卡上将相应题号的相应字母所属的方框涂黑。

1. 肌内注射选用连线法划分部位时，其注射区应选择髂前上棘与尾骨两点连线的

A. 外上 1/3 处

B. 外上 1/2 处

C. 中 1/3 处

D. 后 1/3 处

E. 后 1/2 处

2. 构成甲状腺素的主要成分是

A. 磷

B. 碘

C. 锌

D. 铁

E. 钙

3. 甲状腺吸 ^{131}I 测定前，应禁食的食物是

A. 瘦肉

B. 鳝鱼

C. 牛肉

D. 紫菜

E. 猪肝

4. 导致人体产生耳鸣、血压升高的噪声值超过

A. 50dB

B. 60dB

C. 70dB

D. 80dB

E. 90dB

5. 不需要进行保护性隔离的是

A. 早产儿

B. 大面积烧伤患者

C. 肾脏移植术后患者

D. 白血病大剂量化疗后

E. 慢性乙型肝炎患者

6. 缺乏时会导致佝偻病的矿物质是

A. 钠

B. 钾

C. 钙

D. 碘

E. 铁

7. 腹腔有炎症的患者应采取的体位是

A. 端坐位

B. 俯卧位

C. 侧卧位

D. 中凹卧位

E. 半坐卧位

8. 昏迷患者的体位是

A. 强迫体位

B. 自主体位

C. 被动体位

D. 被迫体位

E. 自由体位

9. 医嘱苯丙酸诺龙 25mg im biw，其中 biw 的中文译意是

A. 一天三次

B. 一天两次

C. 每周一次

D. 每周两次

E. 每四小时一次

10. 对疼痛病人通过分散注意力达到解除疼痛和焦虑，增加病人自我控制的能力，其止痛的方法属于

A. 松弛术

B. 催眠术

C. 按摩术

D. 体位疗法

E. 心理咨询

11. 新生儿接种卡介菌，正确的做法是

A. 用碘伏消毒皮肤

B. 注射部位在上臂三角肌下缘

C. 针尖与皮肤成 30°~40° 角

D. 刺入深度 2/3

E. 拔针时用干棉签按压快速拔针

12. 患者，男，60 岁。因晚期胰头癌入院。入院后患者常常独自流泪，其心理反应可能处于

A. 否认期

B. 愤怒期

C. 协议期

D. 忧郁期

E. 接受期

13. 患者，男，43 岁。右下腹疼痛难忍 2 小时。经检查诊断为急性阑尾炎，急诊行阑尾切除术。手术顺利，术后第 7 天，发现伤口有淡黄色液体渗出。手术医师告知此系缝合切口的羊肠线不为人体组织吸收所致，在临床中较为少见。经过近 1 个月的后续治疗，患者痊愈出院。根据《医疗事故处理条例》规定，该患者近 1 个月后才痊愈这一客观后果，应当属于

A. 一级医疗事故

B. 二级医疗事故

C. 三级医疗事故

D. 因不可抗力而造成的不良后果

E. 因患者体质特殊而发生的医疗意外

14. 近代护理形成的时间为

A. 17 世纪中叶

B. 18 世纪初

C. 18 世纪中叶

D. 19 世纪中叶

E. 20 世纪初

15. **不属于**医院感染的是

A. 新生儿经胎盘获得的感染

B. 护理"非典"患者时护士获得的感染

C. 新生儿脐带发炎

D. 患者住院第 10 天后出现上呼吸道感染

E. 住院患者导尿后发生泌尿系感染

16. 弗洛伊德认为其心理活动是一切意识活动的基础的是

A. 意识

B. 前意识

C. 潜意识

D. 自我

E. 超我

17. 患儿，女，2 岁。肺炎，T 39.1℃，P 98 次 / 分，R 30 次 / 分，咳嗽，痰不易咳出，颜面潮红。其中一项护理诊断为体温过高，其主要的诊断依据是

A. 皮肤发红、触之有热感

B. 体温高于正常范围

C. 呼吸、心跳均加快

D. 痰液不能排出

E. 不能出汗

18. 患者，男，67 岁。慢性支气管炎急性发作，咳嗽、咳痰、痰液黏稠，伴呼吸困难。护士遵医嘱给予超声波雾化吸入疗法。护士在巡视病房时，发现雾化器水槽内温度过高，立即关闭机器并更换冷蒸馏水。说明此时超声雾化吸入器水槽内的温度已经超过了

A. 20℃

B. 30℃

C. 40℃

D. 50℃

E. 60℃

19. 患者，男，26 岁。因患白血病住院治疗。为增加其机体抵抗力，可给予输入的血液制品是

A. 洗涤红细胞

B. 白细胞浓缩悬液

C. 血小板浓缩悬液

D. 库存血

E. 新鲜血

20. 患者，男，34 岁。因呕血、黑便来院就诊。查体：神志清楚，面色苍白，BP 84/50mmHg。考虑血容量不足，需补充液体，应输入的溶液是

A. 5% 碳酸氢钠

B. 氨基酸

C. 20% 甘露醇

D. 中分子右旋糖酐

E. 浓缩白蛋白

21. 在血管内溶血反应中，出现黄疸、血红蛋白尿的原因是

A. 血管痉挛

B. 红细胞凝集

C. 红细胞溶解

D. 血小板释放

E. 血红蛋白遇酸结晶

22. "孤阴不生，独阳不长"主要属于何种阴阳关系

A. 对立

B. 转化

C. 互根

D. 平衡

E. 消长

23. 关于超声雾化吸入的目的，正确的叙述是

A. 抑制细胞活性，改善通气

B. 减少局部血液，改善通气

C. 降低神经细胞兴奋性，改善通气

D. 刺激神经末梢，改善通气

E. 解除呼吸道痉挛，改善通气

24. 患者，女，51 岁、脑血管意外，经过治疗后病情稳定，但仍遗留下肢运动障碍，行走不便，护士给予下肢功能康复锻炼。根据纽曼的健康系统模式，此种护理干预属于

A. 初级预防

B. 一级预防

C. 二级预防

D. 三级预防

E. 四级预防

25. 患者，男，40 岁。肝硬化伴肝功能不全。为该患者灌肠时，**不宜**选用肥皂水的原因是

A. 防止发生腹胀

B. 防止发生酸中毒

C. 减少氨的产生及吸收

D. 以免引起顽固性腹泻

E. 减少对肠黏膜的刺激

26. 深昏迷患者不能将痰液咳出的主要原因是

A. 咳嗽反射迟钝

B. 咳嗽反射消失

C. 吞咽反射消失

D. 痰液较稀薄

E. 咳嗽较无力

27. 护士在药房工作。进行配药的过程中**不妥**的是

A. 根据服药本摆药

B. 先配固体药，再配水剂

C. 数种药液可放在同一药杯内

D. 配完后再重新查对一遍

E. 直对无误后，还需另一护士查对无误后方可发药

28. 医院分级管理标准中，医院分级的依据中**不包括**

A. 地理位置

B. 设施条件

C. 管理水平

D. 任务和功能

E. 技术质量水平

29. 患者，男，60 岁。急性胰腺炎，给予要素饮食。护士在操作中不妥的是

A. 必须新鲜配制

B. 可从造瘘处滴入

C. 可口服或鼻饲

D. 滴注前后都需用温开水冲净管腔

E. 鼻饲时温度应保持在 32℃~36℃

30. 患者，男，37 岁。出现向心性肥胖、痤疮、高血压，疑为皮质醇增多症，准备进行尿 17- 羟皮质类固醇检测。24 小时尿中加入浓盐酸的剂量是

A. 1~2ml

B. 3~4ml

C. 5~10ml

D. 15~20ml

E. 25~30ml

31. 罗伊适应模式对四个护理学基本概念的阐述，正确的是

A. 健康是一种完整的适应状态

B. 人在适应环境变化时无须付出能量

C. 护理的目标是促进人在生理功能上的适应

D. 人是一个适应系统，具有生物、心理和社会属性

E. 人是通过生理调节维持身体平衡而达到适应

32. 对 3 岁以上的儿童评估疼痛的程度时，选择的最佳工具是

A. 数学式评估工具

B. 描述式疼痛评估工具

C. 面部表情疼痛测量图

D. 疼痛阈式评估工具

E. 文字式评估工具

33. 属于社会状况评估的是

A. 青霉素过敏史

B. 姓名、性别、年龄

C. 民族、职业、入院方式

D. 入院前性格外向，善于交流

E. 经济状况良好，家庭关系和睦

34. 护理学基本概念的核心是

A. 人

B. 环境

C. 护理

D. 健康

E. 病人

35. 护士的心理素质**不包括**

A. 稳定的情绪

B. 良好的忍耐力

C. 较强的适应能力

D. 较强的实践技能

E. 高度的同情心

36. 中医五脏指的是

A. 心、肝、脾、胆、胃

B. 脾、胆、大肠、膀胱、肺

C. 肝、胆、胃、大肠、小肠

D. 心、肝、脾、肺、肾

E. 大肠、小肠、三焦、肾、心

37. 做血液气体分析的血标本采集后应密封放置于

A. 清洁试管中

B. 草酸钾抗凝试管中

C. 无菌试管中

D. 枸橼酸钠试管中

E. 肝素抗凝注射器中

38. 护士为病人行导尿术时未用屏风遮挡，导致病人不满而投诉。护士的行为应视为

A. 侵权

B. 过失犯罪

C. 故意犯罪

D. 渎职罪

E. 疏忽大意

39. 为昏迷病人插胃管，为了提高成功率，当胃管插至 15cm 时将病人头部托起，使下颌靠近胸骨柄，其目的是增大

A. 食管通过膈肌弧度

B. 环状软骨水平弧度

C. 平气管交叉处弧度

D. 贲门口水平处弧度

E. 咽喉部通道的弧度

40. 慎独修养属于护士素质中的

A. 心理素质

B. 体态素质

C. 专业素质

D. 科学文化素质

E. 思想道德素质

41. 使用燃烧法对无菌持物钳进行消毒灭菌需要的时间是

A. 5s

B. 10s

C. 15s

D. 20s

E. 60s

42. 南丁格尔创建世界上第一所护士学校的时间是

A. 1840 年

B. 1854 年

C. 1860 年

D. 1888 年

E. 1890 年

43. 关于 ROM 练习的叙述，正确的是

A. 尽早、频繁 ROM 练习

B. 每天坚持练习 5~10 次

C. 患者疼痛时加快操作速度

D. 每个关节每次做 20~30 下

E. 活动时比较两侧关节活动情况

44. 青霉素过敏性休克，呼吸道阻塞的临床表现不包括

A. 喉头水肿

B. 支气管痉挛

C. 胸闷、气促

D. 呼吸困难

E. 血压下降

45. 患者，男，18 岁。因癫痫发作突然跌倒。首要的急救步骤是

A. 口对口人工呼吸

B. 胸外心脏按压

C. 氧气吸入

D. 应用简易呼吸器改善呼吸状态

E. 清除呼吸道分泌物

46. 当怀疑或发现压力源存在而尚未发生压力反应时，应采取的预防级别是

A. 一级预防

B. 二级预防

C. 三级预防

D. 四级预防

E. 五级预防

47. 南丁格尔指出："护理使千差万别的病人都能达到治疗康复的最佳身心状态，这本身就是一项最精细的艺术"。其理论思想是

A. 护理是助人的活动

B. 护理是科学与艺术的结合

C. 照顾是护理的核心和永恒的主题

D. 护理是一门专业，一门技术

E. 护理是一个过程，其方法是护理程序

48. 为女患者行导尿术，第二次消毒尿道口及小阴唇的顺序为

A. 自上而下，外→内→外

B. 自上而下，内→外→内

C. 自下而上，外→内→外

D. 自下而上，内→外→内

E. 尿道口外螺旋式消毒 2 次

49. 患者，男，28 岁。身高 175cm，体重 76kg，其体重范围属于

A. 正常范围

B. 过重

C. 肥胖

D. 消瘦

E. 明显消瘦

50. 患者，女，32 岁。因咳嗽、咯血 1 个月，诊断为肺结核，收住入院。下列隔离措施错误的是

A. 可与另一位肺结核患者住同一间病房

B. 通向外面的窗户关闭，通向过道的门窗打开，有利于通风

C. 医护人员进入病房需要戴口罩

D. 患者口鼻分泌物需经消毒后方可丢弃

E. 病室内紫外线照射消毒，每天 1 次

51. 患者，男，15 岁，因车祸急诊入院，经抢救后患者生命体征较为稳定，但伤口疼痛难忍，因没有家属陪伴较为思念家人。此时应优先解决患者的

A. 生理需要

B. 安全需要

C. 爱与归属的需要

D. 尊重的需要

E. 自我实现的需要

52. 按我国对医院的分级管理制度，三级医院的最主要任务是

A. 教学

B. 科研

C. 预防

D. 指导

E. 医疗

53. 应存放在有色瓶中保存的药物是

A. 易氧化的药物

B. 易潮解的药物

C. 易挥发的药物

D. 易燃烧的药物

E. 易风化的药物

54. 患者，男，50岁。有吸烟史，咳嗽2个月，咯血或痰中带血2周。X线胸片：左肺上叶有1.5cm×2.0cm病灶。患者入院后入睡困难、易醒。引起该患者睡眠不佳的主要原因是
A. 环境改变
B. 焦虑情绪
C. 内分泌变化
D. 睡眠周期节律破坏
E. 病房不能吸烟

55. 关于使用紫外线灯管消毒法，**不正确**的叙述是
A. 用于室内空气消毒时，距离小于2m，时间30~60min
B. 可用乙醇棉球常擦拭，以保持灯管清洁
C. 照射时病人须戴防护镜、穿防护衣
D. 消毒时间从紫外线灯亮开始计时
E. 定时监测灭菌效果

56. 小儿头皮静脉穿刺如果误入动脉，局部可表现为
A. 无大变化
B. 充血、发绀
C. 条索状红线
D. 苍白、水肿
E. 呈树枝分布状苍白

57. 患者，男，21岁。出国留学，由于语言不适应，从出国第一天就感到胃部不适，没有食欲，但进行胃镜检查结果显示正常，造成该患者出现身体症状的压力源属于
A. 生理性
B. 物理性
C. 心理性
D. 社会性
E. 文化性

58. 患者，女，55岁。胆结石，拟于次日在硬膜外麻醉下行胆囊切除手术。目前患者病情稳定，术前准备工作已做好，但仍焦虑不安，忧郁。这是因为未能满足患者的
A. 生理需要
B. 安全的需要
C. 爱与归属的需要
D. 尊重的需要
E. 自我实现的需要

59. 自我满足的主观感觉其概念是指
A. 休息
B. 安详
C. 睡眠
D. 放松
E. 舒适

60. 休克病人留置导尿管最主要的目的是
A. 保持床单位清洁干燥，使病人舒适
B. 引流尿液，促进有毒物质的排泄
C. 收集尿标本，做细菌培养
D. 避免尿液潴留在膀胱内
E. 测尿量及比重，了解肾血流灌注情况

61. 股动脉注射拔针后，局部加压时间为
A. 1~2min
B. 3~5min
C. 5~10min
D. 10~12mm
E. 12~15nin

62. 按皮亚杰的观点，以自我为中心，单方面考虑问题的儿童处于
A. 感觉运动期
B. 前运思期
C. 具体运思期
D. 形式运思期
E. 运思期

63. 下列属于格拉斯哥昏迷评分表（Glasgow Coma Scale GCS）项目的是
A. 呼吸强弱
B. 语言反应
C. 血压情况
D. 体温情况
E. 皮肤反应

64. 已打开过而未被污染的无菌包，其有效使用时间为
A. 4h
B. 8h
C. 12h
D. 16h
E. 24h

65. 患者，男，23岁。不慎致皮肤外伤10天，自己处理不当导致皮损部位感染，局部有大量渗液。该患者局部用药适宜选择的药物制剂为
A. 溶液
B. 软膏
C. 粉剂
D. 糊剂
E. 搽剂

66. 患者，女，65岁，患过敏性哮喘，经积极治疗后痊愈，但该患者仍然不肯出院，事事需要护士帮助。这种角色适应不良的情况属于
A. 角色行为冲突
B. 角色行为强化
C. 角色行为缺如
D. 角色行为异常

E．角色行为消退

67.下列预防溶血反应的措施，**不正确**的是

A.认真做好血型鉴定和交叉配血试验

B.严格执行血液保存规定

C.输血前肌注异丙嗪

D.严格执行查对制度

E.血液不能加温、震荡

二、以下提供若干组考题，每组考题共同使用在考题前列出的 **A、B、C、D、E** 五个备选答案。请从中选择一个与考题关系最密切的答案，并在答题卡上将相应题号的相应字母所属的方框涂黑。每个备选答案可能被选择一次、多次或不被选择。

（68~69 题共用备选答案）

A.蛲虫

B.阿米巴原虫

C.细菌性痢疾

D.弓形虫

E.疟疾

68.患者睡前或清晨起床前，将透明胶带贴于肛门周围处是检查

69.需要将便器加温至接近人体的体温，排便后标本连同便盆立即送检的是检查

（70~71 题共用备选答案）

A.有关个人对生活环境反应的判断

B.有关个人对医疗技术反应的判断

C.关于个人、家庭、社区对健康问题反应的判断

D.个人身体病理生理变化的判断

E.有关个人对是生命照顾反应的判断

70.护理诊断阐述的是

71.医疗诊断阐述的是

（72~73 题共用备选答案）

A.30℃ ~40℃

B.40℃ ~45℃

C.45℃ ~50℃

D.50℃ ~60℃

E.60℃ ~70℃

72.湿热敷的水温是

73.热水坐浴的水温是

（74~76 题共用备选答案）

A.1~3 小时

B.2~4 小时

C.12~16 小时

D.20 小时

E.24 小时

74.尸僵出现的时间是患者死亡后

75.尸斑出现的时间是患者死亡后

76.尸体腐败出现的时间是患者死亡后

（77~78 题共用备选答案）

A.干烤法

B.燃烧法

C.日光曝晒法

D.臭氧灭菌法

E.微波消毒灭菌法

77.油剂灭菌适宜的方法是

78.病理标本处理适宜的方法是

（79~80 题共用备选答案）

A.30℃

B.33℃

C.36℃

D.39℃

E.42℃

79.取下头部冰袋的条件是全身用冷 30min，所测体温应低于

80.用冰槽进行头部降温，肛温不应低于

（81~82 题共用备选答案）

A.全补偿系统

B.部分补偿系统

C.支持－教育系统

D.预防系统

E.帮助系统

81.根据自理模式理论，对糖尿病患者行护理时应采用

82.根据自理模式理论，对昏迷患者进行护理时应采用

（83~84 题共用备选答案）

A.200U

B.150IU

C.200IU

D.2500U

E.5000U

83.青霉素皮试液每毫升含

84.破伤风抗毒素皮试液每毫升含

三、以下提供若干个案例，每个案例下有若干个考题，请根据提供的信息，在每题的 **A、B、C、D、E** 五个备选答案中选择一个最佳答案，并在答题卡上

按照题号，将所选答案对应字母的方框涂黑。

（85~86 题共用题干）

患者，男，33 岁。左踝部关节扭伤 3 天，左脚背擦伤，行温水浸泡。

85. 该患者进行温水浸泡时，<u>不妥</u>的是

A. 浸泡盆可反复使用

B. 水温保持在 43℃ ~46℃

C. 调节室温

D. 暴露患处，取坐姿

E. 用无菌纱布清洁创面

86. 患者浸泡部位有伤口，护士在操作过程中，应尤其注意的是

A. 伤口处敷以鱼石脂软膏

B. 屏风遮挡患者

C. 关闭门窗、注意保暖

D. 保持床单位清洁

E. 运用无菌操作技术

（87~89 题共用题干）

患者，女，52 岁。因上腹部疼痛，剧烈难忍，以"急性肾绞痛"急诊入院。责任护士向患者询问病史，准备书写护理病历。

87. 此时影响有效沟通的因素中，属于个人因素的是

A. 患者的疼痛

B. 沟通距离

C. 人际关系

D. 同室患者

E. 医生的诊断

88. 此时的护患沟通大多为

A. 一般性沟通

B. 事务性沟通

C. 分享性沟通

D. 共鸣性沟通

E. 情感性沟通

89. 此时为不增加患者的痛苦，护士应

A. 尽量缩短交谈时间

B. 提供宣泄情感的机会

C. 运用非语言沟通技巧

D. 使用幽默技巧

E. 严格按拟定的提纲进行谈话

（90~91 题共用题干）

患儿，男，3 岁。因手足口病入院，某日出现肺水肿，护士协助医生及时接上呼吸机。

90. 医院用品的危险性是指物品污染后对人体造成危害的程度。呼吸机管道属于

A. 极度危险性物品

B. 高度危险性物品

C. 中度危险性物品

D. 低度危险性物品

E. 无危险性物品

91. 呼吸机管可选用的消毒方法是

A 干烤

B. 日光曝晒

C. 紫外线灯管照射

D. 含氯消毒剂溶液浸泡

E. 洗必泰溶液浸泡

（92~94 题共用题干）

患者，男，40 岁。因摔伤头部致昏迷 1 小时急诊入院。查体：心率 86 次 / 分，血压 138/80mmHg，呼吸 20 次 / 分。诊断为脑挫裂伤、右侧急性硬膜下血肿、右侧硬膜外血肿、颅骨骨折。入院后在全麻下行颞顶枕开颅颅内血肿清除术。术后第 1 天患者呈深昏迷状态，眼睑不能闭合。气管插管内可见较多分泌物。遵医嘱给予吸痰。

92. 吸痰操作中注意事项正确的是

A. 调节负压，不可超过 40kPa，以免造成黏膜损伤

B. 严格无菌操作

C. 吸痰时间不少于 15s

D. 吸痰前给予生理盐水 5ml 注入气管插管内

E. 吸痰玻璃接管每次吸痰后进行更换

93. 该患者促进痰液排出的方法，<u>不正确</u>的是

A. 叩背

B. 肺部物理治疗

C. 体位引流

D. 吸痰

E. 雾化吸入

94. 该患者的护理措施，<u>不正确</u>的是

A. 密切观察病情，做好抢救准备

B. 眼睑处用干无菌纱布覆盖

C. 保持呼吸道通畅

D. 每日口腔护理 2 次

E. 每 2 小时为患者翻身一次

（95~98 题共用题干）

患者，男，41 岁。自感心前区不适前来就诊，就诊过程中突然倒地，意识丧失。

95. 对该患者进行一般情况的观察，内容<u>不包括</u>

A. 面容与表情

B. 特殊检查和治疗

C. 皮肤与黏膜

D. 姿势与步态

E.饮食与营养

96.基本生命支持步骤是

A.胸外心脏按压、开放气道、人工呼吸

B.病情估计、人工呼吸、胸外心脏按压

C.人工呼吸、胸外心脏按压、药物治疗

D.开放气道、人工呼吸、心脏除颤

E.人工呼吸、胸外心脏按压、心脏除颤

97.单人行人工呼吸与胸外心脏按压的比例是

A.1∶5

B.5∶1

C.2∶30

D.15∶2

E.1∶15

98.危重病人应首先观察的是

A.有无脱水

B.生命体征变化

C.意识状态的变化

D.大小便情况

E.肢体活动情况

（99~100题共用题干）

患者，男，52岁，高血压合并脑出血。现突然陷入深度昏迷，出现高热、小便失禁等，准备给予留置导尿。

99.患者尿失禁可能属于

A.真性尿失禁

B.假性尿失禁

C.压力性尿失禁

D.急迫性尿失禁

E.功能性尿失禁

100.导尿操作中为固定导管，应向导管气囊注入

A.空气

B.蒸馏水

C.注射用水

D.生理盐水

E.无菌生理盐水